妇科病证治妙方

FUKEBING ZHENGZHI MIAOFANG

程爵棠　程功文　编　著

河南科学技术出版社

·郑州·

内容提要

本书是作者 50 余年临床实践和四代家传、师授经验的总结,收集整理了 800 余首疗效确切的妇科病证治药方。每方包括"组成、制法、用法、功能、主治、加减和附记",按不同疾病分类编排。本书资料翔实,内容实用,可供妇科医师和基层全科医师阅读参考。

图书在版编目(CIP)数据

妇科病证治妙方/程爵棠,程功文编著 . 一郑州:河南科学技术出版社,2019.8

ISBN 978-7-5349-9579-8

Ⅰ.①妇… Ⅱ.①程…②程… Ⅲ.①妇科病-验方-汇编 Ⅳ.①R289.5

中国版本图书馆 CIP 数据核字(2019)第 124112 号

出版发行:河南科学技术出版社
北京名医世纪文化传媒有限公司
地址:北京市丰台区万丰路 316 号万开基地 B 座 1-114 邮编:100161
电话:010-63863186 010-63863168
策划编辑:杨磊石
文字编辑:李 娜
责任审读:周晓洲
责任校对:龚利霞
封面设计:吴朝洪
版式设计:崔刚工作室
责任印制:陈震财
印 刷:郑州环发印务有限公司
经 销:全国新华书店、医学书店、网店
开 本:850 mm×1168 mm 1/32 **印张**:12 **字数**:292 千字
版 次:2019 年 8 月第 1 版   2019 年 8 月第 1 次印刷
定 价:39.00 元

前　言

《备急千金要方》论云："夫寻方学之要，以救速为贵，是以养生之家，须预合成熟药，以备仓卒之急。"论中所说熟药，即丸散膏丹，说明其是医家病家必备之方药，可备仓促之用。预辑妙方，救急拯危，甚为稳妥。医家按证施治，选方用药，随手可得；病家检方疗疾，用之中的可早日康复，且俱可按图索骥，以备缓急。此乃一举两得之功。因此，总结和推广丸散膏丹治疗疾病的经验妙方，惠及千家，具有重要意义。

中医学医方浩如烟海，但多散见于医籍和期刊之中，医家用时仓促难寻，深感不便，病家更是一头雾水，无所适从。寻选方药更犹如大海淘金，寻方不易，寻效方更难，"夫千金之珠，必在九重之渊"（《庄子·列御寇》）。《秘方求真》亦云："效方固然甚多，但疗效平平者亦复不少。"正如古人所言："千方易得，一效难求。"全国著名中医专家刘渡舟教授亦说："治病之法甚多，而良法妙法难求。"张长沙云："博采众方，良有以也。"名医救人，一方一法重于千金，非同小可，蕴藏着诸多医家心血结晶与千锤百炼功夫。所以名医名方尤为方中珍宝。慧眼认方，重在验证；博采众方，贵在筛选。选方尤以实用高效为辑入第一要务。为此，笔者根据50多年来临床实践，广泛收集古今文献资料，并结合四代家传、师授经验，本着"削繁存要，择效而辑"的原则，几经易稿，始编著成《妇科病证治妙方》一书。

随着现代科学技术的发展，中医学事业突飞猛进、飞速发展。为了顺应时代发展，本书选方标准如下：一是以现代临床效验方为主，兼收历代名方；二是取材方便，实用高效；三是在工艺上除了传统的丸、散、膏、丹外，还收入了胶囊、糖浆、片剂等现代工艺制剂，实际上这些成药也是丸散膏丹传统制药的传承、发展与创新。如此选方，力求给现代中医临床工作者、中医爱好者、患者及家属，提供治病的新经验、新成果、新验方。每方均按"组成、制法、用法、功能、主治、加减、附记"等依次编排，条分缕析，井然有序。附记中包括方剂来源、禁忌、忌口及注意事项等。所选录之方，都是医家医门绝技方中珍宝。一病有一病之妙方，一方有一方之妙用，且屡试屡验，疗效显著。

必须说明的是：其一，书中收载之方，有的是从笔者医学笔记或《集验中成药》《集验百病良方》《名医治验良方》《临床验方集》等内部资料中转录，仅列资料来源或方剂作者，余略，敬请见谅。其二，原方无方名者，今方名均为笔者拟加。其三，书中所列之方，既有口服，又有外用，均在每方用法中一一做了说明，务必按要求使用。日服，均为每日早、晚各服 1 次。其四，忌服、慎用及注意事项等均在附记中做了说明。其五，书中大量的方药制备方法是以简单方便、就地取材为主，目的在于给一些缺医少药的偏远地区的乡村医生或卫生所提供简便验廉的制药方法，而非为药厂提供生产成药的制作工艺。

本书的编写力求由博而精，注重实效，以实用为首要。虽然竭力而为，倾囊而曝，但囿于手中文献资料有限，定有遗漏。同时，承蒙程美红、张大英等协助做了大量的资料收集整理工作，谨表谢意。

本书几经易稿，历经数年，虽力求无误，但由于笔者学识浅薄，经验不足，如有缺点和错误之处，恳请同仁高贤和广大读者不吝教言，批评赐正。

程爵棠

2019 年 1 月中国瓷都景德镇

目 录

一、月 经 病

二、带 下 病

四、妇科杂病

一、月 经 病

（一）月 经 不 调

1. 归 芍 散

【组成】当归 6 克,白芍 6 克,茯苓 6 克,白术 6 克,柴胡 6 克,甘草 3 克,牡丹皮 5 克,山栀子 5 克。【制法】散剂。上药共研极细末,和匀,贮瓶备用。【用法】口服。每次 9 克,每日 2～3 次,开水冲服。【功能】疏肝解郁、养血润燥。【主治】月经先期(血燥型)。自觉皮肤发热、肢体作痛、怔忡心烦,脉弦数,苔白黄,舌质红。【加减】当皮肤发热较重,燥症较甚时,可以加生地黄 5 克,白茅根 5 克,以增凉血润燥之功效。【附记】引自《名医治验良方》。王渭川经验方。屡用效佳。

2. 芎 术 丸

【组成】香附 60 克,苍术 60 克,川芎 60 克,栀子 45 克,神曲 45 克。【制法】水丸。上药共研细末,和匀,水泛为丸,如梧桐子大,晒干,贮瓶备用。【用法】口服。每次 8 克,每日 3 次,温开水送服。或用 1/10 量,改为煎剂。每日 1 剂,水煎服,日 2 次。【功能】疏肝解郁。【主治】月经先期(气郁型)。症见经量时多时少、经行不畅、胸闷腹胀、嗳气吞酸、少腹胀痛、脉弦、苔白腻而厚、舌质淡红起粒。【加减】月经量多者,栀子宜炒,川芎用量宜少。【附记】引自《名医治验良方》。王渭川方。本方原是朱丹溪治疗因气郁、血郁、痰郁、食郁、火郁而见胸膈痞闷、饮食不消等症状。王氏用治气郁型月经先期,效果亦佳。

3. 香 附 丸

【组成】香附 14.4 千克,当归 9.6 千克,熟地黄 4.8 千克,白芍 4.8 千克,白术 4.8 千克,川芎 2.4 千克,黄芩 2.4 千克,陈皮 2.4 千克,砂仁 1.2 千克。【制法】蜜丸。上药共研细末,过筛和匀,炼蜜为丸,如梧桐子大,阴干,贮瓶备用。【用法】口服。每次 9 克,每日 2 次,温开水送服。【功能】疏肝理气、活血调经。【主治】月经不调、经行腹痛。【附记】引自叶显纯《常用中成药》。验方。屡用效佳。

4. 八宝坤顺丹

【组成】益母草 450 克,当归 75 克,干地黄 75 克,橘红 75 克,香附(醋炙)75 克,沉香 75 克,乌药(炒)75 克,川芎 75 克,熟地黄 75 克,黄芩 75 克,牛膝 75 克,白芍(酒炒)75 克,茯苓 75 克,人参 30 克,紫苏叶 37.5 克,白术(麸炒)37.5 克,木香 37.5 克,阿胶(炒珠)37.5 克,甘草 37.5 克,琥珀 37.5 克,砂仁 37.5 克。【制法】蜜丸。先将琥珀研为细末,其余益母草等十八味轧为粗末,再与熟地黄、牛膝同捣烂,掺和均匀,晒干或低温干燥,轧为细末,和匀,过 80～100 目筛;再将琥珀细粉置乳钵内,与益母草等细粉陆续配研,和匀过筛。然后取炼蜜[每药粉 300 克,约用炼蜜(112℃)480克,和药时蜜温 90℃]与上药粉搅拌均匀,成滋润团块,分坨,搓条,制丸。每丸重 9 克,分装备用。【用法】口服。每次 1 丸,每日 2～3 次,温开水送服。【功能】补气养血、解郁调经。【主治】妇女月经不调、腹痛带下、精神倦怠、饮食减少。【附记】引自《北京市中药成方选集》。清代集验良方。屡用效佳。孕妇忌服。

5. 女 金 丹

【组成】人参 30 克,茯苓 30 克,川芎 30 克,白芍 30 克,白术(麸炒)30 克,当归 30 克,甘草(炙)30 克,白薇 30 克,白芷 30 克,牡丹皮 30 克,藁本 30 克,肉桂 30 克,延胡索 30 克,赤石脂 30 克,没药(醋炙)30 克,香附(醋炙)30 克。【制法】蜜丸。将上药共轧为细粉,和匀,过 80~100 目筛。取炼蜜〔每药粉 300 克,约用炼蜜(114℃)360 克,和药时蜜温 100℃〕与上药粉搅拌均匀,成滋润团块,分垛,搓条,制丸。每丸重 9 克,阴干,分装备用。【用法】口服。每次 1 丸,每日 1~2 次,温开水送服。【功能】调经养血、温暖子宫。【主治】子宫寒冷引起的经期不准,腹痛腰酸、四肢无力、小腹冷痛。【附记】引自《全国中药成药处方集》。呼和浩特方。屡用效佳。孕妇慎用。

6. 乌鸡白凤丸(一)

【组成】乌鸡(净)1920 克,牡蛎(煅)124 克,鳖甲(醋炙)192 克,人参 384 克,鹿角胶 384 克,黄芪 96 克,白芍 384 克,当归 432 克,香附(醋炙)384 克,甘草 96 克,桑螵蛸 144 克,熟地黄 768 克,天冬 192 克,鹿角霜 144 克,地黄 768 克,银柴胡 78 克,芡实(麸炒)192 克,川芎 192 克,山药 384 克,丹参 384 克。【制法】蜜丸。将上药炮制合格,称量配齐。乌鸡、牡蛎、鳖甲另入,人参至天冬 10 味混合,鹿角霜至丹参 7 味混合。先将乌鸡宰杀,除去毛、内脏及爪类等洗净,酌予碎断,将鳖甲、牡蛎置于罐底,继装入人参等药料约半数,再装入乌鸡,然后将其余半数药料装入。另取黄酒4050 毫升入罐内密封,置锅内隔水加热蒸煮(48~56 小时),至黄酒基本被蒸尽为度。再将鹿角霜、银柴胡、芡实、川芎、山药、丹参、地黄等 7 味,轧为粗末,铺置于铜槽内,将蒸制药物取出,置入铜槽与粗末掺和均匀,晒干或低温干燥,轧为细粉,和匀,过 80~100 目筛,取炼蜜〔每药粉 300 克,约用炼蜜(110℃)240 克,和药时蜜温

90℃]与上药粉搅拌均匀,成滋润团块,分坨,搓条,制丸。每丸重9克。阴干,分装备用。【用法】口服。每次1丸,每日2次,温开水送服。【功能】益气养血、调经止带。【主治】妇女经水不调、崩漏带下、腰腿酸痛、身体消瘦。【附记】引自《北京市中药成方选集》。屡用效佳。

7. 安坤赞育丸(一)

【组成】沙参1440克,菟丝子(盐水炒)480克,龟甲(醋炙)960克,秦艽960克,鹿茸2880克,血余炭240克,肉苁蓉(酒蒸)720克,艾叶炭960克,乳香(醋炙)720克,丝棉炭240克,香附(醋炙)11 520克,茯苓960克,龙眼肉1200克,鸡血藤480克,川牛膝1680克,锁阳960克,鳖甲(醋炙)960克,枸杞子720克,没药(醋炙)1440克,人参240克,甘草(炙)480克,白薇960克,杜牛膝1680克,琥珀480克,红鸡冠花720克,当归1920克,黄柏960克,藏红花96克,阿胶2880克,乌药360克,紫河车2400克,黄芪720克,天冬1380克,桑寄生480克,杜仲(盐水炒)960克,白芍1920克,补骨脂(盐水炒)1320克,鹿尾900克,延胡索(醋炙)960克,丹参240克,鹿角胶720克,川续断1200克,川芎1440克,沉香1560克,远志(甘草水炙)960克,熟地黄1920克,泽泻960克,红花480克,山茱萸(酒蒸)960克,砂仁2880克,黄芩(炒)1200克,藁本720克,白术1440克,木香240克,地黄1920克,紫苏叶600克,酸枣仁(炒)1920克,橘红960克,白术(麸炒)2880克,柴胡720克,肉豆蔻(煨)720克,橘皮1680克,青蒿720克,赤石脂(醋煅)720克。【制法】蜜丸。将上药炮制合格,称量配齐。沙参至鹿角胶41味混合,川续断至赤石脂23味混合。先将沙参至鹿角胶41味,酌予碎断,将龟甲、鹿茸、鳖甲等先置于罐内铺平,再装沙参等,另取黄酒48 000毫升,入罐密封,移入锅内,隔水加热蒸煮(蒸48~56小时),至黄酒基本蒸尽取出。再将川续断至赤石脂23味轧为粗末,铺至铜槽内,将蒸制药物取出,倒入铜槽与粗末掺匀,晒干或低温干燥,轧为细粉,和匀,过 80～100 目筛。然后取炼蜜[每药粉 300 克,约用炼蜜(110℃)300 克,和药时蜜温 100℃]与上药粉搅拌均匀,成滋润团块,分垛,搓条,制丸。每丸重 9 克,阴干,分装备用。另法:每细粉 9600 克,兑益母草膏 1920 克,再与适量炼蜜,搅拌均匀,同上法制丸(北京)。【用法】口服。每次 1 丸,每日 2 次,温开水送服。【功能】滋阴益气、养血调经。【主治】由气血亏损引起的月经不调、腰腿酸痛、大便溏泻、崩漏带下、骨蒸潮热、精神不振。【附记】引自《全国中药成药处方集》《北京市中药成方选集》。屡用效佳。孕妇忌服,忌生冷食物。

8. 定 坤 丹

【组成】当归 360 克,人参 150 克,鹿茸 90 克,藏红花 90 克,鸡血藤 75 克,白芍 90 克,枸杞子 90 克,阿胶珠 60 克,香附(醋炙)15 克,延胡索(醋炙)15 克,甘草 15 克,茯苓 12 克,杜仲(炒)12 克,川牛膝 9 克,熟地黄 120 克,白术 90 克,三七 75 克,益母草 15 克,柴胡 15 克,茺蔚子 15 克,鹿角霜 15 克,五灵脂(醋炙)15 克,干姜(炮)12 克,砂仁 9 克,川芎 6 克,黄芩(酒炒)6 克,肉桂 6 克,乌药 9 克,细辛 4.5 克。【制法】蜜丸。先将当归至川牛膝等 14 味,酌予碎断,置于铜罐内,另取黄酒 1440 毫升入罐密封,置锅内隔水加热蒸煮(48～56 小时),至黄酒基本被吸尽取出。再将白术至细辛等 14 味轧为粗末,取部分粗末与熟地黄捣烂,共置于铜槽内,将蒸制药物倒入铜槽与粗末掺和均匀,晒干或低温干燥,轧为细粉,和匀,过 80～100 目筛。然后取炼蜜[每药粉 300 克,约用炼蜜(120℃)420 克,和药时蜜温 90℃]与上药粉搅拌均匀,成滋润团块,分垛,搓条,制丸。每丸重 12 克。待丸药冷后,每 300 克另取朱砂细粉 6 克为衣。分装备用。【用法】口服。每次 1 丸,每日 2 次,温开水送服。【功能】补气养血、疏郁调经。【主治】由气虚血亏引起的月经不调、行经腹痛、子宫寒冷、崩漏不止、赤白带下。【附记】引自《北京市中药成方选集》。屡用效佳。忌气恼忧思;孕妇忌服。

9. 经期腹痛丸

【组成】熟地黄 240 克,当归 120 克,桑寄生 180 克,阳春砂 120 克,党参 180 克,白芍(炒)120 克,益母草 240 克,香附(醋炙)120 克,川芎 180 克,吴茱萸(甘草水炙)51 克,肉桂 51 克。【制法】蜜丸。先将当归、桑寄生等 10 味,共轧为粗末,取部分粗末与熟地黄同捣烂,晒干或低温干燥,再与上余药粉轧为细粉,和匀,过 80~100 目筛。然后取炼蜜[每药粉 300 克,约用炼蜜(120℃)375 克,和药时蜜温 100℃]与上药粉搅拌均匀,成滋润团块,分坨,搓条,制丸。每丸重 12 克,阴干,分装备用。【用法】口服。每次 1 丸,每日 2 次,温开水送服。【功能】养血调经、散寒止痛。【主治】由寒气凝滞引起的月经不调、赤白带下、月经期内少腹绞痛、四肢无力等症。【附记】引自《北京市中药成方选集》。屡用效佳。孕妇忌服。

10. 济 坤 丸

【组成】丹参 30 克,益智仁(盐水炒)30 克,木通 30 克,当归 90 克,桔梗 30 克,地黄 60 克,龙胆 60 克,天冬 60 克,麦冬 90 克,远志(甘草水炙)15 克,草豆蔻 15 克,酸枣仁(炒)15 克,川楝子 12 克,乌药 24 克,茯苓 60 克,建神曲 120 克,白芍(炒)60 克,阿胶珠 15 克,白术(炒)24 克,牡丹皮 30 克,青木香 24 克,红花 60 克,橘皮 24 克,枳壳(麸炒)30 克,熟地黄 120 克,香附(醋炙)120 克,麦芽(炒)30 克,延胡索(醋炙)90 克,青皮(醋炙)45 克。【制法】蜜丸。先将除熟地黄、地黄、天冬、麦冬外,余药 24 味共轧为粗末,与二地、二冬同捣烂,掺和晒干或低温干燥,再共轧为细粉,和匀,过 80~100 目筛,取炼蜜[每药粉 300 克,约用炼蜜(120℃)336 克,和药时蜜温 100℃]与上药粉搅拌均匀,成滋润团块,分坨,搓条,制丸。每丸重 9 克。阴干,分装备用。【用法】口服。每次 1 丸,每日

2 次,用温黄酒或温开水送服。【功能】调气和胃、养血安神。【主治】经期不准、行经腹痛、胸膈不舒、两肋胀痛、食欲不振、心跳失眠。【附记】引自《北京市中药成方选集》。屡用效佳。

11. 1 号调经丸

【组成】党参 15 克,白术 12 克,香附 12 克,当归 9 克,桑寄生 15 克,巴戟天 6 克,菟丝子 15 克,台乌药 6 克,川芎 6 克,益母草 24 克,艾叶 9 克,小茴香 3 克,紫河车粉 12 克。【制法】蜜丸。上药共研细末,和匀过筛,炼蜜为丸,每丸重 9 克。分装备用。【用法】口服。每次 1 丸,每日 3 次,温开水化服。【功能】益肾养血调经、理气解郁止痛。【主治】月经紊乱(虚证)。【附记】引自王渭川《王渭川临床经验选》。屡用效佳。

12. 2 号调经丸

【组成】丹参 9 克,白芍 9 克,白术 15 克,茯苓 12 克,当归 9 克,姜黄 9 克,桃仁 9 克,香附 12 克,红泽兰 15 克,益母草 12 克,柴胡 6 克。【制法】蜜丸。上药共研细末,和匀过筛,炼蜜为丸,每丸重 9 克。分装备用。【用法】口服。每次 1 丸,每日 3 次,温开水化服。【功能】活血调经。【主治】月经紊乱(实证)。【附记】引自王渭川《王渭川临床经验选》。屡用效佳。

13. 调经膏(一)

【组成】潞党参 90 克,清炙黄芪 90 克,炒白术 90 克,淮山药 90 克,炒当归 45 克,炒白芍 45 克,大川芎 24 克,制何首乌 90 克,炒熟地黄(砂仁 24 克拌炒)120 克,甘枸杞子 45 克,女贞子 90 克,紫河车(漂净炙)45 克,金毛狗脊(炙)90 克,炒杜仲 90 克,炒川续断 90 克,怀牛膝 90 克,菟丝饼 45 克,补骨脂 45 克,桑寄生 90 克,沙苑子、蒺藜各 90 克,煅牡蛎 150 克,海螵蛸 90 克,朱茯神 120 克,炒酸枣仁 90 克,青龙齿 120 克,半夏曲 90 克,制香附 45 克,核桃肉 180 克。再加龟鹿二仙胶 60 克,驴皮胶 120 克,冰糖 250 克。
【制法】膏滋。上药加水煎煮 2～3 次,滤汁去渣,合并滤液,加热浓
缩成清膏,再将龟鹿二仙胶、驴皮胶兑入清膏溶化,和匀,次入冰
糖,搅拌均匀,文火收膏即成,贮瓶备用。【用法】口服。用时每次
适量(10～15 克),每日 2～3 次,温开水调服。【功能】养血调气、
育阴和阳。【主治】月经不调、经行淋漓不断。【附记】引自程爵棠
《百病中医膏散疗法》。秦伯未方。屡用特效。坚持服用,必日见
奇功。凡经行淋漓不断、腰酸带下、面色萎黄、头晕心悸,乃属血虚
气滞、湿热下注之候。本方颇切病机,故用之多效。此外,尚须情
志舒畅、劳逸适宜,体质可日见恢复,病必痊愈。

14. 调经膏(二)

【组成】上党参(米炒)90 克,炙黄芪 90 克,甜冬术 90 克,淮山
药 90 克,全当归(土炒)90 克,杭白芍 90 克,生地黄 90 克,熟地黄
90 克,山萸萸(盐水炒)90 克,云茯苓 90 克,牡丹皮 90 克,怀牛膝
90 克,地榆炭 90 克,厚杜仲 90 克,川续断 90 克,黑芝麻(包)90
克,金毛狗脊 90 克,椿根白皮 90 克,炙甘草 5 克,制何首乌 120
克,大枣 120 克,龙眼肉 120 克,福泽泻 60 克,炒苍术 45 克,炒子
芩 45 克,川黄柏 45 克,制香附 45 克,广木香 30 克,砂仁 30 克,炙
龟甲 150 克。再加驴皮胶 250 克,霞天胶 120 克(上胶均陈酒烊
化),白纹冰糖 250 克,白蜂蜜 250 克。【制法】膏滋。上药均精选
道地药材,水浸一宿,浓煎 3 次,滤汁去渣,再加驴皮胶、霞天胶,文
火煎熬,再加入白冰糖、白蜂蜜搅拌均匀,文火收膏,以滴水成珠为
度。贮瓶备用。【用法】口服。每日早、晚各 1 大食匙,用开水冲
服。如伤食,停食,暂缓服数天,待愈再续服之。【功能】养营摄血、
育阴滋肾、清热化湿、调经止带。【主治】月经不调、愆期而至、色淡
量少、腰脊酸痛、白带如注。【附记】引自程爵棠《百病中医膏散疗
法》。董漱六方。屡用效佳。凡冲任亏损、虚实夹杂之证,方取清
补,服膏可见疗效。服膏期间忌烟、酒、红茶、咖啡、萝卜、鱼腥海味

及一切辛辣和生冷食物。

15. 调经清化膏

【组成】潞党参 120 克,大熟地黄(砂仁 24 克拌炒)120 克,细生地黄 120 克,煅龙骨、煅牡蛎各 120 克,芡实 120 克,薏苡仁(生、熟各半)120 克,椿根白皮 120 克,白果肉 120 克,龙眼肉 120 克,核桃肉 120 克,黄芪(清炙)90 克,甜白术 90 克,当归身 90 克,炒白芍 90 克,柴丹参 90 克,云茯神 90 克,炒酸枣仁 90 克,川续断肉 90 克,甘枸杞子 90 克,滁菊花 90 克,沙苑子、蒺藜各 90 克,采芸曲 90 克,女贞子 90 克,墨旱莲 90 克,制香附 90 克,杭川芎(酒炒)45 克,炙甘草 45 克,远志肉 45 克,川黄柏(酒炒)45 克。再加驴皮胶 180 克,龟甲胶 120 克,鳖甲胶 120 克(上胶以陈酒烊化),白纹冰糖 500 克。【制法】膏滋。上药均精选道地药材,水浸泡一宿,浓煎 3 次,滤汁去渣,再加驴皮胶、龟甲胶、鳖甲胶,文火煎熬,然后加入冰糖,文火收膏,以滴水成珠为度。搅拌均匀。贮瓶备用。【用法】口服。冬令服用。每日早、晚空腹各 1 大食匙,温开水冲服。伤食,停食暂缓服数日,待愈,再续服之。【功能】培补先天、理气养营、清热化湿、调经止带。【主治】室女周期或先或后,经行色暗红、夹瘀块、延绵淋漓。平时白带如注、五心烦热、夜寐露睛、动则心悸自汗、面㿠少华、头晕腰酸、胸痞痛胁胀、纳呆便溏、舌红少苔、中起裂纹、脉细濡、左弦数。【附记】引自程爵棠《百病中医膏散疗法》。董漱六方。屡用特效。凡属先天不足、血虚气滞、肝胃不和、湿热下注之候,用本膏调治,颇中病机、冬令进补、来春必见良功。

16. 调经膏(三)

【组成】潞党参(米炒)120 克,炙黄芪 120 克,厚杜仲 120 克,煅龙骨 120 克,剪芡实 120 克,龙眼肉 120 克,核桃肉 120 克,莲子肉 120 克,甜冬术 90 克,当归身 90 克,炒白芍 90 克,生地黄 90 克,熟地黄 90 克,净山茱萸肉(盐水炒)90 克,淮山药 90 克,云茯神 90 克,甘枸杞子 90 克,沙苑子、蒺藜各 90 克,滁菊花 90 克,炒酸枣仁 90 克,川续断肉 90 克,怀牛膝 90 克,女贞子 90 克,墨旱莲 90 克,桑椹肉 90 克,椿根白皮 90 克,远志肉 45 克,炒子芩 45 克,川黄柏(酒炒)45 克,炙甘草 45 克,霜桑叶 60 克。再加驴皮胶 250 克,龟甲胶 120 克,鳖甲胶 120 克(上胶均以陈酒烊化),白纹冰糖 500 克。【制法】膏滋。上药均精选道地药材,用水浸泡一宿,浓煎 3 次,滤汁去渣,合并滤液,浓缩成清膏,再加驴皮胶、龟甲胶、鳖甲胶,煎熬,再加冰糖,搅拌均匀,文火收膏,以滴水成珠为度。贮瓶备用。【用法】口服。每日早、晚各 1 大食匙,用温开水冲服。伤食,停食暂缓服数日,待愈,再续服之。【功能】补益气血、滋补肝肾、佐调经束带兼安心神。【主治】月经或前或后、量少色淡薄、淋漓不断、面㿠少华、头目眩晕、腰背酸痛、白带如注、质稀如水、神疲肢软、时心悸怔忡、寤而少寐、口干舌疮、大便燥结、舌红苔薄黄腻、脉濡细数。【附记】引自程爵棠《百病中医膏散疗法》。董漱六方。临床屡用,效果甚佳。本证肝肾俱虚、病机复杂、治宜兼顾、方中病机,因而收效颇佳。服药期间忌烟、酒、红茶、咖啡、荤腥海味及辛辣和生冷食物,否则有碍康复。

17. 调 经 散

【组成】苍术 12 克,陈皮 6 克,杭白芍 9 克,川厚朴 3 克,当归 12 克,柴胡 9 克,云茯苓 18 克,薄荷 6 克,生白术 15 克,粉甘草 3 克,大黄䗪虫丸(中成药)18 克。【制法】散剂。上药共研极细末,和匀,贮瓶备用。【用法】口服。每次 4.5 克,每日 3 次,于饭后吞服。【功能】消瘀通经。【主治】月经不调、过期不潮、伴有消化不良、吞酸较甚者。【附记】引自朱良春《章次公医案》。屡用神效。

18. 育 坤 散

【组成】制香附 120 克,全当归 50 克,川芎片 20 克,炒白芍 40 克,白茯苓 40 克,牡丹皮 25 克,益母草膏(烤干)50 克。【制法】散剂。先将香附去净毛,分4份,用醋、酒、生姜汁、童便各浸泡一宿,晾干微炒,与其他药物共研极细末,和匀,贮瓶备用。【用法】口服。每次5克,每日早、晚各1次,温开水送服。20天为1个疗程。【功能】活血调经、理气止痛。【主治】妇女月经失调、提前错后、先后无定期、血量或多或少、经色或淡或暗,或夹瘀条块,或少腹胀坠,或隐痛,或痛经,或崩漏等病症而日久不愈者。【附记】引自《中国当代中医名人志》。黄惠卿方。屡用屡验,一般1~2个疗程即痊愈。

19. 益黄八珍散

【组成】党参24克,白术9克,茯苓12克,当归9克,生地黄12克,赤芍9克,川芎6克,益母草30克,土鳖虫9克,炒蒲黄9克,鸡血藤18克。【制法】散剂。上药共研末,和匀,贮瓶备用。【用法】口服。每取此散50~70克,纱布包,水煎服,每日2次。亦可水煎服,每日1剂。【功能】益气健脾、活血凉血、通经止痛。【主治】月经先期或后期、月经先后无定期、漏下色污有块、痛经。【附记】引自《中国当代中医名人志》。王渭川方。临床屡用,颇有效验。

20. 养血调经膏(一)

【组成】①当归100克,川芎50克,白芍20克,益母草20克,红花20克,柴胡20克,茯神20克,续断20克,牛膝20克,杜仲20克,香附(制)20克,陈皮20克,牡丹皮20克,白术20克,熟地黄12.5克,甘草12.5克,蕲艾12.5克,泽兰12.5克。②香油1500毫升,黄丹600克。③人参25克,沉香25克,鹿茸20克,肉桂15克(均共研细末)。【制法】膏药。上味①组药用②组香油炸枯去渣;再熬油,加黄丹,边下边搅拌,收膏,离火,待温再下③组药细粉,搅匀即得。摊膏,每张药重25克。收贮备用。【用法】外用。用时取膏药温热化开,贴敷腹部或腰部。【功能】温经解郁、养血调经。【主治】月经不调、带下、腹痛、腰酸。【附记】引自《集验中成药》。屡用皆效。孕妇忌贴。

21. 养血调经膏（二）

【组成】当归、川附片、小茴香、高良姜、川芎、木香各 15 克（一作各 50 克）。【制法】膏药。上药用香油 7500 毫升炸枯去渣，熬沸，"入黄丹 3000 克（一作 5000 克），搅匀，收膏。另配细料：青毛鹿茸 240 克（一作 40 克），肉桂 300 克（一作 50 克），沉香 240 克（一作 40 克），混合研成细粉。每 560 克膏油（一作 800 克）兑细料 9 克（一作 15 克），搅匀摊膏，大张药重 21 克（一作 35 克），小张药重 13.5 克（一作 22.5 克）。收贮备用。【用法】外用。用时取膏药温热化开，贴丹田穴（一贴脐上）。【功能】养血调经、散寒止痛。【主治】妇女月经不调（一作妇女宫寒、月经不调、腹痛带下）。【附记】引自王光清《中国膏药学》。北京同仁堂经验方。屡用有效。

22. 增效调经丸

【组成】干地黄 10 克，当归 6 克，党参 10 克，炒白术 10 克，陈皮 10 克，菟丝子 10 克，川续断 10 克，制香附 5 克，月月花 3 克。【制法】水丸。上药共研细末，和匀，水泛为丸，如梧桐子大。贮瓶备用。亦可制成散剂。【用法】口服。每次 6～9 克，每日 2 次，温开水送服。【功能】益肾健脾、活血调经、解郁止痛。【主治】月经不调。【附记】引自《中国当代中医名人志》。彭澍方。屡用效佳。

23. 七制香附丸

【组成】香附子（洗净炒干，先加白酒，次入生姜水、10％盐水、童便、食醋、含生药 10％当归水，各 100 毫升，药水分开依次投入炒干为度，再加青藤香 30 克同炒片刻）1 千克。【制法】蜜丸。将上药轧为细末，和匀，炼蜜为丸，如梧桐子大。贮瓶备用。【用法】口服。每次 10 克，每日早、晚各 1 次，温开水送服。【功能】理气活血、调经止痛。【主治】妇女月经不调、经闭、经痛、经期紊乱,经水排泄过多或过少,或婚后数年不孕等症。兼治男女各种气痛。【附记】引自《中国当代中医名人志》。魏泽生方。用此方治疗 200 例,均有卓效。本方另加䗪虫、花粉,有止心痛、散癥瘕作用,可治疗子宫肌瘤和抑制癌肿,延长存活期。

24. 女金丹片

【组成】没药(醋制)14 千克,当归 28 千克,牡丹皮 14 千克,肉桂(去粗皮)14 千克,延胡索 14 千克,白芍 14 千克,川芎 14 千克,陈皮 28 千克,白芷 14 千克,白术(麸炒)14 千克,藁本 14 千克,香附(醋制)30 千克,黄芩 14 千克,党参(去芦)11 千克,茯苓(去皮)14 千克,熟地黄 14 千克,甘草 14 千克,益母草 40 千克,白薇 14 千克,阿胶 14 千克,砂仁 10 千克,赤石脂(醋制)14 千克,鹿角霜 30 千克。【制法】片剂。①没药用 96％乙醇,当归第一次浸用 90％乙醇,第二次用 60％乙醇;肉桂、牡丹皮用 70％乙醇;延胡索、白芍、川芎、陈皮、白芷、藁本、白术、香附用 60％乙醇;黄芩用 50％乙醇;党参用 45％乙醇;茯苓用 25％乙醇。以上 15 味按浸渍法制成浸膏。②熟地黄、甘草、益母草、白薇,以上 4 味按水煮法制成浸膏。③阿胶用水溶解。④砂仁、赤石脂、鹿角霜,以上 3 味制成细粉,作赋形剂用。⑤将浸膏、赋形剂、阿胶水溶液用淀粉混匀,按水制颗粒法,制成颗粒,干燥,整粒,压片,每片重 0.6 克。贮瓶备用。【用法】口服。每次 4 片,每日 2 次,温开水送服。【功能】调经养血、顺气化瘀。【主治】经血不调、提前错后、腰腿酸痛、腹痛胀满。【附记】引自《天津市中成药规范》(附本)。屡用效佳。孕妇需遵医嘱服用。一方少黄芩。

25. 调经片(一)

【组成】当归 9 克,怀牛膝 6 克,山楂 6 克,青皮(去心)4.5 克,茯苓 4.5 克,延胡索 6 克,香附 6 克。【制法】片剂。先取青皮蒸馏提取挥发油,留取余渣及母液。当归、怀牛膝、香附以70%乙醇渗漉,取液,回收乙醇,浓缩成稠膏,余渣留用。茯苓、延胡索共研细粉,过120目筛,留取细粉5.4克,剩余粗粉和山楂,及以上余渣,混合,沸水保温渗漉或煎煮取汁和以上母液浓缩成稠膏状,再加入以上稠膏,继续浓缩成稠膏,与以上药粉拌研,低温干燥,再研细粉,过80目筛,混合均匀,用适量乙醇制粒,低温干燥,最后喷入挥发油,和匀,压片,每片重0.4克。贮瓶备用。【用法】口服。每次4～6片,每日3次,温开水送服。【功能】调经止痛。【主治】月经不调、气滞腹痛。【附记】引自《重庆市中药成方制剂标准》。屡用效佳。

26. 得 生 片

【组成】当归40千克,川芎10千克,白芍40千克,柴胡20千克,益母草120克,木香10千克。【制法】片剂。①当归第一次浸用90%乙醇,第二次用60%乙醇;川芎、白芍用60%乙醇,以上3味按浸渍法制成浸膏。②柴胡、益母草按水煮法制成浸膏。③木香按水蒸气蒸馏法提取挥发油,残余液再浓缩成浸膏。④将浸膏用淀粉混匀制成颗粒,干燥,整粒,加入木香油混匀,压片,每片重0.50克。贮瓶备用。【用法】口服。每次4～6片,每日3次,温开水送服。【功能】调经养血、顺气化瘀。【主治】月经不调、经期腹痛、癥瘕痞块、血瘀气滞。【附记】引自《天津市中成药规范》(附本)。屡用效佳。孕妇需遵医嘱服用。木香每千克折合木香油4毫升。

27. 活血通经丸

【组成】鸡血藤清膏500克,益母草375克,制香附93.75克,红花31.25克。【制法】膏丸。上药除鸡血藤外,余红花等3味共研细粉,过筛和匀,与微湿鸡血藤清膏混合均匀,泛为小丸,晒干或低温干燥。贮瓶备用。【用法】口服。每次4.5克,每日3次,温黄酒或温开水送服。10 天为 1 个疗程,停药 3～5 天继续服第 2 个疗程。【功能】活血、通经、舒络。【主治】妇女月经不调、月经闭止、行经腹痛及浮肿、风湿痹痛等症。【附记】引自《浙江省药品标准》(中成药部分)。屡用效佳。

28. 止 血 片

【组成】草河车 50 千克,珍珠母(煅)50 千克,墨旱莲 125 千克,土大黄 75 千克,卧蛋草 75 千克。【制法】片剂。先将药材加工洗净,炮炙合格,土大黄破碎,墨旱莲切破。将墨旱莲、土大黄、卧蛋草加水煎煮 3 次,时间分别为 3 小时、2 小时、1 小时。草河车、珍珠母(煅)粉碎为细粉,过 100 目筛和匀。合并以上药液,沉淀过滤,减压浓缩至比重 1.04～1.10(温度 50℃),膏量基本等于原料量。按膏量兑入 30% 的饱和矾水(饱和矾水:明矾 12.5 千克用开水 37.5 千克,冲化,搅拌至饱和),沉淀 24 小时。滤出液减压浓缩至比重 1.35～1.40(温度 50℃)的稠膏,用稠膏及原药粉拌匀,烘干,制成颗粒,干燥,整粒,加 0.5% 滑石粉和适量甘油不超过 1%,和匀,压片,每片重 0.3 克。每 50 千克片心用滑石粉 16.5～17.5 千克,白砂糖 19～20 千克,食用色素胭脂红 8 克,包衣,川占粉约 25 克闯亮。贮瓶备用。【用法】口服。一般小量出血,每次 4 片,每日 3 次。中量及大量出血,每次 8 片,每日 3～4 次,可配合其他药物使用。【功能】止血凉血。【主治】胃肠出血、妇女月经过多、子宫出血、鼻衄、咳血、吐血、咯血、手术后或避孕药引起出血。【附记】引自《北京市中成药规范》(第二册)。屡用效佳。一般服药后均可在 24 小时后出现止血效果,慢性病出血者 3～5 天内可止血。

29. 妇科十味片

【组成】香附 250 千克,川芎 10 千克,当归 90 千克,延胡索 20 千克,生白术 14.36 千克,甘草 6.86 千克,大枣 50 千克,白芍 7.5 千克,熟地黄 30 千克,赤芍 7.5 千克。【制法】片剂。将生白术、白芍、赤芍、香附(20 千克)打碎,甘草切碎,熟地黄、大枣破开,加水煮提 3 次,时间分别为 3 小时、2 小时、1 小时,合并滤液,过滤沉淀,减压浓缩至比重 1.38～1.40(温度 50℃)的稠膏。再将香附 230 千克,和当归、川芎、延胡索粉碎为细粉,过 100 目筛,和匀。每料用白砂糖 20 千克,加入适量清水制成糖浆,加入淀粉 5 千克冲浆或打浆,将碳酸钙粉 32.5 千克,加上述稠膏与糖浆置搅拌机内搅拌,加入药粉,再加入淀粉糊,搅拌均匀后过 14 目筛,制成颗粒,用 60～70℃烘干,整粒,加 2％滑石粉,混匀压片,每片重 0.3 克。贮瓶备用。【用法】口服。每次服 4 片,每日服 3 次,温开水送服。【功能】补气、益血、调经。【主治】月经不调、经期腹痛。【附记】引自《北京市中成药规范》(第二册)。屡用效佳。

30. 妇 康 片

【组成】益母草 250 克,熟地黄 125 克,当归 100 克,川芎 75 克,酒白芍 75 克,茯苓 75 克,炒白术 75 克,延胡索 50 克,蜜甘草 50 克,人参 50 克,阿胶 25 克。【制法】片剂。先将当归、川芎、白术、阿胶共研细粉,过 120 目筛;将益母草、熟地黄、白芍、茯苓、甘草酌予碎断,加水煎煮 3 次,分次过滤,合并滤液,浓缩成稠膏。再将人参、延胡索分别以 60％、70％乙醇按渗漉法提取,提取液浓缩成稠膏。然后将上述药粉、浓缩膏混合均匀,干燥,粉碎,过 100 目筛,加入适量的黄糊精,混合均匀,制成颗粒,干燥,整粒,加适量的硬脂酸镁,混匀,压片,每片重 0.5 克。贮瓶备用。【用法】口服。每次 5 片,每日 2 次,温开水送服。【功能】补气、养血、调经。【主治】气血两亏、体虚无力、月经不调、经行腹痛。【附记】引自《吉林省中成药暂行标准》。屡用效佳。

31. 调经活血片(一)

【组成】木香 10 克,川芎 10 克,延胡索 10 克,当归 30 克,熟地黄 20 克,赤芍 20 克,红花 15 克,乌药 15 克,白术 15 克,丹参 30

克,香附 30 克,吴茱萸 5 克,泽兰 30 克,鸡血藤 30 克,菟丝子 40 克。【制法】片剂。以上 15 味,将木香、川芎、延胡索及当归 20 克共研细粉,过 100 目筛;将当归 10 克与熟地黄等其余 11 味加水煎煮 2 次,第一次 3 小时,第二次 2 小时,药汁滤过,合并滤液,浓缩成清膏。然后将清膏与上述混合药粉及药粉重量 10% 的淀粉搅匀,干燥,制成颗粒,每 100 克干颗粒拌加饴糖或糖浆 10 克,润滑剂 1~1.5 克,混匀,压制成片,即得,每片重 0.35 克。贮瓶备用。【用法】口服。每次 5 片,每日 3 次,温开水送服。【功能】调经活血、行气止痛。【主治】月经不调、超前落后、经来腹痛。【附记】引自《上海市药品标准》。屡用效佳。

32. 调经化瘀丸

【组成】香附(醋制)2400 克,艾叶炭 480 克,当归 480 克,生地黄 480 克,川芎 240 克,桃仁 240 克,赤芍 240 克,红花 240 克,三棱(醋制)240 克,莪术(醋制)240 克,干漆炭 240 克。【制法】水丸。先取香附 1200 克与当归、川芎、赤芍、干漆炭共轧为细粉,和匀,过 80~100 目筛。再将艾叶炭轧为细粉。取下余香附 1200 克,与生地黄、桃仁、红花、三棱、莪术按煮提法提取 2 次,第一次加水 12 倍量,煮沸 3 小时,第二次加水 10 倍量,煮沸 2 小时。滤取药液,浓缩为稠膏。再取艾叶炭细粉 420 克(留 60 克挂衣用);与当归等细粉、生地黄等浓缩膏,搅拌均匀,分成小块,晒干或低温干燥,轧为细粉。水泛为小丸(每 10 粒干重 2.04 克)。贮瓶备用。【用法】口服。每次 10 粒,每日 2 次,温开水送服。【功能】调经行血、温中化瘀。【主治】由气血不调引起的血瘀、血滞、经血不调、行经腹痛、经闭不通以及骨蒸潮热、腰腿酸痛等症。【附记】引自中医研究院(现中国中医科学院)中药研究所《中药制剂手册》。屡用效佳。孕妇忌服。由于血虚引起的经闭不宜服用。

33. 调经片（二）

【组成】夏枯草 6 克，五灵脂 6 克，蒲黄炭 6 克。【制法】片剂。五灵脂醋炒后，三药加水煎煮 2 次，每次 1 小时，合并煎液，过滤，浓缩成膏，于 70～80℃以下干燥。将干膏碎成颗粒，加 1%淀粉，并喷入 5%，搅匀，再加 1%硬脂酸镁，混匀，压片，每片重 0.5 克。贮瓶备用。本品为棕褐色片。【用法】口服。每次 2 片，每日 2 次，温开水送服。【功能】调经活血、祛痰软坚。【主治】妇女月经不调。【附记】引自《山西药品制剂手册》。屡用效佳。

34. 调经妇宁片

【组成】鱼腥草 625 克，香附（制）625 克，矮地茶 625 克，马鞭草 625 克，一枝黄花 625 克，硬脂酸镁适量。【制法】片剂。将鱼腥草粉碎，过筛，取细粉 60 克备用。剩余部分（鱼腥草）与处方其他药物加水煎煮 2 次，每次 2 小时。合并 2 次煎液，过滤，合并滤液浓缩成稠膏状，加入细粉，搅匀，烘干，粉碎过 20 目筛，加硬脂酸镁，混匀，压片，每片重 0.45 克。贮瓶备用。【用法】口服。每次 5 片，每日 3 次，温开水送服。【功能】清利湿热、理气行血。【主治】宫颈炎、附件炎、卵巢炎及其引起的月经不调。【附记】引自《湖南中草药制剂方剂选编》。屡用效佳。孕妇忌服。

35. 温 经 丸

【组成】法半夏 150 克，麦冬 120 克，吴茱萸（汤泡）60 克，牡丹皮 60 克，白芍 60 克，党参 60 克，桂枝 60 克，当归 60 克，川芎 60 克，黑驴皮 60 克，炙甘草 60 克，生姜 60 克。【制法】水丸。上药共研细末，过筛，和匀，水泛为丸，如梧桐子大，晒干，贮瓶备用。【用法】口服。每次 6～9 克，每日 2 次，温开水送服。【功能】养血温经、散寒祛瘀。【主治】由妇女血寒所致之子宫虚冷、月经不调、行经腹痛、手心烦热、唇口干燥、久婚不孕。【附记】引自《全国中药成药处方集》。屡用效佳。忌食辛辣、生冷等食物。

36. 人参养血丸

【组成】人参100克,当归120克,川芎50克,乌药50克,熟地黄200克,赤芍50克,蒲黄炭50克,益母草100克。【制法】蜜丸。上药共研细末,过80～100目筛,和匀,炼蜜为丸,每丸重9克。阴干,贮瓶备用。【用法】口服。每次1丸,每日2次,温开水化服。【功能】补气养血、调经止痛。【主治】月经不调、经色不正、经期腹痛。【附记】引自《临床验方集》。笔者家传秘方。临床验证效佳。

37. 妇科十珍丸

【组成】香附、党参、白术、茯苓、当归、白芍、熟地黄、川芎、茺蔚子、甘草各适量。【制法】水蜜丸。上药共研细末,和匀,取炼蜜,加冷开水适量和匀,泛丸,如梧桐子大,阴干,贮瓶备用。【用法】口服。每次9克,每日2次,温开水送服。【功能】补益气血、理气调经。【主治】由胞宫气滞所致之月经不调。【附记】引自《集验中成药》。福建永泰制药厂方。屡用效佳。

38. 女金丹丸

【组成】黄芪、党参、熟地黄、当归、川芎、阿胶、香附、白术、三七、茯苓、桑寄生、海螵蛸、杜仲、麦冬、陈皮、肉桂、砂仁、臭椿皮、茴香、益智仁、益母草、延胡索、紫地榆、川续断、肉苁蓉、怀牛膝、黄芩、白薇、木香、艾叶、白芍、荆芥、淮山药、紫河车、朱砂、甘草、丁香、酸枣仁各适量。【制法】蜜丸。上药共研细末,过筛和匀,炼蜜为丸,每丸重15克。分装备用。【用法】口服。每次1丸,每日2次,温开水送服。【功能】益气养血、调经安胎。【主治】由气血两亏、血行迟滞所致之月经不调、腹腰疼痛、红崩白带、子宫寒冷。【附记】引自《集验中成药》。屡用效佳。感冒忌服。

39. 女宝胶囊

【组成】人参、川芎、鹿胎、银柴胡、牡丹皮、沉香、吴茱萸、肉桂、延胡索、木香、香附、当归、海螵蛸、青皮、荆芥穗炭、炮姜、丹参、阿胶、泽泻、附子、甘草、桃仁、杜仲炭、牛膝、鹿茸、白术、陈皮、龟甲、茯苓、红花、豆蔻、乳香、砂仁、干漆炭、槟榔、鳖甲、熟地黄、苍术、厚朴、小茴香、白芷、蒲黄、赤芍、棕榈炭、三棱各适量。【制法】胶囊。上药共研极细末,过100目筛,和匀,装入胶囊,每粒装0.3克。分装备用。【用法】口服。每次4粒,每日3次,温开水送服。【功能】调经止血、温宫止带、逐瘀生新。【主治】妇女月经不调、行经腹痛、四肢无力、赤白带下、产后腹痛。【附记】引自《全国人参科技资料汇编》。屡用效佳。

40. 妇科调补丸

【组成】杜仲120克,远志120克,生地黄55克,黄芩55克,紫豆蔻仁55克,沙苑子100克,砂仁100克,贝母100克,款冬花100克,旋覆花100克,荜茇100克,党参100克,川楝子100克,栀子100克,黄连100克,黄芪100克,白术100克,山茱萸100克,鹿角胶100克,仙鹤草100克,龟甲胶100克,海螵蛸100克,墨旱莲100克,蕲艾(炭)40克,当归40克,山楂40克,羌活40克,血余炭40克,川续断40克,茯苓40克,阿胶40克,建莲子290克,肉苁蓉105克,山药280克,益母草300克,甘草140克,菟丝子140克,枳壳140克,白芍70克,麦冬60克,香附(炙)60克,川芎60克,紫丹参190克,半夏曲50克,藏红花50克,厚朴50克,琥珀50克,人参(去芦)50克,覆盆子50克,桑螵蛸50克,五倍子50克,巴戟天50克,大枣(去核)800克,红月季花100朵,沉香30克,鸡血藤20克。【制法】蜜丸。上药共研细末,过80~100目筛,和匀,炼蜜为丸,每丸重4.5克。分装备用。【用法】口服。每次1丸,每日2次,温开水送服,或黄酒化服。【功能】疏郁益气、调经活血。

【主治】由气血两亏、肝郁不疏所致之月经不调、崩漏带下、气滞不疏、暴怒郁结、胸胁窜痛、白带过多等症。【附记】引自《集验中成药》。屡用效佳。孕妇忌服。

41. 安坤赞育丸（二）

【组成】鹿茸、阿胶、紫河车、当归、白芍、川芎、生地黄、熟地黄、人参、白术（麸炒）、茯苓、甘草、鹿角胶、鹿尾、龙眼肉、黄芪、枸杞子、牛膝、川牛膝、锁阳、杜仲（盐制）、山茱萸（酒制）、肉苁蓉（酒制）、菟丝子、桑寄生、补骨脂（盐制）、龟甲、鳖甲、北沙参、天冬、秦艽、黄柏、黄芩、青蒿、没药（醋制）、延胡索（醋制）、鸡冠花、乳香（醋制）、藏红花、红花、丹参、香附（醋制）、鸡血藤、艾叶（炭）、丝棉（炭）、血余（炭）、赤石脂（醋制）、肉豆蔻（煨）、砂仁、陈皮、沉香、橘红、木香、乌药、紫苏叶、柴胡、藁本、琥珀、远志（制）、酸枣仁（炒）、泽泻、白薇、川续断各适量。【制法】蜜丸。上药共研细末，过80～100目筛，和匀，炼蜜为丸，每丸重9克。分装备用。【用法】口服。每次1丸，每日2次，温开水化服。【功能】滋养肝肾、大补气血、活血调经。【主治】由气血亏损、肝肾不足引起的月经不调、赤白带下、男子体虚羸瘦以及贫血、痛经、不孕症等。还可用于心悸失眠、头晕耳鸣、神疲气短、腰膝酸软、食少乏力等。【附记】引自《清内廷配方》。屡用神效。本方宜用于虚损疾病，大实大热者及孕妇忌服。

42. 当归调经丸

【组成】党参、白术（麸炒）、茯苓、甘草、当归、熟地黄、白芍、川芎、阿胶（炒珠）、桑寄生、菟丝子（盐炙）、肉桂、艾叶（醋炙）、牡丹皮、白薇、黄芩（酒炙）、荆芥（醋炙）各适量。【制法】蜜丸。上药共研细末，和匀或依法加工，炼蜜为丸，每丸重10克。分装备用。【用法】口服。每次1丸，每日3次，温开水化服。【功能】补气养血、调经止带。【主治】月经不调、痛经、红崩白带、宫寒不孕等症引起的经期不定、经行腹痛、小腹下坠、月经量少、淋漓不止、色淡质稀、气短懒言、四肢倦怠、形体虚羸、面色苍白、心悸怔忡、头晕目眩等。【附记】引自《云南省药品标准》。屡用效佳。血瘀气滞证禁用。

43. 妇科金丹

【组成】人参 40 克,白术 40 克,茯苓 40 克,甘草 40 克,当归 40 克,白芍 40 克,川芎 40 克,熟地黄 40 克,黄芪 40 克,肉桂 10 克,阿胶 40 克,杜仲 20 克,续断 10 克,菟丝子 10 克,鹿角 40 克,山药 40 克,补骨脂 10 克,锁阳 10 克,陈皮 60 克,砂仁 40 克,木香 10 克,益母草膏 20 克,益母草 150 克,牡丹皮 40 克,延胡索 40 克,鸡冠花 20 克,乳香(制)10 克,没药(制)40 克,红花 10 克,血余炭 5 克,艾炭 5 克,小茴香 5 克,松香 20 克,白芷 40 克,藁本 40 克,紫苏叶 10 克,黄芩 40 克,黄柏 40 克,白薇 40 克,青蒿 10 克,赤石脂 40 克。【制法】蜜丸。上药共研细末,和匀,或依法加工,炼蜜为丸,每丸重 9 克,分装备用。【用法】口服。每次 1 丸,每日 2 次,可长期服用。【功能】补气养血、活血调经。【主治】冲任虚损、肝肾两虚、气血两亏等引起的月经不调、崩中漏下、头晕耳鸣、心慌失眠、食少乏力、腰膝酸软、自汗盗汗等。【附记】引自《天津市药品标准》。屡用效佳。忌用于实热证;孕妇忌服。

44. 坤 顺 丸

【组成】熟地黄 80 克,干地黄 80 克,白芍 80 克,当归 80 克,川芎 80 克,白术 80 克,茯苓 80 克,橘红 80 克,黄芩 80 克,人参 40 克,甘草 40 克,沉香 40 克,砂仁 40 克,益母草 40 克,牛膝 40 克,琥珀 40 克,木香 16 克,乌药 16 克。【制法】蜜丸。上药共研细末,和匀,炼蜜为丸,每丸重 9 克。分装备用。【用法】口服。每次 1 丸,每日 2 次,温开水送服。【功能】补气养血、疏郁调经。【主治】因气血不足、阴虚肝热引起的经期不准、经行腹痛、经期浮肿、子宫虚寒、腰酸腿痛、倦怠食少、胸满腹胀等症。【附记】引自《集验中成药》。屡用效佳。

45. 种子三达丸

【组成】益母草、芦子、丹参、白芍、白眉、茯苓、甘草、熟地黄、山药、肉桂、香附、黄芪、当归、延胡索、砂仁、川芎、阿胶、川续断、黄芩、白术、木香、党参、鹿角霜各适量。【制法】蜜丸。上药共研细末，和匀，炼蜜为丸，每丸重4.5克。分装备用。【用法】口服。每次1丸，每日2～3次，温开水送服。【功能】调经止痛。【主治】月经不调、痛经、腰痛、头晕目眩、赤白带下、四肢浮肿。【附记】引自《实用中成药手册》。屡用有效。

46. 资　生　丸

【组成】党参60克，酸枣仁（盐炙）60克，熟地黄60克，莲须40克，海螵蛸40克，鹿角胶（蛤粉炒）40克，黄芪（炙）80克，补骨脂（盐炙）50克，杜仲（盐炙）50克，阿胶（蛤粉炒）50克，白芍（酒炙）50克，茜草10克，甘草（炙）15克，当归60克，川芎25克，白术60克，艾叶（醋炙）30克，附片（砂炒）30克，茯苓60克。【制法】蜜丸。上药共研细末过筛和匀，炼蜜为丸，每丸重10克。阴干，分装备用。【用法】口服。每次1丸，每日2次，温开水送服。【功能】益气养血、调经止带。【主治】气血亏损、身体瘦弱、腰酸脚软、面黄浮肿、午后发热、心悸失眠、经血不调、崩漏不止、赤白带下、瘀血腹痛。【附记】引自《集验中成药》。屡用效佳。

47. 调　经　丸

【组成】熟地黄360克，益母草360克，阿胶360克，白芍（酒炒）150克，牡丹皮180克，麦冬180克，清半夏180克，白术（炒）150克，川芎180克，艾叶炭180克，陈皮180克，茯苓180克，川续断180克，黄芩180克，没药（炒）90克，小茴香（盐制）90克，香附(醋制)720克,吴茱萸(制)90克,当归270克,延胡索(醋制)90克,甘草60克。【制法】蜜丸。上药共研细末,过筛和匀,炼蜜为丸,每丸重10克。分装备用。【用法】口服。每次1丸,每日2次,温开水送服。【功能】理气调经。【主治】血虚血寒、月经不调、行经腹痛、经闭经少。【附记】引自《集验中成药》。屡用效佳。

48. 调经和血膏

【组成】人参、天冬、五味子、川芎、砂仁、香附、阿胶、茯苓、艾炭、红鸡冠花、黄芩、木通、贝母、肉苁蓉、川续断、白术、山药、厚朴、荆芥、使君子仁、蜂蜜、红糖、米醋、当归、黄柏、菟丝子、生地黄、甘草、益母草、陈皮、黄芪、白芍、红花、黄酒各适量。【制法】膏滋。方中各药剂量可根据病情酌定。上药除人参、阿胶、贝母、蜂蜜、红糖、米醋、黄酒外,余药加水煎煮3次,滤汁去渣,合并3次滤液,加热浓缩成清膏。再将人参、贝母研细末,阿胶加适量黄酒浸泡后隔水炖烊,蜂蜜、红糖、米醋、黄酒一并兑入清膏,和匀收膏即成。贮瓶备用。【用法】口服。每次20克,每日2次,温开水送服。【功能】调经养血、化瘀生新。【主治】妇女气血不足、虚劳损伤、经血不调、肚腹疼痛、腰酸腿软、倦怠无力、崩漏带下、少腹闷胀。【附记】引自《集验中成药》。屡用效佳。孕妇忌服;忌食生冷硬食物。

49. 调经至宝丸

【组成】大黄1800克,木香100克,牵牛子(炒)50克,枳实(麸炒)50克,苍术(米泔水炒)50克,五灵脂(醋炒)50克,陈皮50克,黄芩50克,山楂80克,香附(醋炒)70克,三棱(醋炒)25克,当归25克,槟榔50克,莪术(醋煮)25克,鳖甲(醋制)25克。【制法】水丸。上药共研细末,过80~100目筛,和匀,水泛为丸,如梧桐子大,晒干,贮瓶备用。【用法】口服。每次12克,每日1次,每晚用藕节水或红糖水送服。【功能】破瘀调经。【主治】妇女血瘀积聚、经闭、经期超前或推后、行经腹痛等症。【附记】引自《集验中成药》。屡用效佳。凡体质衰弱、血虚经闭、大便溏薄、无瘀滞者及孕妇忌服。

50. 调经活血片（二）

【组成】木香 10 克,川芎 10 克,延胡索(醋炒)10 克,当归 30 克,熟地黄 20 克,赤芍 20 克,红花 15 克,乌药 15 克,白术 15 克,益母草 20 克,丹参 30 克,香附(制)30 克,吴茱萸(泡)5 克,泽兰 30 克,鸡血藤 30 克,菟丝子 40 克,土鳖虫 10 克。【制法】片剂。上药依法加工,压制成片,每片重 0.35 克,贮瓶备用。或制成丸剂、散剂。【用法】口服。每次 5 片,每日 3 次,温开水送服。【功能】调经活血、行气止痛。【主治】月经不调、超前或推后、经来腹痛。【附记】引自《集验中成药》。屡用效佳。

51. 鹿 茸 膏

【组成】鹿茸 125 克,鹿角胶 75 克,红参 300 克,白术(炒)300 克,茯苓 300 克,甘草 150 克,当归 600 克,川芎 300 克,白芍(酒炒)300 克,熟地黄 600 克,香附(醋制)300 克,枸杞子 300 克,益母草膏 7500 克。【制法】膏滋。上药除鹿茸、鹿角胶、红参、益母草膏外,余药加水煎煮 3 次,滤汁去渣,合并 3 次滤液,加热浓缩为清膏,再将鹿茸、红参研为细粉,鹿角胶加适量黄酒浸泡后隔水炖烊,与益母草膏一并兑入清膏,和匀,然后加蜂蜜 150～300 克,收膏即成。贮瓶备用。【用法】口服。每次 20 克,每日 1～2 次,黄酒炖服或温开水送服。【功能】调经养血、补肾益精。【主治】妇女气血两亏、体弱无力、腰腹疼痛、月经不调、男子遗精、形体瘦弱、腰酸膝软、头昏耳鸣。【附记】引自《程氏医学笔记》。屡用效佳。

52. 鹿 胎 膏

【组成】鹿胎干(鲜 7500 克)500 克,鹿角胶 2000 克,熟地黄 4000 克,茯苓 1500 克,白术(麸炒)500 克,当归 500 克,人参 500

克,甘草 500 克,川芎 500 克,白芍(酒炒)500 克。【制法】膏滋。上药除鹿角胶、人参外,余药加水煎煮 3 次,滤汁去渣,合并 3 次滤液,加热浓缩为清膏,再将人参研为细粉,鹿角胶加适量黄酒浸泡后隔水炖烊,一并兑入清膏和匀,然后加蜂蜜 300 克,收膏即成。贮瓶备用。【用法】口服。每次 5 克,每日 2 次,黄酒或温开水调服。【功能】补气养血、调经祛寒。【主治】冲任虚损、妇女血虚经寒、脐腹冷痛、经血不调、腰酸腿痛、气血两亏等症。【附记】引自《全国中药成药处方集》。屡用效佳。忌食生冷食物。火盛者勿服。

53. 鹿 胎 丸

【组成】鹿胎(干)、菟丝子、巴戟天肉、熟地黄、石斛、黄芪、枸杞子、何首乌、党参、淮山药各等份。【制法】蜜丸。上药共研细末,过筛和匀,炼蜜为丸,每丸重 10 克。分装备用。【用法】口服。每次 1 丸,每日 2 次,温黄酒或温开水送服。【功能】补气养血、暖宫调经。【主治】月经不调、气血两亏、子宫寒冷、四肢无力、久不受孕。【附记】引自《集验中成药》。屡用效佳。孕妇忌服。

54. 舒 肝 散

【组成】当归 150 克,白芍 100 克,白术 100 克,茯苓 100 克,柴胡 70 克,甘草 70 克,香附(制)50 克,薄荷 50 克,栀子 30 克,牡丹皮 30 克。【制法】散剂。上药共研极细末,和匀,贮瓶备用。【用法】口服。每次 10 克,每日 2 次,温开水冲服。【功能】疏肝理气、散郁调经。【主治】胸腹胀满、两胁疼痛、肝气不疏、月经不调、头痛目眩、口苦咽干、舌淡苔白、脉弦。【附记】引自《程氏医学笔记》。屡用效佳。忌气怒;忌食生冷食物。

55. 毓 麟 珠

【组成】人参 60 克,白术(土炒)60 克,茯苓 60 克,芍药(酒炒)

60 克, 川芎 30 克, 炙甘草 30 克, 当归 120 克, 熟地黄(蒸捣)120 克, 菟丝子(制)120 克, 杜仲(酒炒)60 克, 鹿角霜 60 克, 川椒 60 克。【制法】蜜丸。上药共研细末, 和匀, 炼蜜为丸, 如梧桐子大。贮瓶备用。【用法】口服。每次 6～9 克, 每日 2～3 次, 温开水送服。【功能】益气补血、温肾养肝、调补冲任。【主治】气血俱虚、肝肾不足。症见月经不调(后期)、量少色淡、腰腿酸软、少腹冷感、性欲减退、食少体瘦、小便清长、舌淡苔白、脉沉细。可用于月经不调、不孕等症。【加减】原书加减法: 如男子服用, 再加枸杞子、胡桃肉、鹿角胶、山药、山茱萸、巴戟天各 60 克; 如女人经迟腹痛, 宜加补骨脂(酒炒)、肉桂各 30 克, 甚者, 再加吴茱萸(汤泡 1 宿, 炒用)15 克; 如带多腹痛, 加补骨脂 30 克, 北五味子 15 克, 或加龙骨(醋煅用)30 克; 如子宫寒甚, 或泄或痛, 加制附子、炮干姜酌定; 如多郁怒, 气有不顺而为胀、为滞者, 宜加香附(酒炒)60 克, 或甚者, 再加沉香 15 克; 如血热多火, 经早内热者, 加川续断、地骨皮各 60 克, 或另以汤剂暂清其火, 而后服此, 或以汤引酌量送服亦可。【附记】引自明代张介宾《景岳全书》。屡用神效。

56. 加味调经散

　　【组成】茜草 12 克, 丹参 12 克, 桃仁 3 克, 土鳖虫 6 克, 川大黄 6 克, 当归 3 克, 赤芍 12 克, 红花 3 克, 干姜 3 克。【制法】散剂。上药共研极细末, 和匀, 贮瓶备用。【用法】口服。于每晚睡前服 4.5 克, 温黄酒或温开水送服。【功能】消瘀止痛、生新排浊。【主治】月经不调。【附记】引自李文亮、齐强《千家妙方》。洪哲明方。余已年高 78 岁, 行医数十年, 应用 "加味调经散", 治疗许多月经不调患者, 临床实践证明, 屡用屡效, 不少久病之妇, 服药后病获痊愈。方中茜草一味行血止血; 而丹参一味有四物之称; 川大黄、土鳖虫、桃仁乃古人之下瘀血药, 有消瘀止痛、解热调经之效; 当归治血虚; 而芍药生于山谷, 经冬而根茎不腐, 独禀春阳之气; 红花走末梢神经, 干姜解川大黄之寒, 况血得热则行。故此方用之, 能获卓效。

57. 十味血室散

【组成】柴胡 10 克,条芩 6 克,党参 10 克,秦艽 10 克,鳖甲 10 克,知母 10 克,青蒿 10 克,地骨皮 6 克,玉竹 15 克,甘草 3 克。【制法】散剂。上药共研极细末,和匀,贮瓶备用。【用法】口服。每次 9～15 克,甚者 30 克,每日 3 次,沸水泡服。【功能】滋阴除热、和解除烦。【主治】月经期感染(热入血室型)。【附记】引自《集验中成药》王明辉方。本方用于经期感染,寒热往来如疟者效果甚佳。

58. 清经散(一)

【组成】生地黄炭 24 克,地骨皮 12 克,炒白芍 12 克,墨旱莲 12 克,女贞子 12 克,槐米炭 30 克,仙鹤草 30 克,鹿衔草 30 克,荠菜 30 克。【制法】散剂。上药共研极细末,和匀,贮瓶备用。【用法】口服。于出血前 2～3 天开始服用。每次 9～15 克,每日 3 次,沸水泡服。连服 7～10 天。【功能】养阴凉血止血。【主治】月经不调(中期出血)、阴虚内热者。【附记】引自《集验中成药》林永华方。屡用效佳。

59. 红 花 膏

【组成】红花 15 克,当归 60 克,川芎 30 克,白芍 15 克,柴胡 15 克,茯神 15 克,续断 15 克,牛膝 15 克,杜仲 15 克,香附 12 克,陈皮 12 克,牡丹皮 12 克,白术 12 克,熟地黄 7.5 克,甘草 7.5 克,蕲艾 7.5 克,泽兰 7.5 克,益母草 15 克,香油 1500 毫升,黄丹 560 克。【制法】膏药。上药用香油炸枯去渣,炼油,加黄丹搅匀收膏。离火,另掺入细料:人参 15 克,沉香 15 克,鹿茸 12 克,肉桂 9 克。搅匀,摊膏,每张药重 15 克,对折,收贮备用。【用法】外用。用时取膏药温热化开,贴腰骶部或脐部。【功能】活血调经、理气止痛。

【主治】妇女月经不调、腰酸痛、痛经。【附记】引自王光清《中国膏药学》。保定市商业局中药制药厂方。屡用效佳。孕妇忌贴。

60. 仙 茅 膏

【组成】仙茅 30 克,当归 30 克,川芎 30 克,白芷 30 克,威灵仙 30 克,桂枝 30 克,肉桂 30 克,川乌 30 克,穿山甲(代)30 克,独活 30 克,千年健 30 克,木瓜 30 克,牛膝 30 克,川续断 30 克,天麻 30 克,钻地风 30 克,麻黄 45 克。【制法】膏药。上药用香油 5000 毫升炸枯去渣,将油熬沸为度,用樟丹成膏时,再入黄蜡 90 克,松香 90 克;又用:血竭 30 克,轻粉 30 克,龙骨 30 克,乳香 30 克,没药 30 克,硫黄 30 克,海螵蛸 30 克,赤石脂 30 克,冰片 15 克,麝香 3 克,蟾酥 9 克,肉桂 30 克。共为细面,每 500 克膏药,兑入细料 15 克。和匀,摊膏。膏药先用白漂布裱一层白磨造宣纸,每张 13.5～15 克。备用。【用法】外用。用时取膏药温热化开,贴丹田穴。【功能】活血化瘀、祛风散寒、调经止痛。【主治】月经不调、行经腹痛或身痛。【附记】引自王光清《中国膏药学》。屡用效佳。

61. 梅 鹿 膏

【组成】梅花鹿胎 1 具,蕲艾 90 克,香附 60 克,川芎 30 克,当归 45 克,白芍 30 克,炮姜炭 15 克,红花 9 克,熟地黄 120 克,吴茱萸 15 克,桂楠 15 克,黄芩 15 克,川牛膝 15 克,延胡索 15 克,杜仲 30 克,川续断 30 克,牡丹皮 15 克,丹参 15 克。【制法】膏滋。上药加水煎煮数次,滤汁去渣,合并滤液,加热浓缩,再熬成膏,兑元酒数壶,共调成膏,贮瓶备用。【用法】口服。每次 3 克,每日 1～2 次,用开水或元酒化服。【功能】温经散寒、益气养血、益肾调经、理气止痛。【主治】男女虚劳、营养不良、腰腿疼痛、精神疲倦、经血不调、子宫虚寒、腹痛脐冷、白带稀冷、血枯经闭。【附记】引自《全国中药成药处方集》。屡用有效。火盛者及孕妇忌服。

62. 养血当归精

【组成】阿胶 7500 克,当归 2000 克,川芎 60 克,党参 120 克,白芍 120 克,熟地黄 120 克,黄芪 120 克,茯苓 120 克,炙甘草 60 克。【制法】膏滋。取当归粗粉 2000 克,加 60％乙醇 4000 毫升浸 1 周,过滤将乙醇收回;再将当归残渣与川芎、党参、白芍、熟地黄、黄芪、茯苓、炙甘草等药混合入锅,照量加水 5 倍,用常温(70℃)浸渍 4 小时,过滤,照例 2 次;最后滤液,加阿胶 7500 克,与当归液合并浓缩,再加蔗糖 1500 克,使成稠膏即得。贮瓶备用。【用法】口服。每次 1 茶匙,每日 3 次。【功能】补气养血、益肾调经。【主治】面色萎黄、肌肉消瘦及妇女月经失常。【附记】引自《全国中药成药处方集》。屡用效佳。

63. 养血调经膏(三)

【组成】木香 300 克,当归 300 克,川附片 300 克,小茴香 15 克,高良姜 300 克,川芎 300 克。【制法】膏药。上药用香油 10 000 毫升炸枯去渣,炼油至沸,入黄丹 3000 克搅匀收膏。兑入细料:青毛鹿茸 240 克,肉桂 300 克,沉香 240 克(均研为细末)。每 500 毫升膏油兑药粉 16 克,搅匀摊膏,备用。【用法】外用。用时取膏药温热化开,贴脐上。【功能】温宫散寒、活血调经。【主治】妇女子宫寒冷、经血不调、腹痛带下。【附记】引自《全国中药成药处方集》。屡用效佳。孕妇忌服。

64. 妇女调经膏

【组成】延胡索 30 克,益母草 30 克,穿山甲(代)60 克,香附 60 克,红花 30 克,巴豆 45 克,川芎 30 克,牡丹皮 15 克,柴胡 60 克,生地黄 90 克,干姜 30 克,苍术 30 克,吴茱萸 30 克,透骨草 30 克,木香 15 克,荆芥 60 克,小茴香 60 克,蕲艾 30 克,边桂 15 克,薄荷 30 克,防风 60 克。【制法】膏药。上药用香油 5000 毫升,将药浸在油内、冬七日、夏三日，熬至药焦，去渣再熬，入炒樟丹 2000 克搅匀收膏，待温摊膏备用。【用法】外用。用时取膏药温热化开，贴于丹田穴（脐下 3 寸处）。贴时先用生姜片擦净。【功能】温经逐寒、活血调经、祛风散寒、理气止痛。【主治】经血不调、阴寒腹痛、赤白带下等症。【附记】引自《全国中药成药处方集》。屡用效佳。

65. 附桂紫金膏

【组成】生五灵脂 60 克，防风 60 克，当归 60 克，生杜仲 60 克，木瓜 60 克，白芷 60 克，独活 60 克，川芎 60 克，羌活 60 克，生附子（切片）60 克。【制法】膏药。以上药料，用香油 7500 毫升，炸枯去渣，滤净再熬，入樟丹 2700 克搅匀收膏。每 7500 毫升膏药油兑入：乳香面 60 克，没药面 60 克，广木香面 60 克，肉桂面 60 克，搅拌均匀即可。摊膏（每大张净油 30 克，小张净油 15 克）备用。【用法】外用。用时取膏药温热化开，贴胃脘部。【功能】温肾散寒、活血调经、祛风止痛。【主治】妇女经血不调、行经腹痛、经来黑紫、腹冷胀痛，以及肾亏气虚、腰腿无力、周身酸痛等。【附记】引自《全国中药成药处方集》。屡用效佳。孕妇忌贴。

66. 女 经 膏

【组成】南沙参 90 克，鳖甲 150 克，白茯苓 90 克，益母草 60 克，大熟地黄 120 克，当归 90 克，炙甘草 30 克，地骨皮 90 克，淡黄芩 90 克，川芎 45 克，制香附 90 克，陈阿胶 90 克，炒白芍 90 克，丹参 90 克，雪梨清膏 120 克，青蒿 90 克，川续断 90 克，白蜜 2000 克，焦白术 90 克，杜仲 60 克。【制法】膏滋。上药除阿胶、雪梨清膏、白蜜外，余药加水煎煮 3 次，滤汁去渣，合并滤液，加热浓缩为清膏，再将阿胶加适量黄酒浸泡后隔水炖烊，与雪梨清膏、白蜜一并兑入清膏和匀收膏即得。贮瓶备用。【用法】口服。每次 9 克，每日 2 次，早、晚开水送服。【功能】养阴清热、活血调经、益肾健脾。【主治】妇女阴虚有热，经期超前，经量或多或少、色紫、心烦、口干、掌心灼热等症。【附记】引自《全国中药成药处方集》。屡用效佳。

67. 百 效 膏

【组成】白芷 120 克,肉桂 90 克,当归 330 克,玄参 120 克,大黄 120 克,赤芍 120 克,木鳖子 120 克,血余 90 克,生地黄 330 克。【制法】膏药、上药用香油 10 000 毫升炸枯去渣,滤清再熬沸,入黄丹 3000 克搅匀成膏。另用:阿魏 60 克,乳香 60 克,没药 60 克。共研为细粉。每 500 毫升膏油,兑药粉 15 克,搅匀摊膏备用。【用法】外用。用时取膏药温热化开,贴于丹田穴。【功能】活血调经、凉血止血、散瘀消块。【主治】积聚痞块及妇女月经不调。【附记】引自《全国中药成药处方集》。屡用效佳。孕妇忌贴;忌食发物。

68. 玉 液 金 丹

【组成】人参 60 克,山楂肉 25.2 克,沉香 48 克,甘草 96 克,阿胶 78 克,莲子 192 克,大腹皮 25.2 克,山药 129 克,川芎 72 克,枳壳 36 克,麦冬 75 克,缩砂仁 87 克,紫苏叶 75 克,蕲艾 19.2 克,生地黄 36 克,香附 78 克,黄芪 39 克,琥珀 25.2 克,黄芩 45 克,益母草 19.2 克,羌活 25.2 克,丹参 126 克,橘红 48 克,木香 25.2 克,白芍 48 克,川续断 19.2 克,厚朴 45 克,当归身 66 克,川贝母 66 克,肉苁蓉 36 克,茯苓 192 克,杜仲 78 克,菟丝子 96 克,白术 25.2 克,血余 25.2 克,沙苑子 66 克。【制法】蜜丸。上药共研细末,和匀,加炼蜜并酒化阿胶,杵为丸,每丸重 6 克,潮重 7.2 克,辰砂为衣,蜡壳外护,分装备用。【用法】口服。每次 1 丸,每日 1～2 次,引药随证而定。【功能】补气益肾、理气和中、活血调经、祛风化痰。【主治】胎前、产后经水不调、崩漏带下。及妇人百病(详见"用法"中所列)。【附记】引自郑显庭《丸散膏丹集成》。临床屡用,均有较好疗效。

69. 乌鸡白凤丸(二)

【组成】雄白凤鸡1只(约1500克),甘草(炙)30克,芦子(广东药材)60克,黄芪(炙)120克,丹参90克,当归120克,茯苓90克,川续断90克,黄芩(酒炒)45克,熟地黄180克,人参粉45克,春砂仁60克,延胡索(炒)45克,驴皮胶(烊化)90克,白薇45克,香附(制)45克,白芍(酒炒)90克,龟甲胶90克,党参(炙)180克,鹿角胶90克,川芎(炒)90克,毛鹿茸粉90克,白术(炒)90克,枸杞子90克,益母草(制)180克。【制法】蜜丸。先将白凤鸡缠死,去外毛内垢洗净,入枸杞子、熟地黄、白术,加白酒蒸透去骨,捣烂;将各药打和烘干,研为细粉,再入参茸粉拌和,再将龟甲胶、鹿角胶、驴皮胶三胶烊化,加炼蜜适量,调和为丸,大丸每丸重9克,小丸如梧桐子大。贮瓶或分装备用。【用法】口服。每次小丸9克(大丸1粒),每日1~2次,开水送服。【功能】益肾健脾、活血调经。【主治】妇女贫血体弱、月经不调、临经腹痛及赤白带下等。【附记】引自郑显庭《丸散膏丹集成》。通行方。屡用效佳。

70. 妇宝胜金丹

【组成】人参90克,全当归90克,白芍90克,赤芍90克,川芎90克,白芷90克,熟地黄270克,茯苓150克,桂心150克,牛膝150克,牡丹皮150克,藁本150克,血珀30克,朱砂(水飞)30克,白薇240克,赤石脂60克,白石脂60克,乳香60克,没药60克,粉甘草45克,香附(制)1000克。【制法】蜜丸。先将赤石脂、白石脂,醋浸三日,置炭火上煅七次,再淬,醋干为度,研细。次将各药用好黄酒浸。春五、夏三、秋七、冬十二日,晒干为末,与石脂粉和匀,炼蜜为丸,每丸重9克。分装备用。【用法】口服。每次1丸,每日1~2次,随症用引药煎汤化下:①经水不调,或先或后,或多或少,或经前腹痛,或经后淋漓,一切赤白带下、血瘕血瘕及妊娠呕恶冲逆、腹痛腰酸、胎气不安、饮食少进,俱用砂仁壳煎汤服。②妊娠带下见血、似欲小产,用人参汤化服。③妊娠临月阵痛、腰酸下坠,用乳香米汤化服。④产后遍身发热、不省人事,用陈置鱼头煎汤化服。⑤产后风寒发热,用桔梗汤化下。⑥产后停食发热,用枳壳、蒺藜煎汤化服。⑦产后儿枕骨痛,用山楂肉(炒焦)9克,煎汤化服。⑧产后血晕,血崩、头热心烦、有汗者,每次1丸,人参煎汤,加童便少许化服。⑨产后恶露不尽、腰痛、发热,每次1丸,红花汤化服。【功能】益肾健脾、活血调经、解郁安神、止血止痛。【主治】胎前产后一切杂症,如经水不调、产后诸症(详"用法"中所列)。【附记】引自郑显庭《丸散膏丹集成》。验方。屡用效佳。

71. 当归养血丸

【组成】全当归90克,黄芪(炙)90克,香附(制)90克,茯苓90克,白芍(炒)90克,阿胶90克,白术(炒焦)120克,杜仲120克,生地黄240克,牡丹皮60克。【制法】蜜丸。上药共研细末,和匀,炼蜜为丸,如梧桐子大。贮瓶备用。【用法】口服。每次9克,每日1~2次,热汤送服。【功能】益气养血、调和肝脾、凉血止血、温胞种子。【主治】经水不调、赤白带下、子宫寒冷、不能受孕。【附记】引自郑显庭《丸散膏丹集成》。验方。屡用效佳。

72. 宁　坤　丸

【组成】人参12克,川牛膝12克,熟地黄30克,香附(制)30克,生地黄30克,全当归30克,橘红30克,白术30克,大川芎30克,台乌药30克,白茯苓30克,白芍30克,紫苏叶15克,阿胶15克,砂仁15克,黄芩15克,琥珀15克,广木香15克,沉香3克,甘草(炙)9克,益母草180克。【制法】蜜丸。上药共磨为细末,和匀,炼白蜜为丸,每丸重9克,蜡壳封固备用。【用法】口服。每次1丸,每日1~2次,随症用引药煎汤化下:①血衰血败、经水不调,用全当归、生地黄,煎汤送服。②经水不调,用桃仁、红花、当归尾,煎汤送服。③大便下血,用川黄连、生地黄,煎汤送服。④大便秘结,艰难,用广陈皮煎汤送服。⑤久痢脱肛,用肉果、诃子肉,煎汤送服。⑥小便不利,用木通、灯心草,煎汤送服。⑦气血俱虚,用麦冬、当归身,煎汤送服。⑧遍身虚肿,用赤小豆(打碎),煎汤送服。⑨遍身肿胀,米汤送服。⑩遍身肿痛,用蒲公英、金银花,煎汤送服。⑪嗽喘,用白杏仁(敲碎)、桑白皮(炙),煎汤送服。⑫咳嗽,用款冬花、川贝母(去心,研碎),煎汤送服。⑬赤白痢,用连翘(去心),煎汤送服。⑭赤白带下,用蕲艾、黑驴皮,煎汤送服。⑮求孕,用当归身、白芍药(酒炒),煎汤送服。⑯行经身腰疼痛,用防风、羌活,煎汤送服。⑰气喘咳嗽、口吐酸水、遍身虚肿、两胁疼痛、动则无力,用黄酒送服。⑱眼昏血晕、口渴烦躁、狂言乱语、不省人事、二便不通,用童便或薄荷汤送服。⑲不思饮食、身体羸瘦、手足厥冷、骨节疼痛,用开水送服。⑳气喘急,用苏子汤送服。㉑呕吐,用淡姜汤送服。㉒两胁痛,用艾叶汤送服。㉓气痛,用木香汤送服。㉔泄泻,用米汤送服。㉕黄肿,用灯心草、木通,煎汤送服。㉖胎前脐腹刺痛、胎动不安下血,用糯米汤送服。㉗胎前一切诸疾,用温酒或童便送服。㉘胎动不安下血不止,用黑驴皮胶,煎汤送服。㉙临产数日前,服三四丸,温酒化。㉚横道难产,用葵子汤送服。㉛胎衣不下,用童便化服。㉜产后恶血未尽、脐腹刺痛,用童便或温酒送服。㉝横生或子死腹中,用炒盐汤化服。㉞产后饮食不进,用山楂(炒黑)、麦芽(炒),煎汤送服。㉟产后大便闭结,用郁杏仁肉(打碎),煎汤送服。㊱产后调理,祛瘀生新,用木香、当归身、香附,煎汤送服。㊲产后血晕、不省人事,用当归煎汤,加童便送服。㊳产后中风、牙关紧闭、半身不遂、失音不语,用温酒加童便送服。㊴产后恶血上冲、血块腹痛,或发寒热,用薄荷、紫苏叶煎汤,加童便化送服,如自汗不止,忌用紫苏叶、薄荷。㊵产后血崩、用糯米汤,或黑荆芥、黑蒲黄,煎汤送服。以上所列四十病例,按所引一味与三四味者,共用1.8克,清水一茶盅,煎至六七分,外加童便二三分,将丸化开,隔水炖热服之。切忌气恼及食用大荤、生冷等物。
【功能】补气养血、调经止痛。【主治】妇女血虚气滞、月经不调、经前经后腹痛腰痛。【附记】引自《集验中成药》。屡用效佳。

73. 调经益母丸

【组成】大熟地黄 120 克，香附（制）60 克，白芍 60 克，当归 90 克，干姜 30 克，延胡索 30 克，川芎 30 克，蒲黄 30 克，桃仁泥 30 克。【制法】膏丸。上药共研细末，和匀，用益母膏为丸，如梧桐子大。贮瓶备用。【用法】口服。每次 9 克，空腹时蜜汤或陈酒送服，1 个月后即可受胎。【功能】理气散寒、活血调经。【主治】气血两亏、月水不调、腰痛腹胀、赤白带下、身作寒热者。【附记】引自郑显庭《丸散膏丹集成》验方。屡用效佳。

74. 调经种子丸

【组成】熟地黄 240 克，厚杜仲 120 克，香附（制）120 克，川芎 90 克，当归 90 克，川续断 90 克，蕲艾 90 克，黄芩 60 克，阿胶 60 克，白芍（炒）60 克。一方有炒青皮 60 克，山药 240 克，肉桂 30 克，无当归、熟地黄、白芍、黄芩。【制法】膏蜜丸。上药共研细末，和匀，以益母膏和炼蜜和匀为丸，如梧桐子大。贮瓶备用。【用法】口服。每次 9 克，温酒送服。如已有孕，不可服。【功能】益肾活血、解郁调经。【主治】妇人血虚气滞、腰酸腹痛、经水不调、赤白带下、子宫寒冷、不能受孕。久服气血温和，令人有子。【附记】引自郑显庭《丸散膏丹集成》验方。屡用效佳。孕妇忌服。

75. 宫血安冲剂

【组成】西党参 15 克，炙黄芪 12 克，川续断 15 克，白芍 10 克，山楂 8 克，乌梅 8 克，女贞子 10 克，墨旱莲 8 克，甘草 5 克。【制法】冲剂。上药依法加工，制成冲剂（颗粒）。分装，每包 12 克，备用。【用法】口服。每次 1 包，每日 3 次，开水冲服。经前 5 天开始服药，每月经周期服药 5 天为 1 个疗程。同时，停用其他中西药物。【功能】益气摄血、养阴清热、酸收敛阴。【主治】月经过多、经量超过 100 毫升,连续出现 2 个月经周期以上者。或经期延长,行经时间超过 7 天以上但少于 2 周者。【附记】引自杨思澍《中国现代名医验方荟海》。李育福方。屡用效佳。

76. 三 棱 丸

【组成】三棱 10 克,莪术 10 克,当归 15 克,枳壳 10 克,川芎 10 克,橘核 12 克,桂枝 15 克,茯苓 15 克,甘草 5 克。【制法】水丸。上药共研细末,和匀,水泛为丸,如梧桐子大。贮瓶备用。【用法】口服。月经后服用。每次 6 克,每日 2 次,温开水送服。【功能】行气活血、消瘀散结。【主治】气滞血瘀、瘀阻冲任、胞脉,而致月经过多者。【附记】引自《名医治验良方》。张良英方。屡用效佳。

77. 加味失笑散

【组成】炒当归 10 克,赤芍 10 克,制香附 9 克,五灵脂 10 克,蒲黄 6 克,川续断 10 克,山楂 10 克,益母草 15 克,艾叶 6 克,炒枳壳 6 克,茯苓 15 克。【制法】散剂。上药共研极细末,和匀,贮瓶备用。【用法】口服。每次 9 克,每日 2 次,开水冲服。或每日 1 剂,水煎服。【功能】活血化瘀止血。【主治】经行量多,阵发性出血、色紫黑,有较大血块,小腹疼痛,每块排出后疼痛减、出血减少、胸闷烦躁,舌质紫暗,或有瘀斑,脉细涩。【加减】小腹作痛明显者,加延胡索 10 克,炙乳香 6 克,炙没药 6 克;大便清泻者,去当归、炒枳壳,加白术 10 克,丹参 10 克,建曲 10 克。【附记】引自《名医治验良方》。夏桂成方。屡用效佳。

78. 归寄口服液

【组成】秦当归 12 克,桑寄生 12 克,杭白芍 9 克,川续断 9 克,炒杜仲 9 克,山茱萸 9 克,牡丹皮 9 克,川茜草 9 克,川楝子 9 克,延胡索 4.5 克,刘寄奴 12 克,净红藤 15 克,薏苡仁 12 克。【制法】浓缩液。上药加水煎煮 3 次,过滤,合并滤液,浓缩成口服液。每

毫升含生药 2 克。贮瓶备用。【用法】口服。每次 20 毫升,每日 2
次。【功能】补益肝肾、养血调经、兼利湿热。【主治】肝肾亏损、相
火妄泄、湿热内蕴、带脉失约致月经先期。【附记】引自《名医治验
良方》。哈荔田方。屡用效佳。

79. 地白固冲散

【组成】地骨皮 12 克,白芍 12 克,生地黄 15 克,当归 10 克,牡
丹皮 10 克,白薇 10 克,菟丝子 15 克,桑寄生 15 克,鸡血藤 18 克,
瓜蒌皮 15 克,薤白 12 克,制香附 10 克,生谷芽 24 克,益母草 24
克。【制法】散剂。上药共研极细末,和匀,贮瓶备用。【用法】口
服。每次 9 克,每日 2 次,开水冲服。或每日 1 剂,水煎服。【功
能】养阴清热、调固冲任。【主治】阴虚血虚、冲任不固致月经先期。
【附记】引自《名医治验良方》。王渭川方。屡用效佳。

80. 健脾温肾膏

【组成】生黄芪 300 克,熟地黄 300 克,菟丝子 200 克,当归
150 克,白芍 150 克,党参 150 克,炒白术 150 克,云茯苓 120 克,
川续断 120 克,川芎 100 克,炒杜仲 100 克,陈皮 60 克。【制法】膏
滋。上药加水煎煮 3 次,滤汁去渣,合并 3 次滤液,加热浓缩成清
膏,再加赤砂糖 300 克和匀收膏即成。贮瓶备用。【用法】口服。
每次 15～30 克,每日 2 次。【功能】健脾温肾、补气养血。【主治】
脾肾阳衰、气血俱虚、统摄闭藏失职致月经超前。【加减】若兼小腹
冷痛者,加小茴香 100 克,肉桂 30 克,助火以祛寒邪。【附记】引自
《名医治验良方》。郑长松方。屡用效佳。

81. 清热口服液

【组成】秦当归 12 克,牡丹皮 12 克,凌霄花 4.5 克,黄芩炭 9
克,细生地黄 15 克,东白薇 15 克,刘寄奴 12 克,川茜草 9 克,香附
米 9 克,台乌药 6 克,海螵蛸 12 克,炒杜仲 12 克。【制法】浓缩液。

上药加水煎煮 3 次,过滤,合并滤液,加热浓缩成口服液。每毫升含生药 2 克。贮瓶备用。【用法】口服。每次 20 毫升,每日 2 次。【功能】清热凉血、兼益肝肾。【主治】肝郁化热、蕴伏血分、热迫血行、久损及肾致月经先期。【附记】引自《名医治验良方》。哈荔田方。屡用效佳。本方凉而不凝、止而不涩、调经养血、两为周全,故每获良效。

82. 清经散(二)

【组成】潞党参 60 克,鸡血藤 18 克,生黄芪 60 克,桑寄生 16 克,菟丝子 15 克,仙鹤草 60 克,夏枯草 30 克,蒲黄炭 10 克,血余炭 10 克,红藤 24 克,蒲公英 24 克,鱼腥草 24 克,琥珀末 6 克,槟榔 6 克,炒北五味子 12 克,桂圆肉 24 克,鸡内金 10 克,广藿香 6 克,山楂 10 克。【制法】散剂。上药共研极细末,和匀,贮瓶备用。【用法】口服。每次 9～15 克,每日 3 次,开水冲服。连服 2 周。【功能】益气祛湿、活血固冲。【主治】心脾气虚、湿热蕴结下焦、冲任失固致月经先期、量多带下。【附记】引自《名医治验良方》。王渭川方。屡用效佳。

83. 鸡芪益冲散

【组成】潞党参 30 克,鸡血藤 18 克,生黄芪 60 克,桑寄生 15 克,菟丝子 15 克,阿胶 15 克,鹿角胶 15 克,炒北五味子 12 克,砂仁 6 克,槟榔 10 克,益母草 24 克,覆盆子 24 克,胎盘粉 6 克。【制法】散剂。上药共研极细末,和匀,贮瓶备用。【用法】口服。每次 9 克,每日 3 次,开水冲服。连服 2 周。【功能】补养气血、调益冲任。【主治】气血两虚、冲任虚损致月经后期量少。【附记】引自《名医治验良方》。王渭川方。屡用效佳。

84. 益母调经散

【组成】桑寄生 15 克,菟丝子 15 克,川续断 60 克,潞党参 24

克,当归 10 克,白芍 10 克,鸡血藤 18 克,小茴香 10 克,艾叶 10 克,延胡索 10 克,炒川楝子 10 克,炮甲珠(代)10 克,益母草 30 克,茜草根 15 克。【制法】散剂。上药共研极细末,和匀,贮瓶备用。【用法】口服。每次 9 克,每日 3 次,开水冲服。【功能】补肾调经、温宫止痛。【主治】肾虚宫寒所致月经后期。【附记】引自《名医治验良方》。王渭川方。屡用效佳。

85. 养血调经丸

【组成】秦当归 12 克,紫丹参 12 克,赤芍 12 克,刘寄奴 12 克,香附米 9 克,净苏木 9 克,怀牛膝 9 克,川茜草 9 克,云茯苓 9 克,紫苏梗 4.5 克,青蒿 12 克,醋鳖甲 18 克,银柴胡 6 克。【制法】水丸。上药共研细末,过筛和匀,水泛为丸,如梧桐子大,晒干,贮瓶备用。【用法】口服。每次 9 克,每日 2 次,温开水送服。【功能】养血调经、兼退蒸热。【主治】气滞血瘀、营阴亏损致月经后期,或五旬一至,或间月一行,量少有块、颜色深紫、少腹胀痛、不喜按揉。【附记】引自《名医治验良方》。哈荔田方。屡用效佳。

86. 十珍香附丸

【组成】香附(醋炒)215 克,艾叶炭 40 克,党参 30 克,甘草(蜜炙)20 克,当归 60 克,川芎 60 克,白芍(炒)60 克,熟地黄 60 克,黄芪(蜜炙)60 克,白术(麸炒)60 克。【制法】蜜丸。上药共研细末,过 80~100 目筛,和匀,炼蜜为丸,每丸重 9 克。密封贮存。【用法】口服。每次 1 丸,每日 1~2 次,温开水化服。【功能】补气益血、和营调经。【主治】月经不调(血虚气滞型)。【附记】引自《中药成方制剂》。屡用效佳。

87. 内补养荣丸

【组成】当归 300 克,川芎 300 克,黄芪(蜜炙)960 克,甘草 60 克,香附(醋炙)480 克,熟地黄 480 克,阿胶 120 克,白术(麸炒)60

克,砂仁 120 克,益母草 300 克,白芍 180 克,艾叶(炭)300 克,茯苓 180 克,陈皮 240 克,杜仲(炭)120 克。【制法】蜜丸。上药共研细末,和匀,炼蜜为丸,每丸重 6 克。密封贮存。【用法】口服。每次 2 丸,每日 2 次,温开水送服。【功能】补气养血。【主治】由气血不足引起的月经不调。症见经血量少、经期腹痛、腰酸腿软、面色无华。【附记】引自谢观《中国医学大辞典》。屡用效佳。

88. 当归益血膏

【组成】当归 168.4 克,熟地黄 10.5 克,白芍(酒制)10.5 克,川芎(酒制)5.25 克,党参 10.5 克,黄芪(蜜炙)10.5 克,阿胶 5.25 克,茯苓 10.5 克,甘草(蜜炙)5.25 克。【制法】膏滋。上药加水煎煮 3 次,滤汁去渣,合并 3 次滤液,加热浓缩成清膏,再加蜂蜜 300 克,收膏即成。贮瓶备用。【用法】口服。每次 15 克,每日 2 次,开水调服。【功能】滋补气血。【主治】贫血、头晕、心悸健忘、妇女月经不调、产后血虚体弱。【附记】引自《全国中药成药处方集》。武汉方。屡用效佳。

89. 壮 血 片

【组成】当归 248 克,黑老虎 116 克,何首乌(制)115 克,五指毛桃 330 克,骨碎补 165 克,白术(炒)33 克,鸡血藤 248 克,甘草(炙)17 克。【制法】片剂。上药依法加工,压制成片,包糖衣。贮瓶备用。【用法】口服。每次 4～6 片,每日 3 次,温开水送服。【功能】补气血、通经络、壮筋骨、健脾胃。【主治】贫血、病后体质虚弱、腰膝酸痛、妇女带下、月经不调。【附记】引自《中药成方制剂》。屡用效佳。

90. 益气固冲散

【组成】生黄芪 30 克,白术 10 克,升麻炭 6 克,荆芥炭 6 克,山药 15 克,熟地黄 15 克,白芍 15 克,党参 15 克,阿胶 15 克,川续断

12 克,甘草 6 克。【制法】散剂。上药共研极细末,和匀,贮瓶备用。【用法】口服。每次 6～9 克,每日 3 次,开水冲服。于经时或经前 1 周开始服用。连服 7 天为 1 个月经周期。【功能】益气健脾、养阴止血。【主治】上环后月经过多。【加减】偏阳虚者,加炮姜炭 3 克;兼阴虚者,加墨旱莲 30 克;兼内热者,加黄芩炭 10 克,地骨皮 10 克。【附记】引自《集验中成药》。屡用效佳。

91. 调经养血膏

【组成】熟地黄 120 克,炒杜仲 120 克,川续断 120 克,阿胶珠 120 克,当归身 150 克,丹参 300 克,桑寄生 300 克,炒白芍 180 克,柴胡 60 克,陈皮 90 克,香附 90 克,益母草 100 克,甘草 30 克。【制法】膏滋。上药加水煎煮 3 次,滤汁去渣,合并 3 次滤液,加热浓缩为清膏,再加蜂蜜 150 克,赤砂糖 150 克,收膏即成。贮瓶备用。【用法】口服。每次 15～30 克,每日 2 次,温开水调服。【功能】养血调经。【主治】月经不调、月经血色淡量少,或经期提前错后、小腹隐痛。【附记】引自《集验中成药》。屡用效佳。

92. 妇 宁 丸

【组成】益母草 600 克,党参 400 克,生地黄 100 克,当归 100 克,熟地黄 100 克,陈皮 100 克,乌药 100 克,白芍 100 克,川芎 100 克,白术(麸炒)100 克,香附(醋制)100 克,茯苓 100 克,木香 50 克,紫苏叶 50 克,阿胶 50 克,砂仁 50 克,黄芩 50 克,琥珀 50 克,甘草 50 克,沉香 10 克,川牛膝 40 克。【制法】蜜丸。上药共研细末,和匀,炼蜜为丸,每丸重 9 克。分装备用。【用法】口服。每次 1 丸,每日 2 次,温开水化服。【功能】养血调经、顺气通郁。【主治】月经不调。症见腰腹疼痛、赤白带下、精神倦怠、饮食减少。【附记】引自《中药成方制剂》。屡用效佳。

93. 肝郁调经膏

【组成】白芍 60 克,牡丹皮 60 克,香附(制)60 克,当归 60 克,丹参 60 克,葛根 60 克,泽泻 60 克,佛手 45 克,川楝子 50 克,郁金 50 克,代代花 50 克,玫瑰花 15 克。【制法】膏滋。上药加水煎煮 3 次,过滤,合并滤液,加热浓缩为清膏,再加蜂蜜 150 克,收膏即成。贮瓶备用。【用法】口服。每次 15～30 克,每日 2 次,空腹时温开水调服。【功能】疏肝解郁、清肝泻火、养血调经。【主治】肝郁所致的月经不调、痛经、乳房胀痛、不孕等。【附记】引自《中药成方制剂》。屡用效佳。

94. 益 母 草 膏

【组成】益母草(鲜,干亦可)1000 克,川芎 100 克,白芍 100 克,当归 100 克,生地黄 100 克,木香 30 克。【制法】膏滋。上药加水煎煮 3 次,分次过滤后去渣,合并滤液,用文火煎熬,浓缩成清膏,以不渗透纸为度,再兑入蜂蜜 30 克,收膏即成。贮瓶备用。【用法】口服。每次 3～15 克,每日 2 次,开水调服。【功能】祛瘀生新。【主治】月经期不准、血色不正、量少腹胀、产后瘀血腹痛。【附记】引自《北京市中药成方选集》。屡用效佳。

95. 紫 金 丸

【组成】青皮 15 克,陈皮 15 克,苍术 18 克,槟榔 18 克,砂仁 18 克,赤小豆 18 克,高良姜 24 克,乌药 24 克,香附 24 克,枳壳 24 克,三棱 30 克,蓬莪术 60 克。【制法】糊丸。上药共研细末,和匀,用粳米糊为丸,如梧桐子大。贮瓶备用。【用法】口服。每次 100 丸,食后米汤送服。【功能】行气活血。【主治】脾土不健,月经或前或后,经来几点而止,过五六日或十日又来几点,面色青黄,不思饮食,或过食生冷、经闭不行。【附记】引自清代叶桂《叶氏女科证治》。屡用神效。

96. 妇　舒　丸

【组成】当归 40 克，川芎 40 克，党参 40 克，白术（麸炒）40 克，熟地黄 40 克，香附（盐醋制）40 克，白芍 40 克，黄芩（酒制）10 克，茯苓 40 克，牡丹皮 40 克，陈皮 10 克，白薇 40 克，甘草 20 克，川续断（酒制）20 克，杜仲（盐制）40 克，菟丝子（盐制）40 克，桑寄生 40 克，砂仁（盐制）10 克，延胡索（醋制）40 克，肉桂 40 克，阿胶（蛤粉炒）40 克，荆芥（醋制）20 克，艾叶（醋制）20 克。【制法】蜜丸。上药共研细末，和匀，炼蜜为丸，每丸重 9 克，或水蜜丸，如梧桐子大，阴干，贮瓶备用。【用法】口服。每次 1 丸（水蜜丸每次 6 克），每日 2～3 次，温开水送服。【功能】补气养血、调经止带。【主治】气血凝滞、子宫寒冷、月经不调、痛经、红崩白带、经期缠绵、小腹下坠、不思饮食。【附记】引自《中药成方制剂》。屡用效佳。

97. 妇科万应膏

【组成】苏木 9 克，川芎 18 克，青皮 9 克，白薇 18 克，干姜 9 克，石楠藤 18 克，胡芦巴（炒）9 克，泽兰 21 克，小茴香 9 克，茺蔚子 21 克，九香虫 9 克，艾叶 24 克，白芷 9 克，拳参 27 克，红花 9 克，当归 36 克，桉油 20 毫升。【制法】膏药。上药用香油熬，黄丹收膏。制成 7 厘米×10 厘米膏药，备用。【用法】外用。用时取膏药温热化开，穴位贴敷，分贴于关元、气海、肾俞等穴，每日更换 1 次，连续用药 2～3 周；痛经患者可在经前 1 周即开始使用（经期可连续使用）。【功能】温经散寒、活血化瘀、理气止痛。【主治】宫寒血凝引起的月经不调、经期腹痛、腹冷经闭、腰痛带下等。【附记】引自《中药成方制剂》。屡用效佳。孕妇禁用。

98. 先　期　丸

【组成】枇杷叶（蜜炙）500 克，白芍（酒浸，切片，半生半炒）250 克，生地黄（酒洗）180 克，熟地黄 120 克，青蒿子（童便浸）150 克，五味子(蜜蒸)120克,生甘草(去皮)30克,山茱萸120克,黄柏(去皮,切片,蜜拌炒)120克,川续断(酒洗,炒)120克,阿胶(蛤粉炒)150克,杜仲(去皮,酥炙)90克。【制法】糊丸。上药共研细末,和匀,取怀山药粉120克,打糊,同炼蜜为丸,如梧桐子大,阴干。贮瓶备用。【用法】口服。每次15克,空腹时用淡醋汤送服。【功能】益肝肾、清血热。【主治】妇女血热、经行先期。【附记】引自清代缪希雍《先醒斋医学广笔记》。屡用屡效。忌食白萝卜。

99. 止崩口服液

【组成】炙黄芪30克,党参15克,白术10克,怀山药15克,炙升麻8克,白芍15克,熟地黄20克,阿胶(烊化)20克,炒贯众15克,川续断15克,益母草15克,海螵蛸12克,赤石脂10克,甘草5克。【制法】浓缩液。上药加水煎煮3次,过滤,合并滤掖,加热浓缩成口服液。每毫升含生药2克。贮瓶备用。【用法】口服。每次20毫升。每日2次。【功能】补气摄血。【主治】经期出血量多。【加减】热象明显者,加小蓟15克,茜草10克;血瘀明显者,去海螵蛸、赤石脂,加炒蒲黄10克。【附记】引自《名医治验良方》。张良英方。屡用效佳。本方应用时间:强调必须是月经来潮后2天,此时经来已畅,此时用之,既达到减少经量的目的,又不阻碍经血的畅行,因而效佳。

100. 归芍先期丸

【组成】全当归15克,生杭芍13克,大熟地黄15克,生龟甲13克,肥知母10克,盐黄柏8克,生玉竹8克,地骨皮10克,真阿胶10克,炙甘草4克,干麦冬10克。【制法】水丸。上药除阿胶外,余药共研细末,和匀,再将阿胶加适量黄酒浸泡后隔水炖烊,加冷开水适量,和药为丸,如梧桐子大。贮瓶备用。【用法】口服。每次6~9克,每日2次,温开水送服。【功能】滋阴潜阳、润燥清热。【主治】经行先期(肝肾阴虚阳旺型)。症见头昏眼花,口干咽燥,骨蒸发热,梦寐不宁,腰痛腿软,乏困无力,经期超前,量多色红,腹痛喜按,舌质边光赤、苔薄白,脉弦细小数、两尺浮滑。【加减】出血量多者,加仙鹤草16克,侧柏炭10克煎汤送服;伴腰痛明显者,加焦杜仲16克,桑寄生13克;腹痛胀者,加制香附10克,炒青皮8克。【附记】引自《名医治验良方》。卢国治方。屡用效佳。

101. 龙胆先期丸

【组成】龙胆8克,焦山栀子10克,牡丹皮10克,炒黄芩8克,醋柴胡8克,生白芍13克,全当归13克,炒青皮8克,细生地黄10克,延胡索10克,益母草15克,生甘草4克。【制法】水丸。上药共研细末,和匀,水泛为丸,如梧桐子大。贮瓶备用。【用法】口服。每次6~9克,每日2次,温开水送服。【功能】泻肝解郁、理气活血。【主治】经行先期(肝经郁热型)。症见头昏面赤,口干欲饮,背后渐渐恶寒,胸胁胀满,夜多烦躁,少腹凝痛,大便燥结,小便黄赤,经血量多、色褐、有血块等。舌淡红、苔黄燥,左关弦大有力、左沉弦而实。【附记】引自《名医治验良方》。卢国治方。屡用效佳。

102. 当归先期丸

【组成】当归身15克,生杭芍15克,醋柴胡8克,牡丹皮10克,生黄芪15克,广木香5克,焦山栀子10克,焦酸枣仁15克,土炒白术10克,制香附10克,血丹参13克,生甘草4克。【制法】水丸。上药共研细末,和匀,水泛为丸,如梧桐子大。贮瓶备用。【用法】口服。每次9克,每日2次,温开水送服。【功能】疏肝益脾、清热宁心。【主治】经行先期(肝旺、心脾虚型)。症见头昏目眩面赤,胸胁痞痛,心慌心跳,有时烦躁、睡眠不安、多惊;经期超前、量少、色红、而无血块。舌淡、苔薄白质光红,左关弦大、寸濡虚、右沉细弱小。【加减】伴有少腹痛者,加川楝子肉10克,炒青皮8克;肝郁得解、热清后,去醋柴胡、牡丹皮、焦山栀子,加怀山药13克,柏子仁10克,地骨皮10克;心慌烦躁、难以入睡者,加花龙骨25克;头

昏晕者,加珍珠母 15 克。【附记】引自《名医治验良方》。卢国治
方。屡用效佳。

103. 参 益 散

【组成】党参 24 克,蒲公英 24 克,茯苓 12 克,白术 12 克,白芍
12 克,鸡血藤 18 克,女贞子 15 克,墨旱莲 15 克,益母草 24 克,地
骨皮 12 克,牡丹皮 12 克,红藤 24 克,椿根皮 10 克,琥珀末 6 克。
【制法】散剂。上药共研极细末,和匀,贮瓶备用。【用法】口服。每
次 9 克,每日 2 次,开水冲服。【功能】益气固冲、清热除湿。【主
治】月经先期(血虚有热、脾虚湿困型)。症见月经颜色深、白带多、
乏力、纳呆,舌质淡、无苔,脉弦滑。【附记】引自《名医治验良方》。
王渭川方。屡用效佳。

104. 补 骨 脂 丸

【组成】补骨脂 16 克,焦杜仲 16 克,胡桃仁 16 克,大党参 10
克,土炒白术 10 克,煨干姜 6 克,全当归 16 克,生黄芪 16 克,吴茱
萸 5 克,小茴香 8 克,生甘草 4 克,上肉桂 5 克。【制法】水丸。上
药共研细末,和匀,水泛为丸,如梧桐子大。贮瓶备用。【用法】口
服。每次 9 克,每日 2~3 次,温开水送服。【功能】补肾健脾、益气
补血。【主治】经行后期(脾肾阳虚型)。症见体质消瘦,精神倦怠,
面色苍白或萎黄,手足不温,腰腿酸软,心悸,气短懒言,少腹空坠,
或腹痛喜按,经行后期量少、色淡或黯黑质稀等。舌淡、苔白滑,脉
沉细弱或沉迟。【加减】小腹寒甚冰冷者,加胡芦巴、炮煨姜各 8
克,平时伴有白带清稀、量多者,加生牡蛎、海螵蛸各 16 克,生龙骨
13 克,以固摄止带;大便稀溏、遗尿者,加益智仁 16 克,乌梅肉 6
克。【附记】引自《名医治验良方》。卢国治方。屡用效佳。

105. 归 芪 口 服 液

【组成】当归身 25 克,生黄芪 25 克,土炒白术 10 克,大党参

10 克,大熟地黄 13 克,生白芍 13 克,云茯苓 10 克,焦酸枣仁 15 克,广木香 5 克,远志 10 克,真阿胶(烊化)10 克,生甘草 5 克,制香附 10 克,生姜 3 片,大枣 3 枚。【制法】浓缩液。上药加水煎煮 3 次,过滤,合并滤液,加热浓缩成口服液。每毫升含生药 2 克。贮瓶备用。【用法】口服。每次 20 毫升,每日 2 次。【功能】健脾益气、养血安神。【主治】经行后期(心脾两虚型)。症见体质瘦弱,面色苍白或萎黄,头晕目眩,心悸失眠,入睡则多梦,食欲不振,腰腿酸痛,月经过期而来、量少、色淡等。舌淡苔灰薄,脉左沉弦而细、右沉细而弱。【加减】头昏晕、失眠甚者,加血丹参、珍珠母各 16 克,花龙骨 20 克;腰酸困痛者,去云茯苓、广木香,加焦杜仲 16 克,川续断 13 克。【附记】引自《名医治验良方》。卢国治方。屡用效佳。

106. 养血补肾丸

【组成】炙黄芪 15 克,当归 15 克,丹参 15 克,菟丝子 15 克,覆盆子 15 克,茺蔚子 15 克,紫河车 15 克,鸡血藤 12 克,川芎 10 克,甘草 10 克,熟地黄 10 克,木香 6 克。【制法】蜜丸。上药共研细末,和匀,炼蜜为丸,每丸重 10 克。分装备用。【用法】口服。每次 1～2 丸,每日 2 次,温开水送服。【功能】补肝肾、益气血。【主治】功能性月经不调。【附记】引自《中西医结合杂志》。治疗功能性月经不调 68 例,其中青春期患者 14 例,生育龄患者 54 例,未婚 53 例,已婚 15 例;继发闭经 14 例,稀发月经失调 29 例,无排卵性功能失调性子宫出血 25 例。结果痊愈 35 例,显效 20 例,好转 11 例,无效 2 例。

107. 妇科培坤丸

【组成】生地黄(酒炒)、白术(米炒)各 15 克,炙甘草 7.5 克,台乌药(酒洗)4.5 克,女贞子 7.5 克,泽兰 10.5 克,没药(后入)7.5 克,制益母草 30 克,淮山药 7.5 克,补骨脂(盐水炒)10.5 克,白芍

(酒炒)15 克,茯苓 7.5 克,西当归 30 克,五灵脂(醋炒)7.5 克,制香附 30 克,山茱萸 7.5 克,朱砂 4.5 克,天冬、陈皮、黄连(酒炒)各 7.5 克,鹿角胶(后入)15 克,党参(米炒)30 克,川芎 18 克,炙黄芪 15 克,红花(酒炒)、牡丹皮各 7.5 克,乳香(去油,后入)4.5 克,关沙苑子(盐水炒)、炮姜、阿胶(后入)、蕲艾、沙参、肉桂心各 7.5 克,炒荆芥、延胡索 12 克。【制法】蜜丸。上药共研细末,和匀,炼蜜为丸,每丸重 6 克。如制双料丸,要加野人参 9 克,蒸制鹿茸 15 克,每丸重 12 克。【用法】口服。每次 1 丸,每日 1～2 次,开水化服。【功能】补益气血、活血调经。【主治】妇人七情郁结,月经不调,经期趋前或退后。月水或瘀或淡,多年不孕,或屡犯小产、经痛、经逆等。【附记】引自《广州近代老中医医案医话选编》。吕安卿方。屡用效佳。

(二)功能失调性子宫出血(崩漏)

1. 震 灵 丹

【组成】禹余粮 120 克,赤石脂 120 克,紫石英 120 克,赭石 120 克,五灵脂 60 克,乳香 60 克,没药 60 克,朱砂 30 克。【制法】水丸。上药共研细末,和匀,水泛为丸,如梧桐子大。贮瓶备用。【用法】口服。每次 3～6 克,每日 2 次,温开水送服。【功能】止崩带、镇心神。【主治】妇女崩漏、白带日久、精神恍惚、头昏眼花等症。【附记】引自叶显纯《常用中成药》。据传为南岳魏夫人方。屡用屡效。

2. 止 漏 散

【组成】全当归 15 克,炒白芍 15 克,地榆炭 9 克,阿胶珠 12 克,牡蛎 12 克,大生地黄 9 克,白茯苓 9 克,益母草 9 克,血余炭 9 克,陈皮 4.5 克。【制法】散剂。上药共研极细末,和匀,贮瓶备用。

【用法】口服。每次 9 克,每日 2～3 次,温开水(并加童便少许)冲服。【功能】养血止血。【主治】漏证下血淋漓不断,其色或深紫,或浅淡,或腥臭,或秽浊,亦有血色如常者,其全身症状有头晕心悸、腰酸腹胀,或潮热烦闷、少服少食、精神萎困、形体瘦削。【加减】内有瘀结者,加桃仁、川红花各 9 克;内热者,加炒山栀子 9 克,酒条芩 9 克,生龟甲 15 克,生鳖甲 15 克;内寒者,加炮姜炭 6 克,蕲艾叶 9 克,鹿角胶 9 克;腹满者,加川厚朴 9 克,砂仁 6 克;腹痛者,加台乌药 10 克,川楝子 9 克;漏下不止者,加棕榈皮炭 9 克,黄芪 15 克,党参 15 克,煅龙骨 15 克。【附记】引自《名医治验良方》。时逸人方。屡用效佳。

3. 固经口服液(一)

【组成】大生地黄 15 克,真阿胶(烊化)9 克,生白芍 15 克,地榆炭 9 克,条黄芩 4.5 克,山栀子炭 4.5 克,肥知母 4.5 克,棕榈皮炭 15 克。【制法】浓缩液。上药除阿胶、地榆炭、山栀子炭、棕榈皮炭外,余药加水煎煮 3 次,过滤,合并滤液,加热浓缩成口服液。再将阿胶、三炭研细末,兑入浓缩液中,煮沸即可。每毫升含生药 2 克。贮瓶备用。【用法】口服。每次 20 毫升,每日 2 次。【功能】凉血固经、敛热迫妄行之血。【主治】崩漏、妇人体质多有血热、肝热倾向,症见头晕耳鸣、心烦潮热、咽干口燥、口燥、精神委顿,如下血过多,亦可致厥脱。【加减】气虚者,加北沙参 30 克;下血过多者,加煅龙牡各 30 克;口渴甚者,加玄参、天花粉各适量;内热甚者加地骨皮、牡丹皮、黄柏、龟甲各适量。【附记】引自《名医治验良方》。时逸人方。屡用效佳。时氏认为,崩证来势太骤,宜用党参、生黄芪、生地黄、熟地黄、龙眼肉、杭白芍、山茱萸、当归身、棕榈皮炭、地榆炭、阿胶、龟甲胶之类,尤必重用党参、龙眼肉、甚则加用人参,效果较好。如夹内热,佐以知、柏、芩、连;夹内寒,桂、附、姜炭、鹿角胶亦须应用;虚脱甚者,人参、黄芪、龙骨、牡蛎、五味子等在所必用。

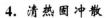

4. 清热固冲散

【组成】炒黄柏10克,生地榆15克,生地黄20克,白芍15克,犀角粉6克(可用牛角粉15克代之),牡丹皮10克,茜草炭12克,炒槐花15克,侧柏叶10克,山茱萸10克,小蓟12克。【制法】散剂。上药共研极细末,和匀,贮瓶备用。【用法】口服。每次9～15克,每日3次,开水冲服。【功能】清热凉血、固冲止血。【主治】妇女崩漏(血热型)。【附记】引自《名医治验良方》。王子瑜方。屡用效佳。

5. 育阴止崩膏

【组成】熟地黄150克,怀山药150克,川续断150克,桑寄生150克,海螵蛸(打碎)200克,龟甲(打碎)200克,牡蛎(打碎)200克,白芍200克,炒地榆500克。【制法】膏滋。上药加水煎煮3次,滤汁去渣,合并3次滤液,加热浓缩成清膏,再加冰糖300克,收膏即成。贮瓶备用。【用法】口服。每次15～30克,每日2次,开水调服。【功能】养阴、止崩。【主治】崩漏(肝肾阴虚型)。症见阴道出血淋漓不断,或突然大下紫黑血块,血色鲜红、小腹无胀无痛,或微痛而不拒按,伴有颜面潮红、颧红、唇舌干红、头眩耳鸣、健忘目涩、口干不欲饮、潮热盗汗、手足心热、腰痛、足跟痛,舌红无苔,脉弦细或弦细数。【加减】如血多者,倍炒地榆,加棕榈炭、蒲黄各200克(均研末兑入);虚热甚者,加盐黄柏100克,地骨皮100克,知母150克;气陷者,加升麻100克。【附记】引自《名医治验良方》。韩百灵方。屡用效佳。

6. 温阳止血散

【组成】潞党参12克,生黄芪30克,炒当归9克,熟附块9克,牛角腮9克,生地黄炭20克,炮姜炭3克,白芍12克,煅牡蛎30克,阿胶(蒲黄炒)9克。【制法】散剂。上药共研极细末,和匀,贮瓶备用。【用法】口服。每次 9 克,每日 2～3 次,开水冲服。【功能】补肾健脾、温阳止血。【主治】月经周期延后,甚至 2～3 个月一行,量多如崩、血色淡红、质稀薄、经期延长,面色白、头晕气短、乏力畏寒,或兼大便不实、神疲肢软。舌质淡红或嫩红、舌苔薄,脉细软或虚。【附记】引自《名医治验良方》。蔡小荪方。屡用效佳。

7. 益 气 丸

【组成】熟地黄 20 克,山药 15 克,白术 15 克,巴戟天 15 克,菟丝子 15 克,川续断 15 克,桑寄生 15 克,黄芪 40 克,海螵蛸 25 克,炒地榆 50 克。【制法】水丸。上药共研细末,和匀,贮瓶备用。【用法】口服。每次 6～9 克,每日 3 次,温开水并加酒少许送服。【功能】补阳益气、脾肾兼治、调补脾肾之阳。【主治】崩漏(脾肾阳虚型)。症见月经初则淋漓不断,久之大下、经色稀淡、臭腥、腹中冷痛、喜温喜按,头眩健忘、腰酸腿软、尿频、白带下注,大便溏薄、面浮肢肿,面色晦黯、口不干不渴,舌质淡润,脉象沉弱。【加减】脾虚甚者,重用白术,酌加参、苓;肾虚甚者,加鹿角炭、艾叶炭各 15 克;血多者,倍炒地榆。无不收效。【附记】引自《名医治验良方》。韩百灵方。屡用效佳。

8. 化 瘀 散

【组成】蒲黄炭 9 克,赤芍 9 克,泽兰 9 克,川芎 9 克,桃仁 9 克,红花 9 克,莪术 9 克,卷柏 9 克,川续断 9 克,炙甘草 6 克。【制法】散剂。上药共研极细末,和匀,贮瓶备用。【用法】口服。每次 9 克,每日 3 次,温酒、童便各半冲服。【功能】活血、化瘀、止血。【主治】崩漏(血瘀型)。症见阴道出血或多或少,或有血块、腹痛拒按、下血后腹痛减轻,脉沉弦,舌质黯或有瘀点、苔薄。【加减】腹痛甚者,加五灵脂 9 克,或三七末 3 克;腹胀且兼有气滞,可加香附 12 克,枳壳 9 克;兼有热象者,可选加黄芩 9 克,炒栀子 9 克,牡丹皮 9 克;兼有寒象者,可加姜炭 6 克,艾叶炭 9 克;补血止血加阿胶

12 克,棕榈炭 9 克;气虚者,加黄芪 18 克,党参 12 克。【附记】引自《名医治验良方》。刘云鹏方。屡用效佳。本方是一副活血祛瘀、通因通用的方剂,用以治疗瘀血阻滞脉络、血不循经的崩漏症,用益气摄血法无效者,采用本方往往有效,是一副治疗血瘀崩漏的验方。

9. 固经口服液（二）

【组成】桑寄生 30 克,川续断 12 克,海螵蛸 12 克,生龙牡各 20 克,绵黄芪 20 克,焦白术 20 克,干生地黄 20 克,炒白芍 10 克,醋柴胡 6 克,炒茜草 6 克。【制法】浓缩液。上药加水煎煮 3 次,分次过滤,合并滤液,加热浓缩成口服液。每毫升含生药 2 次。贮瓶备用。【用法】口服。每次 20 毫升,每日 2 次。【功能】平补肝肾、兼事扶脾。【主治】肝气郁滞所致之崩漏、并无偏阴虚或偏阳虚之表现。【加减】有时可酌配地榆炭、仙鹤草、炒槐花、侧柏炭等效果相当满意。【附记】引自《名医治验良方》。马龙伯方。屡用效佳。

10. 鸡血藤散

【组成】鸡血藤 30 克,白茅根 30 克,益母草 30 克,鹿角霜 15 克,川楝子炭 15 克,红花炭 15 克,仙鹤草 15 克,大蓟 15 克,茜草炭 15 克,生黄芪 20 克,党参 20 克,川续断 10 克,杜仲 10 克,白术 10 克,生甘草 10 克。【制法】散剂。上药共研极细末,和匀,贮瓶备用。【用法】口服。每次 9 克,每日 3 次,开水冲服。直至痊愈为止。【功能】益气活血、凉血止血。【主治】功能失调性子宫出血（崩漏）。【加减】若伴发热明显者,加败酱草 20 克,金银花 20 克,蒲公英 20 克;出血量多者,加地锦草 25 克,墨旱莲 25 克;漏下有血块者,加三七 10 克,蒲黄炭 10 克;腹痛明显者,加白芍 30 克,延胡索 10 克,川芎 10 克。【附记】引自《集验中成药》。屡用效佳。治愈率达 100%。

11. 血见愁丸

【组成】墨旱莲 35 克,地锦草 35 克,女贞子 20 克,生黄芪 20 克,全当归 15 克,仙鹤草 15 克,白芍 15 克,熟地黄 15 克,白术 15 克,菟丝子 15 克,益母草 15 克,生甘草 10 克。【制法】水丸。上药共研细末,和匀,水泛为丸,如梧桐子大,晒干,贮瓶备用。【用法】口服。每次 9 克,每日 3 次,空腹温开水送服。可加童便少许。【功能】益气养阴、凉血止血。【主治】功能失调性子宫出血(崩漏)。【附记】引自《集验中成药》。屡用效佳。治愈显效率可达 95% 以上。

12. 三炭参芪膏

【组成】党参 200 克,黄芪 200 克,生地榆炭 250 克,贯众炭 250 克,仙鹤草 250 克,茜草炭 150 克,阿胶 150 克,炒杜仲 150 克,川续断 150 克。【制法】膏滋。上药除阿胶外,余药加水煎煮 3 次,滤汁去渣,合并 3 次滤液,加热浓缩成清膏,再将阿胶加适量黄酒浸泡后隔水炖烊,加冰糖 300 克,和匀收膏即成。贮瓶备用。【用法】口服。每次 15~30 克,每日 2 次,开水调服。【功能】补气益肾、凉血止血。【主治】崩漏(子宫出血)。【加减】若食欲减退者,加焦山楂、鸡内金、山药各 150 克;若血亏者,加制何首乌、全当归、鸡血藤各 200 克;若疼痛明显者,加延胡索、赤芍各 100 克;若热重明显者,加黄芩、川黄连、栀子、川黄柏各 100 克。【附记】引自《集验中成药》。屡用效佳,治愈显效率达 100%。

13. 当归参芪膏(一)

【组成】党参 200 克,黄芪 150 克,当归 150 克,白芍 300 克,白术 200 克,茯苓 200 克,怀山药 300 克,黄精 150 克,升麻 50 克,酸枣仁 100 克,木香 15 克,仙鹤草 300 克,山稔根 200 克,阿胶 250 克。【制法】膏滋。上药除阿胶外,余药加水煎煮 3 次,滤汁去渣,合并 3 次滤液,加热浓缩为清膏,再将阿胶加适量黄酒浸泡后隔水炖烊,冲入清膏和匀,然后加冰糖 300 克,收膏即成。贮瓶备用。【用法】口服。每于经前 2~3 天开始服用,每次 15~30 克,每日 2 次,开水调服。可连服 2~3 个经期。【功能】益气健脾、凉血止血。【主治】月经过多(虚证)。症见月经量多而色淡质稀,而月经周期基本正常。常伴有神疲乏力、面色苍白。可用于功能失调性子宫出血、子宫肌瘤、盆腔炎、血小板减少症等都可能引起月经过多。【加减】如经量很多者,加艾叶炭 100 克,茜草炭 200 克,煅龙骨 200 克,煅牡蛎 200 克;如月经中夹有血块、月经颜色偏暗者,加丹参 200 克,川芎 60 克;如失眠健忘者,加龟甲胶(烊化)100 克,酸枣仁(炒)150 克。【附记】引自汪文娟、庄燕鸿、陈保华《中医膏方指南》。屡用效佳。

14. 两地大黄膏

【组成】生地黄 300 克,生地榆 200 克,牡丹皮 15 克,黄芩 100 克,黄柏 150 克,山栀子 100 克,制大黄 100 克,苎麻根 300 克,海螵蛸 300 克,槐花 150 克,墨旱莲 300 克,白芍 300 克,丹参 150 克。【制法】膏滋。上药加水煎煮 3 次,滤汁去渣,合并滤液,加热浓缩成清膏,再加冰糖 300 克,收膏即成。贮瓶备用。【用法】口服。每次 15~30 克,每日 2 次,开水调服。并每于经前 2~3 天开始服用。可连服 2~3 个月经周期。【功能】清热养阴、凉血止血。【主治】月经过多(实证)。表现为月经量多而色深红或柴红,质黏稠有血块,而月经周期基本正常。且常伴有腰腹胀痛、面红口干、小便黄、大便干。可用于功能失调性子宫出血、子宫肌瘤、盆腔炎、血小板减少症等都可能引起月经过多。【加减】如月经中血块很多,月经颜色偏鲜红者,加益母草 300 克,泽兰 150 克;如内热口干明显、喜喝冷饮者,加知母 60 克,麦冬 200 克,地骨皮 300 克;如子宫肌瘤严重者,加三棱 150 克,莪术 150 克。【附记】引自汪文娟、庄燕鸿、陈保华《中医膏方指南》。屡用效佳。对于血小板减少或严重的子宫肌瘤引起的经量增多,久治不愈者,应积极配合原发病的治疗才能奏效。

15. 止崩膏(一)

【组成】山野人参(另炖汁,冲入收膏)15克,潞党参124克,炙黄芪120克,白术120克,大熟地黄(砂仁24克,拌炒)120克,大枣120克,龙眼肉120克,核桃肉120克,当归身90克,炒白芍90克,怀山药90克,山茱萸90克,枸杞子90克,云茯神90克,炒酸枣仁90克,陈棕榈炭90克,鹿角片90克,川续断肉90克,怀牛膝90克,紫河车90克,平云曲90克,菟丝子90克,广木香45克,炙甘草45克,醋炒荆芥45克,升麻炭45克,煅龙牡各150克,龟甲150克。再加驴皮胶250克,霞天胶120克(上胶均以陈酒烊化),白纹冰糖500克。【制法】膏滋,上味精选道地药材,水浸一宿,浓煎3次,滤汁去渣,再加驴皮胶、霞天胶,煎熬和匀,再加入冰糖,文火收膏,以滴水成珠为度。贮瓶备用。【用法】口服。每日早、晚空腹各服1大食匙,开水冲服。伤食停食缓服数日。【功能】峻补气血、固摄冲任。【主治】经事每次愆期、潮时血量暴下似崩,色深红、质稀,淋漓不止已过数周之久,面㿠白、精神疲倦、腰酸足软、头晕目眩、心悸少寐,纳呆便溏、下肢肿胀。舌淡苔薄、脉细弱。【附记】引自程爵棠《百病中医膏散疗法》。董漱六方。屡用皆效,久服效佳。凡气血太亏、冲任内损乃肝脾失职之象,投之中的,必获良效。同时须节劳寡欲,自加珍摄。

16. 当归乳没散

【组成】当归10克,乳香10克,没药10克,川续断15克,阿胶12克,蒲黄10克,甘草10克,棉花子炭31克。【制法】散剂。上药共研极细末,和匀,贮瓶备用。【用法】口服。每次5~10克,每日3次,白开水送服。【功能】活血止血。【主治】崩漏。症见子宫出血淋漓不断、夹有瘀块、小腹疼痛、经久不愈,脉沉涩或弦紧。

【附记】引自《中国当代中医名人志》。王佑民方。屡用效佳,尤对经漏有奇效。

17. 崩 漏 散

【组成】海螵蛸 30 克,三七粉 10 克,龟甲 20 克,女贞子 10 克,杜仲炭 20 克,大黄炭 10 克。【制法】散剂。上药共研极细末,和匀,贮瓶备用。【用法】口服。每次 15 克,每日 2 次,温开水送服。【功能】养血活血、固涩止血。【主治】各型崩漏。【附记】引自《中国当代中医名人志》。姜成才方。屡用特效。

18. 止崩膏(二)

【组成】人参须(另煎汁,冲入收膏)30 克,绵黄芪皮 90 克,野白术 45 克,云茯苓 40 克,炒熟地黄(砂仁 18 克拌炒)120 克,山茱萸 45 克,制何首乌 90 克,玳瑁片 45 克,当归身 90 克,生白芍 45 克,蒺藜 90 克,炒池菊 45 克,法半夏 45 克,冬桑叶(水炙)45 克,黑芝麻(捣,炮)90 克,甜杏仁(去皮尖)90 克,真川贝母 60 克,新会皮 45 克,侧柏炭 45 克,柏子仁 90 克,炙款冬花 45 克,海螵蛸 90 克,煅牡蛎 150 克,龙眼肉 180 克,核桃肉 180 克。再加驴皮胶(烊化)120 克,龟甲胶(烊化)120 克,冰糖 150 克。【制法】膏滋。上药加水煎煮 3 次,滤汁去渣,合并滤液,加热浓缩为清膏,再将驴皮胶、龟甲胶、冰糖,冲入清膏,和匀,文火收膏。贮瓶备用。【用法】口服。每取此膏适量(一般约 10 克),每日 2～3 次,温开水调服。【功能】益肾健脾、平肝和胃、宣化痰湿、止咳止血。【主治】经年崩漏,兼咳嗽时作、便结、眩晕等。【附记】引自程爵棠《百病中医膏散疗法》。秦伯未方。屡用屡验,疗效满意。本证属肝肾阴亏、风阳上扰、脾胃虚寒、痰湿内阻,是为虚中挟实之象。用药贵在平补,不宜纯用滋补,使脾胃得健、痰湿运化、气机通畅,诸恙自可减除矣。本方标本同治,颇切病机。验之临床,每收良效。

19. 血 崩 散

【组成】大生地黄(炒)30 克,煅龙骨 12 克,生牡蛎 12 克,石榴皮 9 克,乌梅肉(炒)9 克,阿胶(蒲黄炒)18 克,陈棕榈灰 9 克,百草霜 9 克,陈京墨(炒)6 克,怀山药 15 克。【制法】散剂。上药烘干,共研极细末,和匀,贮瓶备用。【用法】口服。每次 10～15 克,每日 3 次,用温开水送服。虚甚者,用人参(或党参倍量)煎汤送服。【功能】凉血活血、固涩止血。【主治】血崩。【附记】引自清代叶桂《种福堂公选良方》。屡用特效。又用陈棕榈灰、百草霜、血余炭各 30 克共为细末,每次 3 克,陈酒送服。或用陈棕榈棉花子(均煅烧存性)各等份为细末,每次 3 克,陈酒送服,用治血崩,效果均佳。

20. 五 香 散

【组成】五倍子(半生半熟)30 克,香附(半生半熟)30 克,生地黄炭 15 克,川大黄炭 15 克,荆芥炭 15 克,赭石 15 克。【制法】散剂。上药共研极细末,和匀,贮瓶备用。【用法】口服。每次 3～5 克,每日 2～3 次,于饭前空腹用黄酒或温开水送服。【功能】活血止血、解郁降逆。【主治】妇女崩漏。【附记】引自程爵棠《百病中医膏散疗法》。程爵棠师传秘方。临床使用多年,治验甚多,有效率达 100%,其中治愈率在 85% 以上。如配用对证汤剂煎汤送服此散,效果尤佳。

21. 镇 宫 丸

【组成】赭石(煅醋淬 7 次)60 克,紫石英(煅醋淬 7 次)60 克,禹余粮(煅醋淬 7 次)30 克,香附子(醋炙)60 克,阳起石(煅)30 克,川芎 30 克,鹿茸(燎去毛,醋蒸,焙)30 克,茯神(去木)30 克,阿胶(蛤粉炒珠)30 克,蒲黄(炒)30 克,当归(酒浸)30 克,血竭(另研)15 克。【制法】糊丸。上药共研为细末,与血竭面和匀,用艾煎醋汁,打糯米粉糊为丸,如梧桐子大,贮瓶备用。【用法】口服。每次 70 丸,空心米饮送服。每日 1 次。【功能】温阳镇宫、活血止血。【主治】妇人崩漏不止,或下五色,或赤白不定,或如豆汁,或状若猪肝,或下瘀血,脐腹胀痛,头晕眼花,久久不止,令人黄瘦,口干胸烦不食。【附记】引自宋代严用和《济生方》。屡用效佳。

22. 地 榆 散

【组成】生地榆 30 克,蒲黄 30 克,白芍 30 克,白茯苓 30 克,侧柏叶(微炒)30 克,蟹爪(微炒)30 克,熟地黄 30 克,鹿角霜(捣碎,炒令黄燥)30 克,漏芦 30 克,川芎 22.5 克,当归 22.5 克,灶心土 45 克,干姜(炮)15 克,桂心 15 克,甘草(炙)15 克。【制法】散剂。上药共研极细末,和匀,贮瓶备用。【用法】口服。每次 9 克,清水一中盏,加竹茹 0.3 克,煎至七分,去滓,食前温服。或直接用开水冲服。每日 1～2 次。【功能】益肾活血、凉血止血。【主治】崩中漏下不止。【附记】引自明代王肯堂《证治准绳》。屡用神效。方中灶心土为止血之圣药。先贤治崩,用旋覆花、半夏,治膈间湿痰而崩止者,亦为此意也。

23. 归楂止血膏

【组成】当归 500 克,山楂 300 克,川芎 150 克,红花 150 克,益母草 150 克,泽兰 150 克,桃仁 150 克,炙甘草 150 克,炮姜 100 克。【制法】膏滋。上药加水煎煮 3 次,滤汁去渣,合并 3 次滤液,加热浓缩成清膏,再加冰糖 300 克至溶和匀,文火收膏。贮瓶备用。【用法】口服。每次 15 克,每日 3 次,米酒 15 毫升兑服。【功能】祛瘀生新、行气活血、消肿止血。【主治】崩漏。【附记】引自《集验中成药》。屡用效佳。

24. 金 华 散

【组成】延胡索 30 克,瞿麦穗 30 克,当归 30 克,干姜 30 克,牡丹皮 30 克,石膏 60 克,桂心 22.5 克,威灵仙 22.5 克,蒲黄 15 克。

【制法】散剂。上药共研极细末,和匀,贮瓶备用。【用法】口服。每次 9 克,每日 2 次,空腹时开水冲服(量服)。【功能】清热凉血、温经活血、止血理气。【主治】血室有热、崩漏不止、服温药不效者。【附记】引自郑显庭《丸散膏丹集成》。张壁方。屡用有效。

25. 鹿角霜丸

【组成】鹿角霜 30 克,柏子仁(去壳,炒)30 克,当归身 30 克,茯神 30 克,龙骨(煅)30 克,阿胶(蛤粉炒成珠)30 克,川芎 21 克,香附(醋制)60 克,甘草(炙)15 克,川续断 45 克。【制法】糊丸。上药共研细末,和匀,另取山药粉 150 克煮糊为丸,如梧桐子大。贮瓶备用。【用法】口服。每次 6~9 克(或 50 丸),每日 1~2 次空腹时温酒送服。【功能】温补脾肾、养血固经。【主治】血崩成漏。【附记】引自清代鲍相璈《验方新编》。屡用神效。

26. 刘寄奴散

【组成】刘寄奴 6 克,贯众炭 30 克,小蓟 30 克,大蓟 30 克,杭白芍 15 克,川续断 15 克,藕节 15 克。【制法】散剂。上药共研极细末,和匀,贮瓶备用。【用法】口服。每次 9 克,每日 2~3 次,温开水冲服。【功能】清热化瘀、固冲止血。【主治】素有月经先期,阴道出血时多时少,崩下发病急、色黯红有血块,伴少腹疼痛拒按,舌质红、苔薄白、或薄黄、脉弦数。【加减】腹痛甚,血块排出后痛减者,刘寄奴增为 9 克,加炒蒲黄 9 克,五灵脂 9 克;血黏稠伴心烦者,加牡丹皮 12 克,半枝莲 30 克;伴盆腔感染者,加蒲公英 30 克,半枝莲 30 克,益母草 30 克。【附记】引自《名医治验良方》。徐玉琳方。屡用效佳。

27. 十味止血散

【组成】陈棕榈炭、血余炭、侧柏炭、百草霜、艾叶炭、丝瓜络炭、鸡冠花炭、生地黄炭、地榆炭、蒲黄炭各等份。【制法】散剂。上药共为极细末,和匀,贮瓶备用。【用法】口服。每次 3～6 克,每日 2～3 次,加红糖 5 克,开水冲服,童便少许为引。【功能】凉血、活血、止血。【主治】崩漏、月经先期、经量过多,及吐血、咯血、衄血、尿血、便血等失血症。【附记】引自《临床验方集》。程爵棠家传秘方。多年应用,效果甚佳。

28. 地 蓟 丸

【组成】生地黄 18 克,小蓟 18 克,女贞子 12 克,墨旱莲 12 克,炒槐花 12 克,蒲黄炭 12 克,海螵蛸 12 克,茜草 12 克,刘寄奴 9 克,白芍 9 克。【制法】水丸。上药共研细末,和匀,贮瓶备用。【用法】口服。每次 9 克,每日 3 次,开水冲服。【功能】滋补肝肾、凉血止血。【主治】崩漏(阴虚血热型)。【附记】引自《集验中成药》。屡用效佳。

29. 当归参芪膏(二)

【组成】当归 300 克,黄芪 300 克,党参 120 克,阿胶 120 克,鹿角胶 120 克,冬瓜子 120 克,白术 120 克,赤芍 90 克,红花 60 克,益母草 150 克。【制法】膏滋。上药除阿胶、鹿角胶外,余药加水煎煮 3 次,滤汁去渣,合并 3 次滤液,加热浓缩成清膏,再将阿胶、鹿角胶加适量黄酒浸泡后隔水炖烊,冲入清膏和匀,然后加冰糖 300 克至溶和匀,文火收膏。贮瓶备用。【用法】口服。每次 15～30 克,每日 2 次,开水调服。【功能】益气健脾、活血调经。【主治】老年血崩。【附记】引自《集验中成药》。屡用效佳。

30. 化瘀止崩散

【组成】炒当归 10 克,川芎 10 克,生蒲黄 10 克,炒蒲黄 10 克,五灵脂 10 克,炒丹参 15 克,海螵蛸 15 克,花蕊石 15 克,制大黄炭 10 克,益母草 15 克,三七粉 1.5 克。【制法】散剂。上药共研极细末,和匀,贮瓶备用。【用法】口服。每次 9 克,每日 2 次,开水冲服。【功能】活血化瘀、凉血止血。【主治】崩漏（气滞血瘀型）。【加减】若偏热者,加茜草炭 15 克,藕节炭 15 克;偏寒者,加炮姜炭 9克,艾叶炭 10 克。【附记】引自《名医治验良方》。王子瑜方。屡用效佳。

31. 止崩口服液

【组成】黄芪 30 克,党参 30 克,益母草 30 克,马齿苋 30 克,仙鹤草 30 克,生地黄炭 30 克,墨旱莲 30 克,煅龙骨 30 克,煅牡蛎 30克,升麻 9 克,炒白术 9 克,生蒲黄 9 克,小蓟 9 克,川续断 15 克,黑荆芥穗 6 克,炙甘草 6 克。【制法】浓缩液。上药加水煎煮 3 次,滤汁去渣,合并滤液,加热浓缩成口服液,每毫升含生药 2 克。贮瓶备用。【用法】口服。每次 20 毫升,每日 3 次。【功能】补益气血、凉血止血。【主治】劳伤气血、月经过多,或崩漏不止,乃至妊娠胎气不安,因损伤所致胎漏者,经色淡、血质薄、口唇爪甲苍白,舌淡苔薄、脉缓细。【附记】引自《名医治验良方》。屡用效佳。

32. 参归散

【组成】野台参 30 克,当归身 30 克,炙黄芪 15 克,炮姜炭 5克,山茱萸 9 克,炒白芍 15 克,真阿胶 9 克,蕲艾叶 6 克,炒川芎 5克,煅龙牡各 15 克,炙甘草 5 克。【制法】散剂。上药共研极细末,和匀,贮瓶备用。【用法】口服。每次 9 克;每日 2～3 次,开水冲服。【功能】补益气血、活血固冲。【主治】崩漏（气血虚型）。【附记】引自《名医治验良方》。时逸人方。屡用效佳。

33. 三胶参芪丸

【组成】黄芪 30 克,赤参 10 克,白术 25 克,升麻 6 克,柴胡 10克,陈皮 15 克,荆芥穗炭 20 克,阿胶 15 克,鹿胶 15 克,龟甲胶 15克,乌梅炭 15 克,桑叶 15 克,甘草 6 克。【制法】水丸。上药除三胶外,余药共研细末,和匀,再将阿胶、鹿胶、龟甲胶加适量黄酒浸泡后隔水炖烊,稍加浓缩,泛药为丸,如梧桐子大,阴干,贮瓶备用。【用法】口服。每次9克,每日3次,温开水送服。【功能】益气升清、养血止崩。【主治】崩漏(气血虚型)。【附记】引自《名医治验良方》。杨宗孟方。屡用效佳。

34. 藕节宫血膏

【组成】生藕节150克,藕节炭150克,紫珠草150克,仙鹤草150克,焦栀子150克,丝瓜络150克,白茅根100克,百草霜100克,侧柏叶100克,炒蒲黄100克,荆芥穗炭50克。【制法】膏滋。上药加水煎煮3次,滤汁去渣,合并3次滤液,加热浓缩成清膏,再加冰糖300克至溶和匀,文火收膏即成。贮瓶备用。【用法】口服。每次15～30克,每日2次,开水调服。【功能】凉血活血、清热止血。【主治】功能失调性子宫出血(崩漏、血热型)。【附记】引自《临床验方集》。程爵棠方。多年应用,效果甚佳。

35. 熟地参术膏

【组成】党参240克,白术180克,茯苓180克,熟地黄300克,当归180克,杜仲180克,山茱萸180克,地榆炭180克,远志180克,炒白芍120克,延胡索120克,五味子60克,升麻炭60克,炙甘草60克,贯众炭60克。【制法】膏滋。上药加水煎煮3次,滤汁去渣,合并滤液,加热浓缩成清膏,再加红糖300克收膏即得。贮瓶备用。【用法】口服。每次15～30克,每日2次,开水调服。【功能】益肾健脾、调经止血。【主治】功能失调性子宫出血。【附记】引自《集验中成药》。屡用效佳。

36. 青 蒿 丸

【组成】青蒿9克,地骨皮9克,黄芩9克,牡丹皮9克,白芍9克,墨旱莲9克,椿根白皮9克,煅牡蛎24克,阿胶15克,侧柏炭9克。【制法】水丸。上药共研细末,和匀,水泛为丸,如梧桐子大,贮瓶备用。【用法】口服。每次9克,每日2次,温开水送服。【功能】滋阴清热、养血固崩。【主治】崩漏(虚热型)。症见经血非时突然而下,量多势急或量少淋漓、血色鲜红而质稠,心烦潮热,或小便黄少,或大便干结,苔薄黄、脉细数。【附记】引自《名医治验良方》。刘奉五方。屡用效佳。

37. 复方十灰丸

【组成】党参9克,白术6克,新会皮6克,白芍6克,地榆炭12克,熟地黄9克,巴戟天肉9克,仙鹤草12克,仙桃草12克,蒲黄炭12克,十灰丸9克。【制法】水丸。上药共研细末,和匀,水泛为丸,如梧桐子大,贮瓶备用。【用法】口服。每次9克,每日2次,温开水送服。【功能】补益气血、固涩止血。【主治】崩漏(血瘀型)。症见经血非时而下、时下时止,或淋漓不净,或停闭日久又突然崩中下血,继而淋漓不断、色紫黑有块,小腹疼痛或胀痛,舌质紫黯、苔薄白,脉涩。【附记】引自《名医治验良方》。朱小南方。屡用效佳。

38. 固冲口服液

【组成】生黄芪20克,白党参15克,土白术20克,生白芍12克,大生地黄18克,海螵蛸13克,川续断13克,茜草9克,生龙骨20克,生牡蛎20克,桑寄生15克,焦杜仲12克。【制法】浓缩液。上药加水煎煮3次,滤汁去渣,合并3次滤液,加热浓缩成口服液。每毫升含生药2克。贮瓶备用。【用法】口服。每次20毫升,每日2次。【功能】补益脾肾、固冲止崩。【主治】崩漏(脾肾阳虚型)。症见经来无期、出血量多或淋漓不净、色淡质清、畏寒肢冷、面色晦黯、腰腿酸软、小便清长、自汗头晕、纳呆便溏、周身虚肿,舌质淡、苔薄白、脉沉细。【加减】如崩漏尚淋漓未断,加陈醋30毫升同煎。【附记】引自《名医治验良方》。黄惠卿方。屡用效佳。

39. 苓藤止血散

【组成】青蒿 5 克,炒荆芥 5 克,柴胡 5 克,牡丹皮 5 克,炒当归 6 克,制香附 6 克,茜草根 6 克,海螵蛸 10 克,首乌藤 15 克,忍冬藤 15 克,淡子芩 9 克,白芍 9 克。【制法】散剂。上药共研极细末,和匀,贮瓶备用。【用法】口服。每次 9 克,每日 2～3 次,开水冲服。【功能】清热凉血、止血调经。【主治】崩漏(实热型)。症见经血非时突然大下,或淋漓日久不净、色深红质稠、口渴烦热,或有发热、小便黄或大便干结,苔黄或黄腻、脉洪数。【附记】引自《名医治验良方》。陈天祥方。屡用效佳。

40. 参乌口服液

【组成】党参 20 克,制何首乌 12 克,山药 15 克,白及 10 克,川续断 10 克,女贞子 10 克,墨旱莲 12. 克,仙鹤草 12 克,蒲黄炭 10 克,生甘草 6 克。【制法】浓缩液。上药加水煎煮 3 次,滤汁去渣,合并滤液,加热浓缩成口服液。每毫升含生药 2 克。贮瓶备用。【用法】口服。每次 20 毫升,每日 2 次。【功能】益气养阴。【主治】崩漏日久、阴虚而导致气虚。症见头晕心悸、气短乏力、口干疼可,或手足心热、面色白,或有颧红、脉细弱、舌质淡红,或有裂纹。【加减】如出血过多者,加阿胶 12 克,田七末 3 克;如气虚较重者,加黄芪 20 克;如肝火过重者,加白头翁 10 克,秦皮 6 克。如大出血者,则急用独参汤以益气固脱。【附记】引自《名医治验良方》。季衡友方。屡用效佳。

41. 温补止血散

【组成】炙黄芪 15 克,炒白术 9 克,山茱萸 9 克,淮山药 9 克,陈阿胶 9 克,炒杜仲 9 克,川续断 12 克,鹿角霜 12 克,苎麻根 12 克,棕榈炭 12 克,海螵蛸 12 克,血余炭 9 克,生侧柏 9 克。【制法】散剂。上药共研极细末,和匀,贮瓶备用。【用法】口服。每次 9

克,每日 2～3 次,开水冲服。【功能】温补脾肾、止血调经。【主治】崩漏(脾肾阳虚型)。症见经来无期、出血量多或淋漓不尽、色淡质清、畏寒肢冷、面色晦黯、腰腿酸软、小便清长、自汗头晕、纳呆便溏、周身虚肿,舌质淡、苔薄白,脉沉细。【附记】引自《名医治验良方》。哈荔田方。屡用效佳。

42. 春血安胶囊

【组成】干地黄、山药、附子(制),黄芩、茯苓、五味子、海螵蛸、牡丹皮、三七、肉桂各适量。【制法】胶囊。上药共研极细末,和匀,装入胶囊,每粒 0.45 克。分装备用。【用法】口服。每次 6 粒,每日 3 次,温开水送服。出血量多时可加倍服用。连服 1 个月为 1 个疗程。【功能】温肾固涩、清热凉血、止血调经。【主治】功能失调性子宫出血。【附记】引自《集验中成药》。治疗 335 例,结果痊愈 30 例,显效 149 例,有效 139 例,无效 17 例。总有效率为 94.98%。

43. 妇科止血灵

【组成】熟地黄、五味子、杜仲炭、川续断、白芍、山药、牡蛎、炒地榆、蒲黄炭、桑寄生各适量。【制法】片剂。上药水煎浓缩,依法制成颗粒,干燥,压片,每片重 0.35 克,包糖衣即得。贮瓶备用。【用法】口服。每次 5 片,每日 3 次,温开水送服。【功能】益肾活血、凉血止血。【主治】子宫不规则出血,或月经频繁、经量增多、月经间期出血及更年期子宫出血。【附记】引自《集验中成药》。李桂民方。治疗 300 例,中医辨证分为:肾阴虚 71 例,肾阳虚 108 例,肾阴阳两虚 47 例,脾虚 29 例,血热 31 例,血瘀 14 例等六型。结果痊愈 140 例,显效 86 例,有效 53 例,无效 21 例。总有效率为 93%。

44. 固 崩 散

【组成】生黄芪 15 克,当归 9 克,山药 9 克,明党参 9 克,贡胶 9 克,鹿胶 9 克,何首乌 12 克,枸杞子 6 克,桑椹 15 克,贯众炭 15 克,荆芥炭 9 克,莲房炭 9 克,川羌活 3 克,大独活 3 克,防风炭 9 克,海螵蛸 4.5 克,竹茹 9 克,桑螵蛸 9 克,生龙骨 9 克,煅牡蛎 9 克。【制法】散剂。上药共研极细末,和匀,贮瓶备用。【用法】口服。每次 9~15 克,每日 3~4 次,煎沸顿服。【功能】益气养血、祛风固崩。【主治】子宫大出血。【附记】引自《集验百病良方》。清月庵秘传方。屡用有效。若出血过多者,应急进独参汤以益气固脱。

45. 芪地口服液

【组成】黄芪 30 克,党参 12 克,土炒白术 10 克,淮山药 30 克,阿胶(烊)10 克,炒杜仲 15 克,生地黄 15 克,熟地黄 15 克,炒白芍 12 克,海螵蛸 12 克,陈皮 6 克,煅龙骨 15 克,煅牡蛎 15 克,柴胡 6 克,菟丝子 25 克。【制法】浓缩液。上药加水煎煮 3 次,滤汁去渣,合并 3 次滤液,加热浓缩成口服液。每毫升含生药 2 克。贮瓶备用。【用法】口服。每次 20 毫升,每日 2 次。【功能】补肾健脾、固涩止血。【主治】功能失调性子宫出血。【加减】若出血量多者,加赤石脂 10 克,棕榈炭 15 克;出血停止后,去龙骨、牡蛎、海螵蛸。加枸杞子、山茱萸、续断、淫羊藿各 15 克。【附记】引自《集验百病良方》。刘秀芬方。治疗 100 例,痊愈 79 例,显效 12 例,有效 7 例,无效 2 例。总有效率为 98%。

(三)痛 经

1. 镇痛笑颜丹

【组成】五灵脂炭 20 克(一作 200 克),延胡索 20 克,蒲黄炭

20克,乳香15克,没药20克,香附20克,当归20克,木通10克,大枣15克,生甘草6克。【制法】糊丸。上药共研细末,和匀,酒糊为丸,如梧桐子大,阴干,贮瓶备用。【用法】口服。每次10克(或30~50粒),每日2次,白开水送服。经期腹痛绵绵者,可用黄酒,或白开水送服,每日3次。【功能】温中理气、祛瘀散结、养血活血、调经止痛。【主治】痛经(寒凝血瘀型)。症见行经前后少腹疼痛如绞、周身不适、寒热往来、四肢厥逆、呕吐不休、甚则昏厥。【附记】引自杨思澍《中国现代名医验方荟海》。金梦贤方。该方为30余年临床验方,疗效显著。

2. 田七痛经散

【组成】三七3克,五灵脂(醋炒)3克,蒲黄2.75克,延胡索3克,川芎3克,木香2克,小茴香3克,冰片0.25克。【制法】散剂。上药共研极细末,和匀,贮瓶备用。【用法】口服。于经期或经前5天开始服用,每次1~2克,每日3次;经后也可继续服用,每次1克,每日2~3次。【功能】通调气血、止痛调经。【主治】因寒凝血瘀所致的经期腹痛、月经失调。【附记】引自《中药成方制剂》。罗元恺方。屡用效佳。

3. 经期腹痛丸(一)

【组成】熟地黄240克,益母草240克,桑寄生180克,党参(去芦)180克,白芍180克,川芎180克,当归120克,砂仁120克,香附(炙)120克,吴茱萸50克,肉桂50克。【制法】蜜丸。上药共研细末,过筛和匀,炼蜜为丸,每丸重12克。分装备用。【用法】口服。每次1丸,每日1~2次,温开水送服。【功能】温经止痛。【主治】月经不调、经期腹痛、寒热凝结、下腹绞痛。【附记】引自《北京市中药成方选集》。屡用效佳。

4. 痛经丸（一）

【组成】当归75克,山楂(炭)75克,丹参75克,香附(醋制)75克,白芍50克,延胡索50克,五灵脂(醋炒)50克,川芎37.5克,熟地黄100克,木香12.5克,青皮12.5克,炮姜12.5克,肉桂12.5克,茺蔚子25克,红花25克,益母草300克。【制法】浓缩水丸。先将益母草、茺蔚子、丹参及一半熟地黄加水,煎煮2次,取汁合并滤过,浓缩至适量;其余12味药及熟地黄一半粉碎成细末,过筛混匀,用浓缩液与适量水泛药为丸,如梧桐子大,剩余的浓缩液包衣,干燥,打光。贮瓶备用。【用法】口服。每次6～9克,每日1～2次,临经时服之。【功能】活血散寒、调经止痛。【主治】寒凝血滞、经来腹痛。【附记】引自《中华人民共和国药典》1985年版。屡用效佳。孕妇禁用。

5. 参桂调经丸

【组成】党参(炙)40克,牡丹皮10克,白芍(炒)10克,川芎(制)10克,吴茱萸10克,当归10克,甘草(炙)10克,肉桂10克,半夏20克,麦冬20克,阿胶20克。【制法】蜜丸。上药共研细末,过筛和匀,炼蜜为丸,每丸重9克,如梧桐子大,阴干,贮瓶备用。【用法】口服。每次9克(或1丸),每日2次,温开水送服。【功能】温经活血、调经止痛。【主治】月经不调、经前后虚冷腹痛、月经过多。【附记】引自《中药成方制剂》。屡用效佳。

6. 痛经散（一）

【组成】炒当归9克,炒川芎6克,紫丹参9克,制香附9克,炒延胡索9克,炒金铃子9克,红花6克,炙甘草4.5克。【制法】散剂。上药共研极细末,和匀,贮瓶备用。【用法】口服。每次9克,每日2次,温开水冲服。【功能】行血调经、理气止痛。【主治】功能性痛经。【附记】引自《名医治验良方》。陈尚志方。屡用效佳。有效 9 例,无效 5 例。

7. 痛经口服液

【组成】当归 10 克,炒川楝子 10 克,醋炒延胡索 10 克,炒小茴香 10 克,川芎 6 克,乌药 6 克,益母草 30 克,炒白芍 30 克,甘草 6 克。【制法】浓缩液。上药加水煎煮 3 次,滤汁去渣,合并滤液,加热浓缩成口服液。每毫升含生药 2 克。贮瓶备用。【用法】口服。每次 20 毫升,每日 2 次。【功能】行气活血、温经止痛。【主治】功能性痛经偏于气滞寒凝者。【加减】行经前痛者,加青皮 6 克;行经期痛者,加炮姜 6 克;行经后痛者,加党参 15 克,熟地黄 15 克。【附记】引自《名医治验良方》。杨承先方。治疗 92 例,并随访半年以上,服药 1～3 个月经周期后,经行痛止者 76 例,经行痛减者 16 例。

8. 妇宝胜金丹

【组成】人参 30 克,白术 30 克,茯苓 30 克,炙甘草 30 克,当归 30 克,白芍 30 克,熟地黄 30 克,川芎 30 克,白薇 30 克,肉桂 30 克,藁本 30 克,白芷 30 克,牡丹皮 30 克,没药 30 克,延胡索 30 克,赤石脂 30 克,香附(一次稻叶,二次童便,三次米醋制)450 克。【制法】蜜丸。上药共研细末,过筛和匀,炼蜜为丸,如梧桐子大,贮瓶备用。【用法】口服。每次 3 克,每日 1～2 次,温酒化服。【功能】补气养血、调经止痛。【主治】妇女月经不调、色淡色瘀、行经腹痛、赤白带下、子宫虚冷、久不受孕。【附记】引自清代《饲鹤亭集方》。屡用神效。

9. 逐 瘀 散

【组成】当归 12 克,川芎 9 克,赤芍 9 克,熟地黄 15 克,桃仁 15 克,三棱 9 克,莪术 9 克,吴茱萸 6 克,延胡索 15 克,路路通 9 克,炮山甲(代)9 克,红花 9 克。【制法】散剂。上药共研极细末,和匀,贮瓶备用。【用法】口服。于月经来潮时服用,每次 3～6 克,每日 2 次,每个月服 2 天,连服 2～3 个月经周期。【功能】活血化瘀、通经止痛。【主治】痛经(血瘀寒凝型)。【附记】引自《名医治验良方》。王云铭方。临床屡用,屡见奇功,奏效颇捷。一般于经期潮时服 2～3 个月经周期,病必自愈。本方药力峻猛,不可多服,应中病即止。

10. 养血调经膏

【组成】当归 288 克,白芍 288 克,川芎 230 克,丹参 230 克,益母草 43 克,泽兰 43 克,牛膝 86 克,川续断 115 克,艾叶 360 克,生姜 1300 克,大腹皮 288 克,香附(醋炙)230 克,木香 230 克,陈皮 288 克,白术 86 克,茯苓 72 克,柴胡 115 克,鹿茸粉 27 克,人参粉 45 克。【制法】膏药。先将前 17 味药用香油熬枯,滤汁去渣,再炼,用黄丹收膏。离火待温,兑入鹿茸粉、人参粉和匀,摊膏备用。【用法】外用。用时取膏药温热化开,贴于脐腹和腰部。【功能】养血调经、暖宫止痛。【主治】经血不足、子宫虚寒引起的经期不准、行经腹痛、宫寒带下、腰酸腿软。【附记】引自《中药成方制剂》。屡用效佳。孕妇忌用。

11. 脐 痛 舒

【组成】山楂 100 克,葛根浸膏 10 克,甘草浸膏 5 克,白芍 150 克,乳香浸液 70 毫升,没药浸液 70 毫升,鸡矢藤挥发油 4 毫升,冰片少许。【制法】散剂。先将前 4 味共干为粉,再加乳香、没药浸液(用乙醇浸泡而成),和匀,烘干,再加入鸡矢藤挥发油及冰片同研和匀即成。贮瓶备用。【用法】外用。用时取此散 0.2 克,用醋或黄酒调成糊状,敷于脐处;月经来潮前 2 天应用。或初感痛时应用。【功能】行气活血止痛。【主治】痛经(气滞血瘀、寒湿凝滞型)。【附记】引自李文亮、齐强《千家妙方》。李忠方。屡用效佳。此药应用简便是其一大优点。一般小卫生所或是医院门诊,均可配制备用。遇有患者,给以药物回去自用即可。既省钱省事,见效又快。

12. 桂香琥珀散

【组成】肉桂1.8克,沉香1.7克,琥珀3克。【制法】散剂。上药共研为极细末,和匀,贮瓶备用。【用法】口服。每次1~1.5克,每日2~3次,温开水冲服。痛剧可临时加量服用,止痛效果很好。如用于产后癥闭,分量加倍。【功能】温经、调血、通脉、化瘀。【主治】妇人痛经、产后癥闭等症。产后因寒、因热而致的小腹疼痛亦可用之。【加减】如无琥珀,可用延胡索代之,疗效亦佳。【附记】引自钱伯煊《女科方萃》。用于痛经患者,每每收效甚捷,尤多用于经前或经期小腹疼痛。痛时恶心、呕吐者。

13. 痛 经 膏

【组成】别直参(另炖汁,冲入此膏)30克,西砂仁(杵)30克,潞党参90克,甜白术90克,全当归(小茴香18克,拌炒)90克,杭白芍(桂枝15克,拌炒)90克,紫丹参90克,甘枸杞子90克,怀牛膝90克,厚杜仲90克,川续断90克,川楝子90克,焦建曲90克,云茯苓90克,福泽泻90克,女贞子90克,炙黄芪(防风15克,拌炒)120克,桑寄生120克,大枣120克,龙眼肉120克,生地黄120克,熟地黄120克,杭川芎145克,制香附45克,延胡索45克,软柴胡45克,青皮45克,陈皮45克,广木香45克,炙甘草45克。再加驴皮胶250克,龟甲胶120克,紫河车60克,冰糖500克。【制法】膏滋。上味精选道地药材,水浸泡一宿,浓煎3次,滤汁去渣,合并滤液,再加驴皮胶、龟甲胶(先以陈酒烊化)文火煎熬,然后加入紫河车粉、白纹冰糖,搅匀,文火收膏,以滴水成珠为度。贮瓶备用。【用法】口服。每日早、晚各1大食匙,开水调服。伤食停食缓服数日,待病痊愈后再服此膏。【功能】滋补气血、调养冲任。【主治】冲任失调、经行腹痛。每次淋漓过半月方净,体倦神疲、腰酸、足胫痛、白带绵绵,舌淡脉、细弱。【附记】引自程爵棠《百病中医膏散疗法》,董漱六方。屡用效佳。本证属虚多实少,治宜通补兼施,使先天充实、气血调和、经带诸症自可迎刃而解。服药期间,忌烟、酒、红茶、咖啡、萝卜、鱼腥海味及一切辛辣、生冷食物。

14. 痛经散(二)

【组成】炮附块 4.5 克,全当归 9 克,川续断肉 9 克,金毛狗脊 9 克,菟丝子 9 克,生艾叶 9 克,延胡索 9 克,生麻黄 4.5 克,全蝎 3 克。【制法】散剂。上药共研极细末,过筛和匀,贮瓶备用。【用法】口服。每次 3 克,每日 3 次,用陈酒或温开水冲服。【功能】温经、通络、止痛。【主治】痛经。月经将行腹必痛、痛甚剧、量多更痛。【附记】引自朱良春《章次公医案》。屡用特效。

15. 疏肝理气散

【组成】香附 12 克,乌药 12 克,白芍 15 克,青皮 10 克,合欢花 10 克,柴胡 12 克,麦芽 18 克,香橼皮 12 克,佛手 10 克,炙甘草 6 克。【制法】散剂。上药共研为粗末,和匀,贮瓶备用。【用法】口服。每日取药末 60～100 克,水煎 2 次,去渣取汁,分 2 次温服。【功能】疏肝解郁、理气止痛。【主治】胸闷不舒、太息频作、纳谷欠馨、脘腹胀满、经行腹痛、精神抑郁、急躁易怒、经前紧张等。【附记】引自《中国当代中医名人志》。王忠发方。屡用皆效。

16. 调经定期散

【组成】当归 9 克,白芍 9 克,川芎 4.5 克,生地黄 15 克,川楝子 9 克,延胡索 9 克,广木香 9 克,乌药 9 克,乳香(去油)4.5 克,没药(去油)4.5 克。【制法】散剂。上药共研为末,和匀,贮瓶备用。【用法】口服。1 剂量,取上药末,水煎服,每日 2～3 次。【功能】活血疏肝、理气祛瘀。【主治】经行气滞腹痛。【附记】引自裘笑梅《裘笑梅妇科临床经验选》。裘氏师传秘方。临床屡用,卓有疗效。曾对 30 例痛经患者做了小结,疗效比较满意。本方为裴氏师传治疗气滞血瘀、痛经之秘方。本方通补兼用、气血两调,是治疗气滞血瘀痛经的良方,验之临床,确有卓效。对其用法,宜在经行前 3～5 天开始,服至经来第二天或经净后为止。

17. 痛经散(三)

【组成】肉桂、三棱、莪术、红花、当归、丹参、五灵脂、木香、延胡索各适量或等份。【制法】散剂。上药共研极细末,和匀,贮瓶备用。或制成冲剂,每袋 10 克。【用法】口服。于经前 2 天开始服用。每次 9 克或 1 袋,每日 2 次,温开水冲服。持续服至经来 3 天后停服。连服 3 个月经周期。【功能】活血化瘀、理气止痛。【主治】原发性痛经。【附记】引自程爵棠《百病中医膏散疗法》。孙宁铨方。治疗 198 例,痊愈 103 例,好转 70 例,无效 25 例,总有效率为 87.37%。

18. 调经养血膏

【组成】当归 12 克,香附 9 克,紫丹参 9 克,陈皮 4.5 克,焦白术 9 克,延胡索 9 克,党参 9 克,川续断 9 克,白芍 9 克,南柴胡 6 克,牡丹皮 9 克,川芎 6 克。再加阿胶(烊化)9 克,益母膏 9 克,红糖 500 克。【制法】膏滋。上味加水浓煎 3 次,去渣滤清,以不粘纸为度,再加阿胶、益母膏、红糖搅匀,文火收膏。贮瓶备用。【用法】口服。每次 15 克,每日 2 次,温开水冲服。【功能】调经养血、理气止痛。【主治】妇女血亏、行经腹痛。【附记】引自郑显庭《丸散膏丹集成》。屡用皆效。

19. 当 归 膏

【组成】全当归 150 克,川续断 150 克,杜仲 150 克,泽兰 150 克,延胡索(酒炒)120 克,柏子仁 120 克,香附(制)120 克,赤芍 120 克,红花 90 克,桃仁 60 克,牛膝 60 克,生甘草 50 克。【制法】

膏滋。上药加水浓煎 3 次,滤汁去渣,合并滤液,加热浓缩成清膏,再加红糖 200 克,冰糖 150 克拌匀,文火收膏。贮瓶备用。【用法】口服。每次 15 克,每日 2～3 次,温开水调服。于经前 2 天开始服用,连服 5 天为 1 个疗程。连服 3 个月经周期。【功能】养血调经、理气止痛。【主治】痛经。【加减】若月经先期疼痛者,加栀子 100 克,牡丹皮 100 克,枳壳 100 克;若月经后期疼痛者,加乌药 100 克,小茴香 100 克,鸡血藤 150 克;若疼痛先后不定者,加白芍 300 克,柴胡 100 克,田三七 50 克;若月经量多者,加阿胶(烊化)150 克,地榆炭 100 克,茜草 100 克,陈棕榈炭 100 克。【附记】引自《集验中成药》。屡用效佳,有效率可达 98％,其中治愈率在 90％以上。

20. 归 灵 散

【组成】全当归 15 克,白芍 15 克,赤芍 15 克,小茴香 10 克,丹参 10 克,五灵脂 10 克,蒲黄 10 克,香附 10 克,肉桂 10 克,牛膝 6 克,川芎 6 克,生甘草 6 克。【制法】散剂。上药共研极细末,和匀,贮瓶备用。【用法】口服。每次 9 克,每日 2 次,温开水冲服。于月经来经前 4 天或经期开始服用。每个月 5 天为 1 个疗程。连服 3 个月经周期。【功能】养血活血、温经理气、调经止痛。【主治】痛经。【附记】引自《集验中成药》。屡用效佳。总有效率可达 100％。

21. 得 生 丹

【组成】益母草 360 克,当归(酒炒)120 克,白芍 120 克,川芎(酒炒)30 克,木香 30 克,柴胡 60 克。【制法】蜜丸。将上药共轧为细粉,和匀,过 80～100 目筛,取炼蜜[每药粉 300 克,约用炼蜜(122℃)600 克,和药时蜜温 100℃]与上药粉搅拌均匀,成滋润团块,分坨,搓条,制丸,每丸重 9 克。分装备用。【用法】口服。每次 1 丸,每日 2 次,温开水送服。【功能】调经养血、化瘀止痛。【主治】由气滞血瘀引起的经期不准、行经腹痛及癥瘕痞块。【附记】引自《天津市固有成方统一配本》《同寿录》。屡用效佳。孕妇忌服。

22. 温 经 丸

【组成】党参 300 克,白术(麸炒)300 克,茯苓 180 克,黄芪(炙)120 克,干姜 120 克,川附子(炙)60 克,黑郁金 120 克,川厚朴(姜炙)60 克,肉桂 180 克,吴茱萸(甘草水炙)120 克,沉香 60 克。【制法】蜜丸。上药共轧为细粉,和匀,过 80～100 目筛。取炼蜜〔每药粉 300 克,约用炼蜜(110℃)450 克,和药时蜜温 100℃〕与上药粉搅拌均匀,成滋润团块,分坨,搓条,制丸,每丸重 9 克。分装备用。【用法】口服。每次 1 丸,每日 2 次,温开水送服。【功能】温经散寒、养血止痛。【主治】由气虚血寒引起的经血不调、经期腹痛、子宫虚冷、湿寒白带、血色暗淡。【附记】引自《天津市固有成方统一配本》。屡用效佳。

23. 香附丸(一)

【组成】香附(醋炙)1440 克,当归 960 克,川芎 240 克,白芍 480 克,砂仁 120 克,橘皮 240 克,黄芩 240 克,白术(麸炒)480 克,熟地黄 480 克。【制法】酒丸。先将前 8 味共轧为细末,取部分细粉与熟地黄同研细或捣烂,晒干或低温干燥轧为细粉,再与其余药粉,和匀,过 80～100 目筛。另取黄酒适量,与上药粉泛为小丸,晒干,贮瓶备用。【用法】口服。每次 6～9 克,每日 1～2 次,黄酒或温开水送服。【功能】调气和血。【主治】由血虚气滞引起的胸闷胁痛、经水不调、经行腹痛及妊娠恶阻、胎动不安等症。【附记】引自《北京市中药成方选集》。屡用效佳。

24. 桑寄生散

【组成】桑寄生 18 克,川续断 15 克,赤芍 18 克,白芍 18 克,桂枝 9 克,生乳香 9 克,生没药 9 克,制香附 9 克,延胡索 6 克,炒桃仁 9 克,红花 9 克,砂仁 3 克,藿香仁 3 克,云母粉 9 克,莪术 4.5 克,京三棱 3 克,炙甘草 3 克,麝香(后入)0.15 克,沉香 1 克。【制法】散剂。上药共研极细末,和匀。贮瓶备用,勿令泄气。【用法】口服。每次 9 克,每日 2～3 次,温开水冲服。【功能】调补肝肾、理气活血、止痛调经。【主治】痛经。【附记】引自《名医治验良方》。马龙伯方。屡用效佳。待痛经及诸症基本告愈后,再进丸药以善后。丸方药用云茯苓 30 克,川桂枝 46 克,赤芍、白芍各 9 克,牡丹皮 30 克,生桃仁 18 克,鸡内金 18 克,焦六曲 60 克,麝香 0.6 克。共为细末,炼蜜为丸,每丸重 3 克。每次 1 丸,早、晚各服 1 次,温开水送服。

25. 痛经散(四)

【组成】当归 10 克,川芎 10 克,赤芍 10 克,炒香附子(捣碎)10 克,郁金 10 克,红花 10 克,莪术 10 克,牡丹皮 10 克,乌药 10 克,延胡索(捣碎)10 克,川楝子 10 克,生乳香 10 克,生没药 10 克。【制法】散剂。上药共研极细末,和匀,贮瓶备用。【用法】口服。每次 9 克,每日 2～3 次,温开水冲服,黄酒为引,或每日 1 剂,水煎服。【功能】活血化瘀、理气止痛。【主治】女子月经不调、经期或经前小腹坠胀疼痛、经色紫暗、有血块、舌红、脉弦。【加减】小腹冷痛甚者,减牡丹皮、香附子,加干姜 6 克,炒小茴香 10 克;伴腰腿酸痛者,减牡丹皮,加怀牛膝 10 克,生山药 30 克;若月经后期,小腹微微作痛者,肾虚也,减红花、赤芍、莪术、川楝子,加熟地黄、菟丝子、生山药、肉苁蓉以填补冲任。【附记】引自秦世云《临证要方》。屡用效佳。女子若经期或来潮前腹痛者,多因气滞血瘀、阻滞胞络所致。据此证,投用本方,每获良效。

26. 当归芍药片

【组成】当归 9 克,白芍 30 克,泽泻 24 克,茯苓 12 克,白术 12 克,川芎 9 克。【制法】片剂。先将当归、川芎、白术分别蒸馏提取

挥发油,留取残渣及母液。茯苓研细粉,过 120 目筛,留取粉 11
克,剩余粗粉和泽泻、白芍及以上残渣,以 20%乙醇渗漉,取液,和
以上母液减压浓缩成稠膏,与茯苓细粉串研,低湿干燥,再研细粉
过 80 目筛,混合均匀;用适量乙醇拌和,制成颗粒,低温干燥,最后
喷入挥发油,和匀,压片,片重 0.38 克。贮瓶备用。【用法】口服。
每次 6～8 片,每日 3 次,温开水送服。【功能】养肝、益血、止痛。
【主治】妊娠腹痛、经行腹痛。【附记】引自《重庆市中药成方制剂标
准》。屡用有效。

27. 妇女痛经丸

【组成】延胡索93.75 千克,蒲黄炭 93.75 千克,五灵脂 93.75
千克,丹参93.75 千克。【制法】浓缩丸。将丹参提 2 次,时间为
2.5 小时、1.5 小时;再将五灵脂 31.25 千克,沸腾后立即关气,保
持(80°)左右,温浸 2 次,时间分别为 2.5 小时、1.5 小时。合并以
上药液过滤沉淀,减压浓缩至比重 1.35、温度 50℃的稠膏。然后
将延胡索、蒲黄炭和五灵脂 62.5 千克粉碎为细粉,过 100 目筛,混
匀;取原粉与稠膏,混匀制成小丸,如梧桐子大,低温烘干,包绿色
衣。每 50 千克干丸药用滑石粉 15.7 千克,白砂糖 16.6 千克,食
品用色素柠檬黄 3 克,靛蓝 0.8 克为衣闯亮,每百粒包衣前干重
12 克,每袋内装 100 粒,备用。【用法】口服。每次 50 粒(约 6
克),每日 2 次,温开水送服。【功能】调经止痛。【主治】由气血凝
滞引起的小腹胀疼、经期腹痛、闭经、产后腹痛及盆腔炎、子宫肌
瘤、子宫腔粘连、心绞痛等症。【附记】引自《北京市中成药规范》
(第二册)和《中华人民共和国药典》1977 年版。屡用效佳。孕妇
忌服。

28. 痛经丸(二)

【组成】酒当归9 克,川芎 5 克,大赤芍 7 克,炒干姜 1 克,醋延
胡索 6 克,益母草 15 克,明没药 5 克,肉桂 4 克,炒五灵脂 7 克,生

蒲黄9克,炒小茴香0.5克。【制法】酒丸。上药共研细末,和匀,白酒泛为丸,如梧桐子大,贮瓶备用。【用法】口服。每次6~9克,每日2次,温开水送服。经前腹痛者,自觉腹痛之时即服,月经来潮继续服。每个月7天为1个疗程,一般连服3个月经周期。【功能】理气化瘀止痛。【主治】痛经(气滞血瘀型)。症见每于经前1~2天或经期小腹胀痛、拒按。或伴胸胁乳房作胀,或经量少,或经行不畅、经色紫暗有块、血块排出后痛减、经净疼痛消失。舌紫黯或有瘀点,脉弦或弦滑。【加减】小腹剧痛、拒按拒揉、血色紫黑块多、经行不畅者,官桂改用桂枝7克,加川牛膝9克;胀甚于痛者,喜按喜揉、血色紫黯者,加制香附9克,大腹皮9克;经前痛者,加泽兰叶9克,川牛膝9克,制香附6克;伴有头痛者,加炒荆芥穗9克;呕吐者,加姜厚朴9克,半夏8克;乳房胀痛者,加炒麦芽15克,川牛膝9克,通草5克。【附记】引自《名医治验良方》。黄惠卿方。屡用效佳。

29. 痛经散(五)

【组成】当归尾24克,川芎9克,桃仁12克,红花9克,川牛膝12克,赤芍9克,炒乳香9克,炒没药9克,盐小茴香6克,川楝子12克,炒蒲黄9克,炒五灵脂9克,青木香6克,血丹参30克,黑杜仲12克,川续断12克,桑寄生12克,醋香附24克,茜草24克。【制法】散剂。上药共研极细末,和匀,贮瓶备用。【用法】口服。每次9~15克,每日2次,黄酒冲服。于行经前4~5天,一般连服3个月经周期。【功能】活血化瘀、温经散寒、理气止痛。【主治】痛经(气滞血瘀型)。【附记】引自《名医治验良方》。张志兴方。屡用效佳。

30. 桂 附 散

【组成】附子12克,肉桂心9克,炮姜9克,桃仁9克,红花9克,当归尾9克,赤芍9克,党参9克,小茴香12克,牛膝12克,何首乌 12 克,益母草 9 克。【制法】散剂。上药共研极细末,和匀,贮瓶备用。【用法】口服。每次 6～9 克,每日 2 次,温开水兑黄酒冲服。每个月服 7 天为 1 个疗程,一般连服 3 个月经周期。若同时以食盐熨脐,则更易取效。【功能】活血化瘀、温经止痛。【主治】痛经(阳虚内寒型)。症见经期或经后小腹冷痛、喜按、得热则舒、经量少、红色黯淡、腰腿酸软、小便清长、脉沉、苔白润。【附记】引自《名医治验良方》。李凤林方。屡用效著。

31. 橘 核 散

【组成】盐橘核 10 克,砂仁 5 克,桂枝 3 克,盐荔核 10 克,生地黄、熟地黄各 6 克,柴胡 3 克,蕲艾叶 6 克,醋香附 10 克,杭白芍 10 克,酒当归 10 克,阿胶珠 10 克,酒川芎 5 克,益母草 12 克,台乌药 6 克,酒延胡索 10 克,炙甘草 3 克,川楝子 6 克。【制法】散剂。上药共研极细末,和匀,贮瓶备用。【用法】口服。每次 9 克,每日 2 次,温开水冲服。于经前 1 周开始服用,连服 4～6 天为 1 个疗程。一般连服 3 个月经周期。【功能】温经散寒、化瘀理气。【主治】痛经(寒湿凝滞型)。症见经前数日或经期小腹冷痛、得热减、按之痛甚、经量少、经色黯黑有块,或畏寒身痛,苔白腻、脉沉紧。【附记】引自《名医治验良方》。施今墨方。屡用效佳。

32. 柴胡当归散

【组成】秦当归 12 克,醋柴胡 6 克,牡丹皮 9 克。细生地黄 20 克,天花粉 10 克,全瓜蒌 20 克,香附米 9 克,川郁金 6 克,盐黄柏 7 克,龙胆 5 克,车前子 12 克,冬葵子 9 克,川大黄 9 克。【制法】散剂。上药共研极细末,和匀,贮瓶备用。【用法】口服。每次 9 克,每日 2～3 次,温开水冲服。于行经前服用,连服 6 天为 1 个疗程,一般连服 3 个月经周期。【功能】清热利湿、化瘀止痛。【主治】痛经(湿热下注型)。症见经前小腹疼痛拒按、有灼热感,或伴有腰骶胀痛,或平时小腹疼痛、经来疼痛加剧、低热起伏、经色黯红、质稠小块,带下黄稠、小便短黄,舌红苔黄而腻,脉弦数或濡数。【附记】引自《名医治验良方》。哈荔田方。屡用效佳。

33. 当 归 散

【组成】①当归9克,白芍9克,川芎5克,炙北黄芪15克,菟丝子15克,枳壳9克,荆芥5克,羌活5克,艾叶5克,肉苁蓉15克,泽兰9克。②党参15克,炙北黄芪15克,当归身10克,川芎5克,白芍5克,熟地黄15克,川杜仲15克,川续断15克,益母草15克。③当归身115克,白芍5克,熟地黄15克,党参15克,白术9克,云苓5克,炙黄芪15克,肉桂3次,远志5克,陈皮3克,五味子5克,炙甘草5克,益母草15克。【制法】散剂。上列三方,各共研极细末,和匀,贮瓶备用。【用法】口服。随症选方服用。每次9克,每日2次,温开水冲服。未行经前服方①3~6天,行经后,如果虚象较甚,服方②2~3天,平时服方③以善后。【功能】①益肾养肝、祛风散寒、活血止痛。②益气养阴、补益肝肾。③益肾健脾、养血柔肝。【主治】痛经(肝肾虚损型)。症见经行后1~2天内小腹绵绵作痛、腰部酸胀、经色黯淡、量少、质稀薄,或有潮热,或耳鸣、脉弱、苔薄白或薄黄。【附记】引自《名医治验良方》。班秀文方。屡用屡验,效佳。

34. 当归补血丸

【组成】当归200克,黄芪200克,党参(去芦)100克,丹参50克,香附(醋制)60克,川芎20克,天冬40克,甘草10克,续断50克,小茴香(盐水炒)10克,牡蛎(煅)100克,桑螵蛸(蒸)100克,益母草120克。【制法】蜜丸。上药共研细末,和匀,炼蜜为丸,每丸重9克,分装备用。【用法】口服。每次1丸,每日2次,温黄酒或温开水送服。【功能】补气养血、活血调经、暖宫止带。【主治】气血两虚、面色苍白、赤白带下、行经腹痛、四肢困倦、精神疲惫等。【附记】引自《集验中成药》。屡用效佳。

35. 经期腹痛丸(二)

【组成】熟地黄 250 克,益母草 250 克,桑寄生 187.5 克,党参 187.5 克,川芎 187.5 克,当归 125 克,阳春砂 125 克,白芍(炒) 125 克,香附(醋炙)125 克,延胡索 100 克,吴茱萸(甘草水炙)53 克,肉桂 53 克,小茴香(炒)30 克。【制法】蜜丸。上药共研细末,和匀,炼蜜为丸,每丸重 12 克。分装备用。【用法】口服。每次 1 丸,每日 2 次,温开水送服。【功能】养血调经、温经散寒、理气止痛。【主治】由寒气凝滞引起的月经不调、经期小腹绞痛、赤白带下、四肢无力等。【附记】引自《临床验方集》。屡用效佳。

36. 香附丸(二)

【组成】香附(醋制)280 克,益母草 40 克,当归 20 克,熟地黄 20 克,白芍 15 克,柴胡 15 克,川芎 10 克,延胡索 10 克,乌药 10 克,干漆炭 10 克,三棱 10 克,莪术 10 克,艾叶炭 10 克,红花 9 克,牡丹皮 5 克,丹参 5 克,乌梅 5 克,土鳖虫 5 克。【制法】蜜丸。上药共研细末,和匀,炼蜜为丸,每丸重 9 克。分装备用。【用法】口服。每次 1 丸,每日 2 次,温开水送服。【功能】调气和血、逐瘀生新。【主治】气滞血瘀、癥瘕积聚、行经腹痛、月经不调,舌黯红或有瘀斑、苔薄,脉细涩。【附记】引自《集验中成药》。屡用效佳。孕妇忌服。

37. 七味痛经散

【组成】当归 8 克,熟地黄 12 克,白芍 10 克,川芎 10 克,艾叶 8 克,延胡索 9 克,香附(醋炙)6 克。【制法】散剂。上药共研极细末,和匀,贮瓶备用。【用法】口服。每次 9 克,每日 3 次,温开水冲服。【功能】养血调经、理气止痛。【主治】痛经(血虚气滞型)。【附记】引自《集验中成药》。屡用效佳。

38. 归芍痛经膏

【组成】杭白芍 300 克,全当归 300 克,川芎 150 克,延胡索 150 克,王不留行 150 克,白芷 150 克,全蝎 50 克,炒麦芽 100 克,枳壳 100 克,生甘草 60 克。【制法】膏滋。上药加水煎煮 3 次,滤汁去渣,合并滤液,加热浓缩成清膏,再加红砂糖 300 克和匀,文火收膏即得。贮瓶备用。【用法】口服。每次 15 克,每日 3 次,开水调温服。于月经前 5 天服至月经干净疼痛止。一般连服 3 个月经周期。【功能】活血祛风、理气止痛。【主治】痛经。【附记】引自《集验中成药》。屡用效佳。一般用药 1 个月经周期,最多 4 个月经周期,有效率达 97% 以上。治疗中未见不良反应。

39. 五灵痛经丸

【组成】当归 20 克,白芍 30 克,五灵脂 12 克,赤芍 12 克,延胡索 12 克,香附(炙)12 克,荔枝核 12 克,怀牛膝 12 克,川芎 12 克,吴茱萸 8 克,肉桂 8 克,泽兰 8 克,红花 8 克,甘草 8 克。【制法】酒丸。上药共研细末,和匀,酒泛为丸,如梧桐子大。贮瓶备用。【用法】口服。每次 9 克,每日 2~3 次,温开水送服。于月经前 5 天开始服用,服至月经来潮时停服。连服 2~3 个月经周期。【功能】调气和血、散寒止痛。【主治】痛经。【附记】引自《集验中成药》。屡用效佳。治愈显效率可达 98% 以上。

40. 蒲芍痛经散

【组成】①柴胡 9 克,白芍 15 克,枳壳 9 克,制香附 15 克,川芎 9 克,青皮 9 克,陈皮 9 克,郁金 9 克,生蒲黄 9 克,五灵脂 9 克,甘草 9 克。②白芍 30 克,桃仁 9 克,红花 9 克,当归 15 克,延胡索 9 克,生蒲黄 9 克,五灵脂 9 克,木香 9 克,益母草 50 克,丹参 15 克,川牛膝 30 克,制香附 15 克。【制法】散剂。上列两方,各共研极细末,和匀,贮瓶备用。【用法】口服。随症选方。每次 9 克,每日

2～3次,温开水冲服。方①是经前方,在未行经前服之,已行经时服方②。【功能】①疏肝解郁、活血祛瘀。②活血化瘀、理气止痛。【主治】痛经(气滞血瘀型)。【附记】引自《名医治验良方》。关思友方。屡用效佳。

41. 参芍痛经丸

【组成】丹参30克,炒白芍30克,柴胡9克,桃仁9克,红花9克,益母草12克,泽兰9克,香附12克,陈皮9克,乌药9克,艾叶6克,当归12克。【制法】水丸。上药共研细末,和匀过筛,水泛为丸,如梧桐子大,晒干,贮瓶备用。【用法】口服。每次9克,每日3次,温开水送服。于经前服6～7天,连服3个月经周期为1个疗程。【功能】活血化瘀除湿、解郁散寒止痛。【主治】痛经(寒湿凝滞型)。【附记】引自《名医治验良方》。孙一民方。屡用效佳。

42. 益气补血丸

【组成】党参12克,白术12克,云茯苓10克,甘草6克,炙黄芪15克,当归10克,远志6克,炒酸枣仁5克,麦冬10克,五味子5克,牡丹皮6克,桂枝6克,生龙骨15克,生牡蛎15克,陈皮6克,广木香5克。【制法】水丸。上药共研细末,和匀过筛,水泛为丸,如梧桐子大,晒干,贮瓶备用。【用法】口服。每次6～9克,每日3次,温开水送服。于行经前服7天,连用3个月经周期。【功能】益气补血止痛。【主治】痛经(气血虚弱型)。症见经后1～2天或经期小腹隐隐作痛,或小腹及阴部空坠、喜揉按、月经量少、色淡质薄,或神疲乏力,或面色不华,或纳呆便溏,舌质淡,脉细弱。【加减】若兼见头晕、恶心、大便溏薄者,加吴茱萸5克,半夏10克,怀山药15克,乌药6克。【附记】引自《名医治验良方》。张子琳方。屡用屡验,效佳。

43. 实 证 膏

【组成】当归 150 克,赤芍 200 克,川芎 100 克,生地黄 150 克,桃仁 150 克,红花 50 克,丹参 200 克,益母草 300 克,香附 100 克,川楝子 150 克,延胡索 150 克,木香 90 克,槟榔 100 克。【制法】膏滋。上药加水煎煮 3 次,滤汁去渣,合并 3 次滤液,加热浓缩为清膏,再加红糖 300 克,文火收膏。贮瓶备用。【用法】口服。每次 15～30 克,每日 2～3 次,开水调服。可连服 3～6 个月经周期。【功能】活血化瘀、理气止痛。【主治】痛经(实证)。表现为小腹疼痛剧烈而拒按,腹痛大多发生在经前或经期、月经中常夹有血块。【加减】如每次痛经都伴有呕吐者,加制半夏 100 克,生姜 100 克,吴茱萸 60 克;如小腹冷痛拒按者,去赤芍、生地黄,加肉桂 20 克,小茴香 60 克,乌药 100 克;如盆腔炎严重者,加红藤 150 克,牡丹皮 150 克,败酱草 200 克。【附记】引自汪文娟、庄燕鸿、陈保华《中医膏方指南》。屡用效佳。

44. 虚 证 膏

【组成】党参 250 克,黄芪 300 克,当归 150 克,川芎 60 克,白芍 300 克,熟地黄 200 克,香附 100 克,川楝子 150 克,延胡索 150 克,龟甲胶 200 克,阿胶 200 克,陈皮 50 克。【制法】膏滋。上药除龟甲胶、阿胶外,余药加水煎煮 3 次,滤汁去渣,合并 3 次滤液,加热浓缩为清膏,再将龟甲胶、阿胶加适量黄酒浸泡后隔水炖烊,冲入清膏和匀,然后加红糖 300 克收膏即成。贮瓶备用。【用法】口服。每次 15～30 克,每日 2～3 次,开水调服。每于经前 10 天开始服用,可连服 3～6 个经期。【功能】益气补血、理气止痛。【主治】痛经(虚证)。表现为小腹疼痛而稍缓和、喜按、喜暖、腹痛大多发生在月经后期、月经量少而色淡。【加减】如有小腹冷痛、喜按、喜暖者,加艾叶 50 克,紫石英 150 克,肉桂 20 克;如腰膝酸软疼痛者,加桑寄生 150 克,五加皮 150 克,淫羊藿 100 克,巴戟天 100

克。【附记】引自汪文娟、庄燕鸿、陈保华《中医膏方指南》。屡用有效。同时应注意,在月经期间,尽量少吃寒冷或刺激性食物,尤其不可吃冷饮;不宜用冷水洗足、洗阴部;要特别注意小腹部的保暖。要轻松愉快,忌恐惧紧张。

45. 益 桂 膏

【组成】①方益母草9克,桂枝6克,茯苓9克,白术6克,当归6克,泽泻6克,香附6克,川芎4.5克,延胡索4.5克。②方:益母草9克,当归6克,白芍6克,白术6克,肉桂4.5克,川芎4.5克,紫苏叶4.5克,炒干姜3克,炒木香3克,吴茱萸2.4克,香油150毫升,黄丹120克。【制法】膏药。上列两方,制法相同。将用香油炸枯去渣,再熬入黄丹熬制成膏。待温摊膏备用。【用法】外用。用时取膏药温热化开,贴于丹田穴。【功能】①健脾利湿、活血解郁。②活血理气、散寒止痛。【主治】痛经。【附记】引自王光清《中国膏药学》。屡用有效。

46. 白芪痛经散

【组成】黄芪15克,熟地黄15克,党参12克,当归9克,白芍9克,白术9克,茯苓9克,木香9克,延胡索9克,桂枝6克,甘草6克。【制法】散剂。上药共研极细末,和匀,贮瓶备用。【用法】口服。每次9克,每日3次,黄酒或温开水冲服。于经前10天开始服用,连服7天。一般连服3个月经周期为1个疗程。【功能】补益气血、理气止痛。【主治】经期或经后腹痛(气血虚弱型)。【附记】引自《程氏医学笔记》。屡用效佳。

47. 山地痛经丸

【组成】怀山药15克,熟地黄12克,当归9克,白芍9克,阿胶(烊化)9克,巴戟天9克,枸杞子9克,川续断9克,杜仲9克,牡丹皮9克,橘核9克,山茱萸9克,川楝子9克,小茴香9克。【制法】水丸。上药共研细末,和匀过筛,水泛为丸,如梧桐子大,晒干,贮瓶备用。【用法】口服。每次 9 克,每日 3 次,黄酒或温开水送服。于经前 10 天开始服用,连服 7 天,一般连服 3 个月经周期为 1 个疗程。【功能】补益肝肾、理气止痛。【主治】经期或经后腹痛(肝肾不足型)。【附记】引自《程氏医学笔记》。屡用效佳。

48. 舒肝止痛散

【组成】当归 12 克,醋白芍 30 克,丹参 30 克,炒川芎 10 克,乌药 10 克,陈皮 12 克,醋香附 10 克,醋延胡索 10 克,柴胡 10 克。【制法】散剂。上药共研极细末,和匀,贮瓶备用。【用法】口服。每次 9 克,每日 2～3 次,温开水冲服。开始服药时间为:如肝郁气滞者,应经前 12 天开始服药;寒凝血瘀者,应经前 10 天开始服药;气滞血瘀者,应经前 2～3 天开始服药;气血虚弱者,适合于平时服药。【功能】疏肝理气、和血活血、调经止痛。【主治】痛经。【加减】若腹痛喜热喜按者,加干姜、吴茱萸各 6 克,紫苏叶 9 克;腹痛拒按伴有血块者,加五灵脂、炒蒲黄、牡丹皮各 10 克;腹剧痛者,加川牛膝 15 克,乳香 10 克;月经量多者,加阿胶(烊化)10 克,黑地榆、乌梅炭各 30 克,去丹参、川芎;月经量少者,加益母草、鸡血藤各 20 克;带下量多者,色白,加山药 30 克,焦白术 20 克,色黄,加龙胆、黄柏各 10 克;恶心呕吐者,加姜半夏、藿香各 10 克;腰痛者,加黑杜仲 30 克,桑寄生 24 克,川续断 10 克;胃纳呆者,加神曲、炒麦芽、炒山楂各 10 克;头晕头痛者,加熟地黄 20 克,山茱萸、枸杞子各 12 克,黄精 24 克;倦怠乏力者,加太子参、焦白术各 10 克,黄芪 15 克。【附记】引自《名医治验良方》。秦继章方。屡用效佳。

49. 红四口服液

【组成】当归 10 克,川芎 10 克,赤芍 12 克,大生地黄 12 克,红藤 30 克,败酱草 20 克,金铃子 10 克,炒五灵脂 12 克,炙乳香 5 克,炙没药 5 克。【制法】浓缩液。先将上药用清水浸泡 30 分钟,煎煮 2 次,滤汁去渣,合并滤液,加热浓缩成口服液。每毫升含生药 2 克。贮瓶备用。【用法】口服。每日 20 毫升,每日早、晚各 1 次。【功能】破癥结、化瘀血、止腹痛。【主治】痛经(热性者)。经行腹痛、第 1 天痛甚、血块落下则痛减。舌质红、苔薄黄,脉弦或弦数。【加减】若见膜样痛经、腹痛剧烈兼见呕吐者,加服辅助方:川黄连 5 克,川贝母粉 10 克,公丁香 5 克,肉桂 3 克。四味共研细末。分作 5 包,每日 1 包,分 2 次化服,吐止停服。平日可加服逍遥丸。每次 6 克,每日 2 次。【附记】引自《名医治验良方》。沈仲理方。屡用效佳。

50. 香珀失笑散

【组成】沉香 3 克(或广木香 10 克),肉桂 10 克,延胡索(醋炒) 10 克,琥珀末 8 克,生蒲黄 10 克,五灵脂 10 克。【制法】散剂。上药共研极细末,和匀,贮瓶备用。【用法】口服。每次 9 克,每日 2 次,温开水冲服。经前服。【功能】散寒行气、化瘀止痛。【主治】痛经(寒凝气滞血瘀型)。症见经前、经期小腹冷痛作胀、月经量少、色黯,伴有血块、舌质黯,脉沉弦。【加减】若寒甚,小腹冷痛剧烈,呕吐出冷汗者,加干姜 10 克,吴茱萸 6 克;如胀甚于痛者,加制香附 10 克,乌药 10 克。【附记】引自《名医治验良方》。王子瑜方。屡用效佳。

51. 祛瘀化癥散

【组成】三棱 9 克,红花 6 克,五灵脂 6 克,生蒲黄 9 克,苏木屑 9 克,当归 9 克,川芎 3 克,赤芍 9 克,花蕊石 12 克,乳香 3 克,没药 3 克,炙鳖甲 12 克,台乌药 9 克,木香 9 克。【制法】散剂。上药共研极细末,和匀,贮瓶备用。【用法】口服。每次 9 克,每日 2～3 次,以温黄酒冲服。【功能】活血祛瘀、软坚化癥。【主治】痛经(膜样痛经)、癥瘕积聚。【附记】引自《名医治验良方》。裘笑梅方。屡用效佳。

52. 化　膜　丸

【组成】生蒲黄 30 克,炒五灵脂 15 克,三棱 15 克,莪术 15 克,乳香 3 克,没药 3 克,生山楂 15 克,小青皮 6 克,血竭粉 2 克。【制法】酒丸。上药共研极细末,和匀过筛,白酒泛为丸,如梧桐子大,贮瓶备用。【用法】口服。每次 6~9 克,每日 2 次,温黄酒送服。于饭后 1.5 个小时服,腹痛甚者,上药可于月中开始预服。【功能】活血化瘀、理气行滞。【主治】膜样痛经(瘀阻气滞型)。【加减】经量多者,上药服至经来停服。方内蒲黄炒炭,去三棱、莪术,加熟大黄炭 4.5 克,炮姜炭 4.5 克,血竭易三七粉 2 克;体质偏热者,加刘寄奴 12 克,广地龙 12 克。【附记】引自《名医治验良方》。朱南孙方。屡用效佳。

(四)闭　　　经

1. 化瘀通经散(一)

【组成】当归 10 克,赤芍 10 克,红花 10 克,桃仁 10 克,三棱 10 克,莪术 10 克,川牛膝 10 克,乌药 10 克,穿山甲(代)10 克,丹参 10 克,刘寄奴 10 克,川芎 5 克,肉桂 3 克。【制法】散剂。上药共研极细末,和匀,贮瓶备用。【用法】口服。每次 6~9 克,每日 2~3 次,以热黄酒或温开水冲服。或每日 1 剂,水煎服。【功能】活血化瘀、通经散结。【主治】闭经。无论是功能性闭经和继发性闭经均可用之。【加减】有热象者,加牡丹皮 10 克,去肉桂;积瘀过久,已成干血者,加土鳖虫 10 克。【附记】引自《名医治验良方》。徐志华方。屡用效佳。本方对有宿疾瘀阻胞脉,导致闭经或月经后期量少淋漓不畅者,疗效显著。本方临床用之,未见任何不良反应。

2. 神妙仙灵丸

【组成】大熟地黄 100 克,石菖蒲 100 克,菟丝子 100 克,地骨皮 100 克,远志 100 克,牛膝 100 克,淫羊藿 75 克,紫石英 100 克,鹿角霜 100 克,巴戟天 100 克,白芍 100 克,女贞子 100 克,墨旱莲 100 克。【制法】蜜丸。上药共研细末,和匀过筛,炼蜜为丸,每丸重 10 克。分装备用。【用法】口服。每次 1 丸,每日 3 次,温开水化服。【功能】滋肾养肝、调冲通经。【主治】闭经(肾虚肝旺型)。表现为月经后期量少,渐致闭经不行、溢乳量少、质清稀、精神萎靡、头晕耳鸣、性欲淡漠、腰膝酸软,尿频或尿后余沥、夜间尿多,舌质淡、苔薄白,脉沉细无力或沉弦细。【附记】引自《名医治验良方》。王耀廷方。屡用效佳。

3. 养血补肾片

【组成】菟丝子 20 克,覆盆子 15 克,枸杞子 12 克,当归 10 克,黄芪 10 克,巴戟天 10 克,鸡血藤 12 克。【制法】片剂。上药依法加工,制成颗粒,压制成片。每片重 0.3 克。贮瓶备用。【用法】口服。于月经周期(或撤药性出血)第 5 天开始服药,每次 5 片,每日 3 次,温开水送服。连服 20 天,停药 10 天为 1 个疗程。【功能】补肾益精、养血调经。【主治】肾虚闭经、月经后期。【附记】引自《名医治验良方》。蔡连香方。治疗肾虚型闭经,月经后期有效率为 96.3%,其中愈显率为 66.05%。

4. 八　卦　丸

【组成】白胡椒、巴豆、大生地黄、萹蓄粉、真丝棉 1 块(约长 10cm,宽 8cm)。【制法】唾丸。将巴豆剥去两层硬壳,选表面无黑点,中心未霉者 1 小瓣,备用。白胡椒 1 粒研细至无声后,将选好之巴豆放入胡椒粉中捣烂如泥,混匀。取生地黄约 3 克放入口中嚼烂如泥,加萹蓄粉 3~5 克与胡椒泥拌匀,用手捏成圆柱状,约高

3cm,底面直径约 2cm,干湿适度,将药柱横放在丝棉块短边正中包裹成丝棉筒状,再把药柱左右两侧之无药丝棉向中心包超呈丝包圆药柱。针线从底圆心垂直穿入,顶心穿出(反之亦可),绕向柱体外侧,再从底心穿到顶心,连续 9 针,把药柱均匀扎成 8 瓣。最后一针,从底心穿入柱体后,斜白柱体正中穿出,丝线横绕一周,使药柱均匀分成上下各 8 瓣,再由原出针孔穿入到顶心穿出。留线 10cm,剪去多余丝线。备用。【用法】外用。于每晚临睡前将药丸放入阴道内。线头留在外边。【功能】消坚破积、清利湿热。【主治】经闭。【附记】引自杨思澍《中国现代名医验方荟海》。王明辉方。屡用效佳。药丸制备时应注意:拌药干湿度以丝棉柱显浸色而药汁又未浸出为准,过干影响疗效;丝棉不宜过厚,过厚影响药效外透。避免日光直晒,防止药汁被汲。药丸当天必用,不可过夜,防止污染。放丸时用中指将药推近子宫颈口,线头留在阴道外,白天可用卫生巾;放后 7～10 天内不做体力劳动,以防坠出。若不慎落出,1 个月后可塞第二次,放后 48 小时内开始有阴道分泌物溢出,带色或白或黄或青黑,此乃药效之反应,带色白黄者易治。倘放丸后外阴发肿,取鸡蛋清(不用黄)用竹筷搅泡外搽,其肿自消。

5. 十一味能消丸

【组成】土木香 30 克,小叶莲 50 克,野生姜 40 克,沙棘膏 38 克,诃子(去核)75 克,蛇肉(麝香制)25 克,大黄 90 克,方海 25 克,寒水石(煅)100 克,硇砂 17 克,碱花 125 克。【制法】水丸。上药共研为细末,过筛,混匀,水泛为丸,如梧桐子大,晒干即得。贮瓶备用。【用法】口服。每次 6 克,每日 2 次,温开水送服。【功能】化瘀行血、通经催产。【主治】经闭、月经不调、难产、胎盘不下、产后瘀血腹痛。【附记】引自《中华人民共和国药典》1995 年版。屡用效佳。孕妇忌服。

6. 阿胶补血冲剂

【组成】阿胶 216 克,黄芪 180 克,党参 180 克,熟地黄 120 克,白术 90 克,当归 60 克。【制法】冲剂。上药依法加工,制成颗粒冲剂。每袋 20 克装,备用。【用法】口服。每次 20 克,每日 4 次,开水冲服。【功能】滋阴补血、健脾益气、调经养血。【主治】久病体虚、血亏气虚、妇女血虚、经闭、经少等。【附记】引自《中药成方制剂》。屡用效佳。

7. 养阴口服液

【组成】鳖甲 9 克,龟甲 9 克,生地黄 9 克,枸杞子 9 克,麦冬 9克,杭白芍 9 克,首乌藤 15 克,地骨皮 9 克,茯神 9 克,牡丹皮 6克。【制法】浓缩液。上药加水煎煮 3 次,滤汁去渣,合并滤液,加热浓缩成口服液。每毫升含生药 2 克。贮瓶备用。【用法】口服。每次 20 毫升,每日 2 次,兑入开水温服。【功能】养阴清热、兼益肝肾。【主治】经闭劳损、阴虚血亏、两颧红、潮热盗汗、心烦、手足心热、口干唇红,舌苔薄而黄,脉细数。【附记】引自《中医妇科治疗学》。屡用效佳。

8. 血府逐瘀丸

【组成】当归 9 克,干地黄 9 克,桃仁 12 克,红花 9 克,枳壳(麸炒)6 克,赤芍 6 克,柴胡 3 克,甘草 3 克,桔梗 4.5 克,川芎 4.5 克,牛膝 9 克。【制法】蜜丸。上药除地黄、牛膝、桃仁外,余药共研为粗末,再取部分粗末,与地黄、牛膝共捣烂,晒干或低温干燥,再与其余药粉共轧为细粉,将桃仁轧碎,与当归、地黄等细粉轧细,和匀,过 80～100 目筛。再取炼蜜[每药粉 300 克,约用炼蜜(115℃)300 克,和药时蜜温 100℃]与上药粉搅拌均匀,成滋润团块,分坨,搓条,制丸。每丸重 6 克。分装备用。【用法】口服。每次 1 丸,每日 2 次,温开水送服。【功能】调经活血、逐瘀生新。【主治】由瘀血凝滞引起的经闭不行或行经腹痛、肌肤干燥如鳞、日晡潮热。【附记】引自《全国中药成药处方集》《医林改错》。屡用神效。孕妇忌服。忌食生冷之物。

9. 妇女养血丸

【组成】当归 150 克，香附（醋炙）90 克，川芎 30 克，肉桂 60 克，木香（煨）30 克，熟地黄 90 克，白芍（酒炒）90 克，砂仁 30 克，山药 90 克，川贝母 60 克，阿胶珠 30 克，茯苓 90 克，炮姜 30 克，党参 60 克，黄芪（炙）60 克，川续断 60 克，白术（麸炒）60 克，知母 60 克，甘草 30 克，地骨皮 30 克，艾叶炭 60 克，杜仲炭 60 克，柴胡（醋制）30 克。【制法】药汁丸。先将地骨皮、杜仲炭、艾叶炭、柴胡四味加水煎煮 2～3 次，滤汁去渣，合并滤液，并适当浓缩，备用。上药除熟地黄外，余药（十八味）共研为细粉，取部分细粉，与熟地黄同研或捣烂，干燥后轧为细粉，再与其他细粉陆续配研，和匀，过 80～100 目筛。取上药粉，用上浓缩药汁，酌加冷开水泛为小丸，晒干或低温干燥，每药丸 300 克，另取朱砂细粉 28.2 克为衣，闯亮，阴干，贮瓶备用。每 30 克为 200 丸。【用法】口服。每次 3 克，每日 2～3 次，温开水送服。【功能】益气养血、调经止痛。【主治】妇女血亏、月经愆期、时来时止、血枯色淡、腰酸腹痛、精神倦怠、日晡潮热、咳嗽自汗等症。【附记】引自中医研究院（现中国中医科学院）中药研究所《中药制剂手册》长春方。屡用效佳。本方用治血虚经闭，效果亦佳。

10. 通经甘露丸

【组成】当归 120 克，桃仁 120 克，大黄（酒制）120 克，牡丹皮 120 克，肉桂 120 克，干漆（煅）120 克，牛膝 120 克，红花 120 克，三棱（麸炒）15 克，莪术（醋炙）30 克。【制法】水丸。上药除桃仁、牛膝外，余药共轧为细粉，取部分细粉与牛膝同捣轧，干燥后，轧为细粉，再与其余细粉和匀；另将桃仁轧碎，陆续掺入细粉轧细，和匀过

80～100 目筛。取上药粉,用冷开水泛为小丸,晒干或低温干燥即得。每 30 克约 500 粒。贮瓶备用。【用法】口服。每次 6～9 克,每日 1～2 次,温开水送服。【功能】化瘀通经。【主治】由瘀血阻滞引起的月经不通、少腹胀痛、午后发热。【附记】引自《中华人民共和国药典》1963 年版。屡用效佳。孕妇忌服。

11. 归丹通经散

【组成】秦当归 15 克,杭白芍 12 克,山茱萸 12 克,女贞子 12 克,墨旱莲 12 克,牡丹皮 9 克,紫丹参 15 克,刘寄奴 15 克,车前子 10 克,薏苡仁 15 克,蜀葵花 6 克,原麦冬 9 克,生地黄 9 克。【制法】散剂。上药共研极细末,和匀,贮瓶备用。【用法】口服。每次 9 克,每日 3 次,温黄酒或温开水送服。连服 10 天,每月经行前服 10 天,至经通为度。【功能】滋补阴肾、活血通经、渗湿止带。【主治】经闭(肝肾不足型)。年逾 18 周岁尚未行经或由月经后期量少逐渐至经闭、体质虚弱、腰酸腿软、头晕耳鸣,舌淡红、苔少,脉沉弱或细涩。【加减】可同时加服加味逍遥丸、六味地黄丸,上、下午分服,白开水送服。若患者白带量多,质稠气秽者,可配合外治方:药用蛇床子 9 克,吴茱萸 3 克,黄柏 6 克,桑螵蛸 9 克,布包,煎水,坐浴,熏洗。【附记】引自《名医治验良方》。哈荔田方。屡用效佳。

12. 通经丸(一)

【组成】孩儿参 4.5 克,生白术 4.5 克,全当归 9 克,大白芍 6 克,大川芎 3 克,制香附 6 克,陈广皮 4.5 克,紫丹参 9 克,根皮炭 9 克,玫瑰花 2 克,柏子仁 9 克。【制法】水丸。上药共研极细末,和匀,水泛为丸,如梧桐子大,晒干即得。贮瓶备用。【用法】口服。每次 9 克,每日 2 次,温开水冲服。每个月连服 10 天。【功能】补气和营、理气祛瘀。【主治】经闭(气血虚弱型)。症见月经逐渐后延、量少、经色淡而质薄、继而停闭不行;或头昏眼花,或心悸气短、神疲肢倦，或食欲不振、毛发不泽，或易脱落、羸瘦萎黄，舌淡苔少或薄白，脉沉缓或虚数。【附记】引自《名医治验良方》。程门雪方。屡用效佳。

13. 鳖甲三仙散

【组成】鳖甲 15 克，三仙 10 克，枳实 10 克，党参 10 克，柴胡 9 克，地骨皮 15 克，厚朴 9 克，枳壳 9 克，鸡内金 10 克，当归 10 克，生地黄 10 克，乳香 5 克，没药 5 克。【制法】散剂。上药共研极细末，和匀，贮瓶备用。【用法】口服。每次 9 克，每日 3 次，温开水冲服。【功能】养阴清热调经、健脾消胀活血。【主治】经闭（阴虚血燥型）。症见经血由少而渐至停闭、五心烦热、两颧潮红、交睫盗汗，或骨蒸劳热，或咳嗽唾血，舌红苔少，脉细数。【加减】若服药后症状稍减，仍以桃仁、红花、白术、茯苓、甘草、陈皮、半夏、黄芩、川黄连、牡丹皮、生石膏、三棱、莪术、青皮、玄参、天冬、桑叶、枇杷叶等加减服之。【附记】引自《名医治验良方》。华廷芳。屡用效佳。

14. 益 通 散

【组成】全当归 15 克，白芍 15 克，牡丹皮 15 克，牛膝 15 克，生地黄 15 克，香附 15 克，石斛 15 克，泽兰 10 克，柏子仁 10 克，川黄连 10 克，柴胡 10 克，路路通 10 克，山楂 20 克，益母草 12 克，滑石 30 克，生甘草 8 克。【制法】散剂。上药共研极细末，和匀，贮瓶备用。【用法】口服。每次 9 克，每日 3 次，温开水冲服。半个月为 1 个疗程。【功能】凉血养血、清热利湿、活血通经。【主治】闭经。【附记】引自《集验中成药》。屡用效佳。

15. 水 蓬 膏

【组成】水蓬花 15 克，大黄 15 克，当归尾 15 克，芫花 15 克，大戟 15 克，穿山甲（代）15 克，三棱 15 克，莪术 15 克，秦艽 15 克，芦荟 15 克，血竭 15 克，肉桂 15 克。【制法】膏药。上药除芦荟、肉桂、血竭外,余药(九味)酌予碎断,另取麻油7200毫升,置锅内加热,将水蓬花等九味倒入,炸枯,捞出残渣,取油过滤,再炼油至沸或离火下黄丹,搅匀收膏,以祛火毒。取出加热化开,待爆音停止,水气去尽,离火,将芦荟、肉桂、血竭轧为细粉,兑入膏内和匀即得。摊膏备用。【用法】外用。用时取膏药温热化开,贴于患处。【功能】活血消积、疏风化湿。【主治】胸腹积水引起的胀满疼痛、积聚痞块、四肢浮肿、腰背酸痛及血瘀经闭等症。【附记】引自《天津市固有成方统一配本》。屡用有效。孕妇忌用。

16. 理 冲 丸

【组成】水蛭30克,生黄芪45克,生三棱15克,生莪术15克,当归18克,知母18克,生桃仁(带皮尖)18克。【制法】蜜丸。上药共研为细末,炼蜜为丸,如梧桐子大,贮瓶备用。【用法】口服。每次6克,每日2次(早、晚各1次),开水送服。【功能】益气破瘀通经。【主治】妇女经闭不行,或产后恶露不尽,结为癥瘕,以致阴虚作热、阳虚作冷、食少劳嗽、虚证沓来,亦治室女月闭血枯。并治男子劳瘵、一切脏腑癥瘕、积聚、气郁、脾弱、满闷、痞胀、不能饮食。【附记】引自张锡纯《医学衷中参西录》。屡用效佳。

17. 通经丸(二)

【组成】全当归15克,土牛膝12克,大川芎9克,牡丹皮12克,蓬莪术12克,制黑牵牛子9克,王不留行9克,紫丹参12克,抵当丸9克。【制法】酒丸。上药共研细末,和匀,白酒为丸,如梧桐子大,贮瓶备用。【用法】口服。每次6克,每日2次,温开水送服。【功能】活血通经。【主治】血瘀经闭。【附记】引自《名医治验良方》。章次公方。屡用效佳。

18. 通经散(一)

【组成】当归10克,川芎10克,炒香附子(捣)10克,郁金10

克,红花 10 克,莪术 10 克,生桃仁(捣)10 克,益母草 15 克,怀牛膝 10 克,泽兰 10 克,三棱 10 克,路路通 10 克,生水蛭末 6 克。【制法】散剂。上药共研极细末,和匀,贮瓶备用。【用法】口服。每次 9 克,每日 3 次,温开水冲服。或每日 1 剂,水煎服(水蛭末不入煎,分 2 次冲服)。【功能】理气活血、祛瘀通经。【主治】女子月经不调、经期落后伴腹痛,或三五月一行;或室女二十岁,仍月经不潮、伴身体消瘦、日晡潮热、小腹冷痛者;舌红暗、脉沉弦或沉迟。【加减】小腹冷痛甚者,加干姜 6 克;纳呆、食欲减退者,加鸡内金 10 克;室女伴腰酸腿软、头晕耳鸣者,减桃仁、郁金、香附子,加生山药 30 克,大熟地黄 30 克,炒菟丝子 30 克。【附记】引自秦世云《临证要方》。临床屡用,多随手奏效。同时,用本方治疗月经不调或经调而不孕育者亦多效验。

19. 化瘀通经散(二)

【组成】炒白术、天冬、生鸡内金各等份。【制法】散剂。上药共研极细末,和匀,贮瓶备用。【用法】口服。每次 9 克,每日 2 次,温开水送服;用山楂片 9 克煎汤,冲化红糖 9 克,以之送药更佳。【功能】消癥通经。【主治】癥积坚结、月经不调、闭经。【附记】引自《名医治验良方》。张锡纯方。屡用效佳。笔者治疗闭经、癥积,常依本方加土鳖虫等份,用法同上。用之临床,效果尤佳。

20. 和 气 丸

【组成】厚朴(姜制)15 克,陈皮 9 克,藿香 9 克,白术(蜜炙)9 克,延胡索 9 克,枳壳(麸炒)9 克,香附(童便制)15 克,草果 6 克,甘草 6 克,砂仁 6 克,小茴香 6 克,木香 9 克。【制法】蜜丸。上药共研细末,和匀,炼蜜为丸,如梧桐子大,阴干,贮瓶备用。【用法】口服。每次 6 克,每日 2 次,空腹用温开水送服。【功能】和气通经、散寒止痛。【主治】少女血脉壅阻、天癸已行而忽不行,或发热、或疼痛,身体不宁、口苦面赤、寒热不定、头晕目眩。【加减】如不发寒热者,去草果、藿香。【附记】引自清代《叶氏女科》。屡用神效。

21. 大黄䗪虫丸

【组成】大黄(蒸)300克,生地黄300克,桃仁120克,杏仁(炒)120克,白芍120克,水蛭(砂烫)60克,黄芩60克,虻虫45克,蛴螬45克,土鳖虫30克,干漆(煨)30克,甘草90克。【制法】蜜丸。上药除杏仁、桃仁、地黄外,余药(九味)轧细,取部分粉末,与地黄同捣烂,晒干或低温干燥,再共轧为细粉,过80～100目筛,再将桃仁、杏仁轧碎,陆续掺入细粉轧细,和匀过筛。取炼蜜〔每药粉300克,约用炼蜜(110℃)240克,和药时蜜温90℃〕与上药粉搅拌均匀,成滋润团块,分坨,搓条,制丸。每丸重3克,分装备用。【用法】口服。每次1丸,每日2次,温开水送服。【功能】通经活血、化滞消瘀。【主治】由血瘀引起的癥瘕结块、肌肤干燥如鳞、潮热、消瘦及妇女血滞经闭等症。【附记】引自《全国中药成药处方集》《金匮要略》。屡用效佳。孕妇忌服。又本方药力过猛,血虚经闭不可使用。本方还可用于治疗肝脾大、月经不准、卵巢囊肿、脑震荡后遗症等症,效果亦佳。

22. 妇科通经丸

【组成】红花、三棱(醋炒)、莪术(醋煮)、干漆(炭)、穿山甲(醋制,代)、鳖甲(醋制)、巴豆(去壳,醋煮,去油)、硇砂(醋制)、香附(醋炒)、木香、沉香、郁金、艾叶(炭)、大黄(醋制)、黄芩各适量(可随症酌定)。【制法】蜜丸。上药共研细末,和匀过筛,炼蜜为丸,如梧桐子大,阴干,贮瓶备用。或制成蜡丸,每10粒重1克。【用法】口服。每次10粒(或蜡丸5～10粒),每日1～2次,温开水送服。【功能】破瘀通经、解郁止痛。【主治】由气滞血瘀所致的月经不调、痛经、闭经、血色紫暗有块、小腹胀痛、胸胁胀痛等。如子宫内膜异位、宫内感染等。【附记】引自《山东省药品标准》。屡用效佳。孕妇、体虚及非血瘀气滞重证慎用;不可长期服用,中病即止。

23. 理血通经散

【组成】吴茱萸 60 克,赤芍 60 克,三棱 30 克,莪术 30 克,红花 30 克,苏木 30 克,桃仁 30 克,川续断 60 克,益母草 30 克,党参 45 克,香附 45 克。【制法】散剂。上药共研为极细末,和匀过筛,贮瓶备用。【用法】口服。每次 13 克,每日 2 次,用熟地黄 30 克,麦冬 15 克,煎汤送服。【功能】行气散瘀、活血通经。【主治】闭经(气滞血瘀型)。症见月经数月不行、精神抑郁、烦躁易怒、胸胁胀满、小腹胀痛或拒按、舌质紫黯或有瘀点、脉沉涩或沉弦。【附记】引自程爵棠、程功文《秘方求真》。罗元恺方。临床屡用,疗效满意。一般服两料即来月经,至多用三料即愈。临证应用,应中病即止,不可恋其功而失之偏颇。验之临床,疗效确实可靠。

24. 女 金 丹

【组成】藁本 30 克,当归 30 克,白芍 30 克,人参 30 克,白薇 30 克,川芎 30 克,牡丹皮 30 克,桂心 30 克,白芷 30 克,白术 30 克,茯苓 30 克,延胡索 30 克,甘草 30 克,石脂(赤、白皆可)30 克,没药 30 克,香附(米醋浸三日,略炒)450 克。【制法】蜜丸。上药共研细末,和匀过筛,炼蜜为丸,每丸重 6 克。分装备用。【用法】口服。每日 1 丸,用温酒或白开水送服。再以食物、干果压服。服至 49 丸为 1 剂,以月经周期为度;产后 2 天服 1 丸,百日止。【功能】养血祛瘀、理气止痛、调经暖宫。【主治】妇女胞宫虚寒、月经不调、痛经、带浊血崩、气满烦闷以及产后伤寒虚烦、痢疾、下虚无力。可用于闭经、痛经、功能失调性子宫出血、产后出血、子宫收缩无力、子宫肌瘤、不孕症、月经不调以及产后伤寒、痢疾等病症。【附记】引自程爵棠《程氏集验妙方歌诀》《韩氏医通》。屡用效佳。如由血热或湿热内蕴所致的各种月经病,不宜应用本方。

25. 益气养血膏

【组成】党参200克,黄芪200克,白术100克,白芍150克,熟地黄300克,何首乌300克,鸡血藤300克,怀山药300克,当归200克,川芎150克,陈皮30克,枸杞子200克,丹参300克,益母草300克,红花150克,桃仁200克,泽兰150克,阿胶300克,大枣200克。【制法】膏滋。上药除阿胶外,余药加水煎煮3次,滤汁去渣,合并3次滤液,加热浓缩成清膏;再将阿胶加适量黄酒浸泡后隔水炖烊,冲入清膏和匀,然后加红糖300克,收膏即成。贮瓶备用。【用法】口服。每次15～30克,每日2次,开水调服。【功能】益气养血、活血通经。【主治】闭经[血枯(虚)型]。表现为月经由量少而渐至闭经、面色苍白或萎黄、神情疲乏、头晕耳鸣。【加减】如腰酸腿软、头晕耳鸣明显者,加菟丝子150克,黄精200克,桑寄生150克,杜仲150克。如有性欲淡漠者,加淫羊藿150克,鹿角150克,紫河车100克。【附记】引自汪文娟、庄燕鸿、陈保华《中医膏方指南》。屡用效佳。

26. 活血通经膏

【组成】当归200克,川芎200克,赤芍200克,丹参300克,益母草300克,桃仁300克,红花150克,泽兰200克,三棱150克,莪术150克,凌霄花100克,香附150克,枳壳150克,牛膝150克,柴胡100克,甘草50克。【制法】膏滋。上药加水煎煮3次,滤汁去渣,合并3次滤液,加热浓缩为清膏,再加红糖300克,收膏即得。贮瓶备用。【用法】口服。每次15～30克,每日2次,开水调服。【功能】活血通经、理气解郁。【主治】闭经[血膈(实)型]。多表现为月经数月不来、心情抑郁、面色晦黯或形体肥胖、带下量多。【加减】如形体肥胖、胸闷痰多者,加茯苓150克,半夏100克,陈皮100克,苍术100克,石菖蒲200克;如有便秘、尿黄、口干者,加大黄60克,麦冬200克,黄柏100克,山栀子100克。【附记】引自汪文娟、庄燕鸿、陈保华《中医膏方指南》。屡用效佳。治疗闭经,应首辨虚实,辨证施治;同时要早诊断、早治疗、避免加重病情,增加治疗难度。

27. 通经散(二)

【组成】炒桃枝、两头尖、延胡索、五灵脂、当归、炒香附、砂仁、炒桃仁各10克。【制法】散剂。上药共研极细末,和匀,贮瓶备用。【用法】口服。每次3克,每日2次。黄酒送服。同时可根据症状轻重配用辨证施治汤剂服之。【功能】疏经活血、理气止痛。【主治】妇女经闭初期腹痛,或经闭寒热体倦者。【附记】引自《中国当代中医名人志》。杨友鹤家传秘方。坚持服用,疗效颇佳。

28. 蒺 麦 散

【组成】蒺藜9克,八月札9克,大麦芽12克,青皮3克,橘核3克,橘络3克,蒲公英9克。【制法】散剂。上药共研为末,备用。【用法】口服。上药为1剂量,水煎服,每日2~3次。【功能】疏肝、理气、消结。【主治】肝郁乳癖、闭经、痛经、不孕症等。【附记】引自裘笑梅《裘笑梅妇科临床经验选》。临床屡用,每获卓效。

29. 川 归 散

【组成】川芎30克,当归30克,香附30克,牛膝30克,雄鼠屎(焙焦研末)60克。【制法】散剂。上药共研极细末,和匀,贮瓶备用。或炼蜜为丸,每丸重9克。【用法】口服。每次6克(或蜜丸1丸),每日早、晚各1次。【功能】活血、散瘀、通经。【主治】闭经。【附记】引自程爵棠《百病中医膏散疗法》,湖南李蒲得一老尼相传秘方。屡用屡验,治愈甚多,效佳。

30. 仙河口服液

【组成】淫羊藿10克,仙茅10克,紫河车10克,女贞子25克,枸杞子 20 克,菟丝子 30 克,当归 20 克,白芍 10 克,党参 20 克,香附 10 克。【制法】浓缩液。先将上药用水浸泡 30 分钟,每剂煎煮 3 次,滤汁去渣,合并滤液,加热浓缩成口服液。每毫升含生药 2 克。贮瓶备用。【用法】口服。每次 20 毫升,每日 2 次,月经期停服。【功能】补肾养血。【主治】闭经(肝肾亏损型)。症见月经闭止、无白带、腰膝酸软、脉细弱。【加减】临证运用要注意两点:一为月经期停止服药;二为月经第 10～15 天加丹参 30 克,茺蔚子 20 克;第 16～23 天,加鹿角霜 10 克,紫石英 15 克;第 24～28 天,加生艾叶 5 克,月季花 5 克。【附记】引自《名医治验良方》。许润三方。屡用效佳。

31. 鹿角霜散

【组成】鹿角霜 20 克,白术 20 克,当归 20 克,枳壳 20 克,生黄芪 25 克,川芎 10 克,香附 10 克,半夏 10 克,昆布 15 克,益母草 15 克。【制法】散剂。上药共研极细末,和匀,贮瓶备用。【用法】口服。每次 9 克,每日 2～3 次,开水冲服。月经期停服。【功能】温阳、活血、通经。【主治】闭经(肾虚痰湿型)。症见经闭时间较长、形体肥胖或有浮肿、胸胁满闷、恶心痰多、神疲倦怠、怕冷、性欲淡漠、脉沉弱、舌淡或胖嫩,苔薄白。【附记】引自《名医治验良方》。许润三方。屡用效佳。

32. 仙灵闭经散

【组成】当归 10 克,生黄芪 10 克,党参 10 克,川芎 3 克,赤芍 10 克,熟地黄 10 克,淫羊藿 10 克,菟丝子 10 克,覆盆子 10 克,桑椹 10 克,炒白术 10 克,香附 10 克,茯苓 10 克。【制法】散剂。上药共研极细末,和匀,贮瓶备用。【用法】口服。每次 9 克,每日 3 次,开水冲服。【功能】益气养血、健脾补肾。【主治】闭经(脾虚不足型)。【附记】引自《集验中成药》。屡用效佳。

33. 莪 术 散

【组成】香附 90 克,当归(酒洗)30 克,莪术(醋煨)30 克,延胡索 30 克,赤芍 30 克,枳壳(麸炒)30 克,熟地黄 30 克,青皮 30 克,白术 30 克,黄芩 30 克,三棱(醋煨)24 克,小茴香(炒)24 克,砂仁 24 克,干漆(炒尽烟)15 克,红花 15 克,川芎 24 克,甘草 3 克。【制法】散剂。上药共研极细末,和匀,贮瓶备用。【用法】口服。每次 6 克,每日 2 次,空腹以好米酒调服。【功能】理气解郁、活血通经。【主治】妇女三十九经水不行,腹中有块痛、头晕眼花、不思饮食,乃血断早、余血未尽,不时攻痛成疾。【附记】引自明代龚廷贤《寿世保元》。屡用神效。

34. 三子通经丸

【组成】当归 15 克,鸡血藤 15 克,炙黄芪 15 克,菟丝子 15 克,覆盆子 15 克,茺蔚子 15 克,紫河车 15 克,川芎 10 克,熟地黄 10 克,木香 6 克,甘草 10 克。【制法】蜜丸。上药共研细末,和匀,炼蜜为丸,每丸重 10 克。分装备用。【用法】口服。每次 1～2 丸,每日 2 次,温开水送服。【功能】滋补肝肾、养血活血。【主治】闭经(肝肾不足、气血亏虚型)。症见月经超龄未至或初潮较迟、量少色红或淡、渐至闭经,头晕耳鸣、腰膝酸软、舌淡、脉细无力。【附记】引自《集验中成药》。屡用效佳。

35. 调 经 丸

【组成】当归(酒洗)60 克,川芎 30 克,熟地黄(姜汁炒)30 克,青皮(麸炒)30 克,陈皮 30 克,枳壳(炒)30 克,白术 30 克,厚朴(姜汁炒)30 克,小茴香(炒)30 克,艾叶 30 克,香附(醋炒)150 克,三棱(煨,醋炒)30 克,莪术(煨,醋炒)30 克,砂仁 30 克,白芷 30 克,牛膝(酒洗)30 克,延胡索 30 克,粉甘草 15 克,琥珀(另研后入)15 克。【制法】糊丸。上药共研细末,和匀,醋打面糊为丸,如梧桐子大。贮瓶备用。【用法】口服。每次 9 克(或 80～90 丸),每日 2 次,米汤送服,酒亦可。【功能】养血活血、理气散寒、调经破积。【主治】闭经。【加减】若肚痛者,加苍术、重用白术。【附记】引自明代龚廷贤《万病回春》。屡用神验。

36. 调经养血丸

【组成】香附(用酒、醋、盐汤、童便各浸三日,取出,炒)360 克,当归(酒洗)60 克,白芍(酒炒)60 克,川芎 30 克,生地黄(酒洗)60 克,茯苓(去皮)30 克,白芷 30 克,牡丹皮(酒洗)60 克,干姜(炒)30 克,肉桂 30 克,红花 30 克,桃仁 30 克,延胡索 18 克,没药 30 克,半夏(香油炒)30 克,甘草(蛤粉炒)30 克,小茴香(炒)9 克,莪术(煨,醋炒)15 克,阿胶(炙)15 克。【制法】糊丸。上药共研细末,和匀,醋打面糊为丸,如梧桐子大。贮瓶备用。【用法】口服。每次 9 克,每日 2 次,空腹,白汤、黄酒送服。【功能】调经养血、活血通经、温经散寒、理气止痛。【主治】妇女经脉不行(经闭)或不调、或前或后、赤白带下,久不成孕。服此有孕、任服。【附记】引自明代龚廷贤《万病回春》。屡用神效。

37. 通 经 膏

【组成】益母草 120 克,党参 120 克,生地黄 90 克,黄芩 90 克,赤芍 90 克,泽兰 90 克,红花 60 克,玫瑰花 60 克,蛇虫 30 克,水蛭 30 克,大枣 100 枚。【制法】膏滋。上药除蛇虫、水蛭外,余药加水煎煮 3 次,滤汁去渣,合并 3 次滤液,加热浓缩为清膏,再将蛇虫、水蛭共研细末,兑入清膏和匀,然后加红糖 300 克,收膏即得。贮瓶备用。【用法】口服。每次 15～30 克,每日 2 次,开水调服。【功能】健脾凉血、活血通经。【主治】闭经(脾虚夹瘀型)。【附记】引自《集验中成药》。屡用效佳。

38. 当归红花散

【组成】当归9克,赤芍9克,泽兰9克,制香附9克,茺蔚子9克,沉香6克,桃仁4.5克,红花4.5克,柴胡4.5克,木香4.5克。【制法】散剂。上药共研极细末,和匀,贮瓶备用。【用法】口服。每次6～9克,每日3次,红糖水冲服。【功能】疏肝理气、活血通经。【主治】闭经(气滞血瘀型)。【附记】引自《集验中成药》。屡用效佳。

39. 苁 蓉 散

【组成】黄芪9克,熟地黄9克,肉苁蓉9克,菟丝子9克,山茱萸9克,五味子9克,茯苓9克,赤芍9克,桂心9克,防风9克,人参3克。【制法】散剂。上药共研极细末,和匀,贮瓶备用。【用法】口服。每次9克,每日2～3次,温开水冲服。【功能】益肾健脾、通经散寒。【主治】经闭(脾肾阳虚型)。【附记】引自《集验中成药》。屡用效佳。

40. 芪 通 丸

【组成】黄芪15克,当归15克,覆盆子15克,党参12克,熟地黄12克,赤芍12克,川芎12克,香附12克,山楂12克,红花9克,木通6克,肉桂3克。【制法】水丸。上药共研细末,和匀,水泛为丸,如梧桐子大,晒干,贮瓶备用。【用法】口服,每次9克,每日2次,红糖水送服。【功能】补益气血、活血通经。【主治】闭经(虚证)。【附记】引自《程氏医学笔记》。屡用效佳。

41. 参 鹿 膏

【组成】太子参150克,菟丝子150克,补骨脂120克,熟地黄200克,丹参90克,牛膝90克,当归100克,白芍150克,女贞子150克,鹿角胶100克,阿胶150克。【制法】膏滋。上药除鹿角胶、阿胶外,余药加水煎煮 3 次,滤汁去渣,合并 3 次滤液,加热浓缩成清膏,再将鹿角胶、阿胶加适量黄酒浸泡后隔水炖烊,冲入清膏和匀,然后加红糖 300 克,收膏即得。贮瓶备用。【用法】口服。每次 15～30 克,每日 2 次,开水调服。【功能】补益肝肾、养血通经。【主治】闭经(肝肾亏虚型)。【附记】引自《集验中成药》。屡用效佳。

42. 疏肝通经散

【组成】北黄芪(酒炒)10 克,西党参 10 克,漂白术 5 克,云茯苓 10 克,全当归 10 克,杭白芍(酒炒)7 克,海螵蛸 7 克,川续断 7 克,制香附 5 克,红柴胡 3 克,广木香 3 克,上油桂 2 克,炙甘草 3 克。【制法】散剂。上药共研极细末,和匀,贮瓶备用。【用法】口服。每次 9 克,每日 2 次,温开水冲服。【功能】疏肝达郁、运脾通经。【主治】闭经(肝郁脾虚型)。【附记】引自《名医治验良方》。李聪甫方。屡用效佳。

43. 调经糖浆

【组成】当归 30 克,炙黄芪 30 克,生姜 3 片,大枣 10 枚,淫羊藿 15 克,菟丝子 30 克。【制法】糖浆。上药水煎 2～3 次后,加红糖适量制成糖浆 500 毫升。【用法】口服。每次 35 毫升,每日 2 次,连服 3 个月为 1 个疗程。必要时可重复 1 个疗程。【功能】补肾益气养血。【主治】闭经(气血两虚型)。【附记】引自《名医治验良方》。王大增方。治疗 35 例,显效 23 例,有效 9 例,无效 3 例。总有效率为 91.4%。

44. 通经口服液

【组成】党参 15 克,白术 10 克,茯苓 10 克,生地黄 15 克,熟地黄 15 克,丹参 30 克,何首乌 30 克,砂仁 10 克,香附 10 克,山茱萸 10 克,当归 10 克,白芍 10 克,鸡血藤 30 克,牛膝 30 克,益母草 30

克,牡丹皮 10 克。【制法】浓缩液。上药加水煎煮 3 次,滤汁去渣,合并 3 次滤液,加热浓缩成口服液。每毫升含生药 2 克。贮瓶备用。【用法】口服。每次 20 毫升,每日 2 次。【功能】补肾扶脾。【主治】虚性闭经。【加减】临证可随症稍作加减。【附记】引自《名医治验良方》。金梦贤方。屡用效佳。

45. 破瘀通经丸

【组成】柴胡 10 克,当归 50 克,赤芍 10 克,白芍 10 克,川芎 10 克,益母草 10 克,山楂 10 克,鸡内金 10 克,香附 10 克,桃仁 10 克,红花 10 克,川牛膝 30 克,延胡索 10 克。【制法】蜜丸。上药共研细末,和匀过筛,炼蜜为丸,每丸重 9 克。分装备用。【用法】口服。每次 1 丸,每日 2～3 次,空腹开水化服。或每日 1 剂,水煎服。【功能】破瘀通经。【主治】闭经。【加减】寒凝者,加附子 15 克,炮姜 20 克,肉桂 5 克;热结者,加大黄 5 克,土鳖虫 15 克,牡丹皮 10 克;痰阻者,加苍术 10 克,橘红 10 克,泽兰 10 克;气郁甚者,加乌药 10 克;血瘀腹部,按之块多者,加三棱 10 克,莪术 10 克,麝香 0.1 克。【附记】引自《名医治验良方》。金梦贤方。屡用效佳。

46. 化湿通经散

【组成】山楂 30 克,怀山药 15 克,白术 12 克,苍术 12 克,茯苓 12 克,香附 9 克,丹参 12 克,甘草 10 克,益母草 30 克,川芎 9 克。【制法】散剂。上药共研极细末,和匀,贮瓶备用。【用法】口服。每次 9 克,每日 2 次,温开水冲服。【功能】健脾化湿、活血通经。【主治】闭经(痰湿阻滞胞络型)。【附记】引自《名医治验良方》。翁充辉方。屡用效佳。

47. 归仁通经散

【组成】当归尾 9 克,桃仁 9 克,红花 9 克,赤芍 9 克,生地黄 9 克,丹参 30 克,泽兰 9 克,益母草 12 克,香附 9 克,青皮 9 克,川续断9克,川芎6克,甘草3克,枳壳6克,茯神9克。【制法】散剂。上药共研极细末,和匀,贮瓶备用。【用法】口服。每次9克,每日2～3次,温开水冲服。【功能】活血通经、理气止痛。【主治】闭经(气滞血瘀型)。症见月经数月不行、精神抑郁、烦躁易怒、胸胁胀满、少腹胀痛或拒按,舌边紫黯或有瘀点,脉弦或沉涩。【附记】引自《名医治验良方》。孙一民方。屡用效佳。

48. 当归坤草丸

【组成】当归9克,川芎6克,白芍9克,熟地黄12克,白术10克,法半夏5克,益母草15克,青皮9克,艾叶6克,怀牛膝6克,甘草3克。【制法】水丸。上药共研细末,和匀,水泛为丸,如梧桐子大,晒干,贮瓶备用。【用法】口服。每次9克,每日3次,温开水送服。【功能】健脾化痰、除湿养血、活血通经。【主治】闭经(痰湿阻滞型)。症见月经停闭、形体肥胖、胸胁满闷、呕恶痰多、神疲倦怠,或面浮足肿,或带下量多色白,苔腻、脉滑。【附记】引自《名医治验良方》。班秀文方。屡用效佳。

(五)倒　　经

1. 鼻　衄　散

【组成】南沙参9克,麦冬9克,细生地黄9克,玄参12克,肥知母9克,白茅根24克,女贞子9克,墨旱莲9克,干藕节6克,仙鹤草15克,地骨皮9克,淡青蒿6克,桃仁泥6克,怀牛膝6克。【制法】散剂。上药共研极细末,和匀,贮瓶备用。【用法】口服。每次9～15克,每日2～3次,开水冲服。【功能】滋阴降火、清上导下。【主治】倒经(鼻衄)、阴血内亏、相火失潜、灼伤肺络致鼻衄、盈杯盈盏、经量减少、时有潮热、头晕耳鸣、寐中盗汗、咳嗽无痰、便秘溲黄、唇红口干。【附记】引自《名医治验良方》。哈荔田方。屡用效佳。

2. 降逆口服液

【组成】生地黄15克,墨旱莲15克,鲜荷叶15克,南牡丹皮9克,杭白芍9克,白茯苓12克,泽泻9克,怀牛膝5克,甘草3克。【制法】浓缩液。上药加水煎煮3次,滤汁去渣,合并滤液,加热浓缩成口服液。每毫升含生药2克。贮瓶备用。【用法】口服。每次20毫升,每日2次。【功能】滋阴降火、凉血止血。【主治】倒经。经将行或经行之中,口鼻有少量出血、色红,易烦躁,脉细数、苔少舌红。【加减】若潮热者,加地骨皮9克,白薇6克;经前乳房胀痛,加夏枯草12克,瓜蒌壳9克;平时赤白带下,加赤芍6克,凌霄花6克。【附记】引自《名医治验良方》。班秀文方。屡用效佳。服药期间,禁食辛温香燥如葱、蒜、姜、酒等品,即使治愈后相当长时间内,亦宜食用甘润之品为佳。

3. 倒 经 丸

【组成】醋柴胡6克,杭白芍12克,秦当归12克,云茯苓12克,炒白术9克,牡丹皮9克,炒山栀子9克,香附米9克,怀牛膝12克,川楝子9克,延胡索4.5克,麦冬12克,白茅根30克,生赭石(捣碎)12克。【制法】药汁丸。上药除赭石外,余药共研细末,和匀,再将赭石水煎3次,取浓汁和药末为丸,如梧桐子大,晒干,贮瓶备用。【用法】口服。每次9克,每日2次,温开水送服。【功能】疏肝解郁、清热凉血。【主治】经期吐衄(实证)。每因情绪影响而量多,两胁及少腹胀痛、头晕烦躁、手热心热。【附记】引自《名医治验良方》。哈荔田方。屡用效佳。

4. 清热凉血膏

【组成】秦当归90克,赤芍90克,牡丹皮90克,条黄芩90克,白茅根300克,淡竹茹60克,广木香45克,仙鹤草240克,荷叶炭120克,花蕊石150克,怀牛膝120克,凌霄花45克,东白薇150

克。【制法】膏滋。上药加水煎煮3次,滤汁去渣,合并3次滤液,加热浓缩为清膏,再加白冰糖300克,收膏即成。贮瓶备用。【用法】口服。每次15~30克,每日2次,开水调服。【功能】清热凉血。【主治】经前鼻衄(肺胃蕴热型)。症见量多色红、心烦易怒、小腹微胀、体困面白、小溲不爽,且经少色淡,常1~2天即止。脉弦数,舌红苔薄黄。【附记】引自《名医治验良方》。哈荔田方。屡用效佳。

5. 止衄口服液

【组成】墨旱莲12克,怀牛膝9克,柴胡3克,鲜生地黄24克,焦山栀子9克,淡子芩9克,炒当归6克,炒赤芍6克,焦山楂9克,丹参9克,白茅根9克。【制法】浓缩液。上药加水煎煮3次,滤汁去渣,合并滤液,加热浓缩成口服液。每毫升含生药2克。贮瓶备用。【用法】口服。每次20毫升,每日2次。【功能】清肝泄热、引血下行。【主治】肾虚肝热、迫血妄行致吐衄、鼻衄剧烈,治衄为先。【附记】引自《名医治验良方》。朱小南方。屡用效佳。

6. 四炭止血散

【组成】鲜生地30克,珍珠母30克,牡丹皮炭12克,焦山栀子9克,荆芥炭9克,炒黄芩9克,牛膝炭15克,生甘草3克。【制法】散剂。将鲜生地焙干,共研细末,和匀,贮瓶备用。【用法】口服。每次9克,每日2次,温开水冲服,童便为引。于周期性吐衄前服药7天。【功能】清热平肝、凉血止血、导血下行。【主治】代偿性月经(逆经)。【附记】引自《名医治验良方》。谢英虎方。屡用效佳。

(六)经期前后紧张综合征

1. 头痛散

【组成】蜈蚣15克,全蝎15克,生白芷15克,地龙10克。【制法】散剂。上药共研极细末,和匀,贮瓶备用。【用法】口服。每次1.5克,头痛剧烈时每次3克,每日2次,开水化服。【功能】搜风通络止痛。【主治】经行左侧偏头痛、亦有偏右侧者。或血压偏高、夜寐多梦、舌质红苔薄、脉弦。【加减】临证时,还应配合汤剂内服,药用山羊角(先煎)30克,生牡蛎(先煎)30克,珍珠母(先煎)30克,粉葛根15克,罗布麻15克,川芎10克,谷精草10克,石菖蒲10克,决明子12克,生白芷12克,生甘草6克,牡丹皮6克。经前、经期水煎分服。每日1剂,每日2次,连服7剂。【附记】引自《名医治验良方》。沈仲理方。屡用效佳。

2. 调经散（一）

【组成】柴胡9克,当归9克,白芍9克,甘草3克,香附12克,郁金9克,川芎9克,益母草15克。【制法】散剂。上药共研极细末,和匀,贮瓶备用。【用法】口服。每次9克,每日2次,温开水冲服。或每日1剂,水煎服。【功能】疏肝开郁、理气活血。【主治】经前胸乳作胀、喜呃逆叹息。【加减】肝郁化火者,加炒栀子9克,牡丹皮9克;脘腹胀、食少者,加苍术9克,川厚朴9克,陈皮9克;恶心呕吐者,加半夏9克,陈皮9克,茯苓9克;小腹胀痛者,加枳实9克,青皮9克,木香9克;腹胀甚者,加槟榔12克;腰胀痛者,加乌药9克,牛膝9克;气虚者,加党参12克,白术9克,茯苓12克。【附记】引自《名医治验良方》。刘云鹏方。屡用效佳。

3. 调经散（二）

【组成】乌药9克,木香9克,香附12克,槟榔12克,甘草3克,当归9克,川芎9克,牛膝9克,益母草15克。【制法】散剂。上药共研极细末,和匀,贮瓶备用。【用法】口服。每次9克,每日2次,温开水冲服。或每日1剂,水煎服。【功能】理气活血调经。【主治】经前腹部胀痛,脉沉弦、舌质红,苔薄。【加减】兼小腹痛者,可选加延胡索9克,五灵脂9克;小腹冷痛者,加高良姜6克;气郁化火者,加炒栀子9克,牡丹皮9克;气虚者,加党参9克。【附记】引自《名医治验良方》。刘云鹏方。屡用效佳。

4. 乳 胀 膏

【组成】人参须(另炖汁,冲入收膏)30克,杭川芎30克,潞党参90克,炙黄芪90克,甜白术90克,当归身90克,炒白芍90克,生地黄90克,熟地黄90克,银柴胡(鳖血拌炒)90克,地骨皮90克,焦六曲90克,紫丹参90克,川续断90克,厚杜仲90克,云茯神90克,炒酸枣仁90克,甘枸杞子90克,制香附45克,延胡索45克,广郁金45克,细青皮45克,炙甘草45克,广木香45克,橘叶60克,橘核60克,桑椹肉120克,大枣120克,龙眼肉120克,浮小麦300克。再加驴皮胶250克,龟甲胶120克(均陈酒烊化),白纹冰糖500克。【制法】膏滋。上味精选道地药材,加水浸泡一宿,浓煎3次,滤汁去渣,合并滤液,加热浓缩成清膏,再将人参须汁冲入清膏,加入烊化的驴皮胶、龟甲胶,煎熬,然后加入冰糖,文火收膏,以滴水为度。贮瓶备用。【用法】口服。每日早、晚各服1大食匙,开水调服。【功能】益气润肺、调和肝脾。【主治】经前乳胀作痛。【附记】引自程爵棠《百病中医膏散疗法》。董漱六方。临床屡用,每获卓效。董氏临证近五十载,治验甚多,疗效显著。尤擅用膏剂缓图慢性顽固之疾、日见渐进,每收良效。凡肺气阴不足、肝脾失调、虚多实少之症,本方用之皆宜。求治缓图,每获卓效。服药期间忌烟酒、红茶、咖啡、萝卜、鱼腥海味及一切辛辣、生冷食物。但平日情志舒畅,节制房事,注意食养,亦很重要。

5. 消 胀 散

【组成】柴胡6克,广郁金15克,延胡索30克,田三七9克,当归15克,赤芍15克,川芎9克,制香附30克,陈皮9克,法半夏9克,川厚朴9克,夏枯草15克。【制法】散剂。上药共研极细末,和匀,贮瓶备用。【用法】口服。每次9~15克,每日早、晚各1次,红糖开水冲服。【功能】行气消胀、活血化瘀、化痰通络。【主治】经前乳房胀痛。【附记】引自程爵棠《百病中医膏散疗法》。笔者师传秘方。临床屡用，疗效显著。戒烟酒，忌辛辣，避恼怒，节房事，勤活动。

6. 妇 宁 丸

【组成】柴胡 8 克，薄荷 6 克，当归 10 克，枳壳 12 克，广木香 10 克，牡丹皮 10 克，牛膝 10 克，杭白芍 12 克，香附 10 克，郁金 12 克，栀子 10 克，王不留行 10 克，橘叶 10 克，路路通 10 克，山楂 12 克。【制法】浓缩丸。先将橘叶、路路通、山楂三味加水煎煮 3 次，取滤液浓缩至比重 1：20（20℃）作为黏合剂，再将其他药物共研细末，和匀，过 80～100 目筛。取药粉与黏合剂调和为小丸（18 粒 1 克），干燥打光。贮瓶备用。【用法】口服。每次 6 克（约 100 粒），每日 3 次，温开水送服。经前 10～15 天开始服用。一般患者 1 个月经周期服 240～360 克。多数患者经后继续以煎剂治疗，多以益养肝肾为主。【功能】理气活血、消胀止痛。【主治】经期前乳胀。【附记】引自《集验中成药》。王文珠方。治疗 74 例，治愈 50 例，有效 19 例，无效 5 例。总有效率为 93.3％。

7. 疏 解 散

【组成】①柴胡 9 克，当归 9 克，白芍 12 克，夏枯草 12 克，娑罗子 12 克，露蜂房 12 克，广郁金 9 克，香附 9 克，川楝子 12 克，王不留行 12 克。②柴胡 9 克，当归 9 克，白芍 12 克，炒牡丹皮 6 克，黑山栀子 12 克，夏枯草 12 克，川芎 9 克，香附 9 克，八月札 12 克，玫瑰花 6 克。③川黄连 6 克，枳实 9 克，夏枯草 12 克，制大黄 6 克，朱茯神 12 克，姜半夏 9 克，礞石 12 克，天南星 12 克，石菖蒲 12 克，远志 9 克，钩藤 12 克，白金丸 12 克。④党参 12 克，白术 9 克，朱茯苓 12 克，猪苓 12 克，扁豆 12 克，泽泻 12 克，车前子 12 克，当归 9 克，川芎 9 克，夏枯草 12 克，柴胡 9 克。【制法】散剂。上列四方,各共研极细末,和匀,贮瓶备用。【用法】口服。上方随症选用,每次 9 克,每日 2 次,温开水送服。或水煎服,每日 1 剂。【功能】疏肝解郁、清泄心肝、健脾分运、涤痰宣窍、调理冲脉。【主治】月经前期综合征。【加减】经行前后头痛,加沙苑子、蒺藜、蔓荆子、土藁本;无故悲伤,甚则哭泣,加淮小麦、炙甘草、大枣;心肝火炽、大便干结,加当归龙荟丸。【附记】引自《名医治验良方》。唐吉父方。治疗 73 例,痊愈 46 例,显著进步 8 例,进步 16 例,无效 3 例。其中生育障碍者 21 例,8 例妊娠。唐氏积中医妇科六十余年经验,认为经前期综合征的临床表现可分为兴奋型与抑制型。前者多性情急躁、易于激动;后者多性情弛缓、处事淡漠。该病的主要原因是肝肾不足、肝郁气滞;或肾阴不足、肝失涵养;或肝气郁结、郁久化火;前者为虚证,后者为实证,虚实二证可以相互转化。或心肝火炽、或肝病及脾,故其病起源于肾、发展于肝、累及心脾。①方以疏肝理气为主。②方以清肝解郁为主。③方以涤痰宣窍为主。④方以健脾分运为主。

8. 平 狂 散

【组成】三棱 15 克,莪术 15 克,红花 10 克,桃仁 20 克,丹参 10 克,生大黄 15 克,牛膝 15 克,甘草 6 克。【制法】散剂。上药共研极细末,和匀,贮瓶备用。【用法】口服。每次 9～15 克,每日 3 次,用大枣 7 枚煎水冲服。【功能】活血化瘀、清热宁神。【主治】经前癫狂。【加减】神志恍惚者,加白芥子 10 克,半夏 10 克;心悸失眠者,加炒酸枣仁 12 克,茯苓 30 克;情绪偏低者,加佛手花 10 克,合欢皮 10 克;烦躁不安者,加川黄连 6 克;惊悸幻觉者,加龙骨 30 克,牡蛎 30 克,礞石 30 克。【附记】引自《名医治验良方》。杨培泉方。治验甚多,疗效显著。

9. 固肾健脾散

【组成】炙升麻 3 克,潞党参 9 克,黄芪 9 克,当归 6 克,煨木香

5克,焦白术6克,制香附9克,茯苓9克。巴戟天9克,杜仲9克,川续断9克,陈皮6克。【制法】散剂。上药共研极细末,和匀,贮瓶备用。【用法】口服。每次9克,每日2～3次,温开水冲服。于行经前服用,连服6～7天。【功能】补中益气、固肾健脾。【主治】经行泄泻(脾肾阳虚型)。症见妇女经期泻下溏薄,晨起尤甚,小便不利,月经量少,色清稀,腹痛喜按,腰酸腿软,尿频、四肢不温、面色晦黯,舌质淡润、苔薄白、脉沉弱。【附记】引自《名医治验良方》。朱小南方。屡用效佳。此外,若配用理疗法,效果尤佳。即睡眠时面朝下,背向上,使后顷之胞宫得以正其位,事半功倍,相得益彰,增加疗效。

10. 健脾止泻丸

【组成】人参9克,白术9克,茯苓9克,扁豆9克,山药9克,砂仁6克,甘草6克,莲子肉9克,陈皮9克,薏苡仁9克,桔梗6克,白芍12克。【制法】水丸。上药共研细末,和匀过筛,水泛为丸,如梧桐子大,晒干,贮瓶备用。【用法】口服。每次9克,每日2～3次,温开水送服。若证甚者,可取丸药30克,水煎服,连渣服下。【功能】健脾益气、渗湿止泻。【主治】经行泄泻(脾虚湿盛型)。症见经期腹泻、完谷不化、饮食减少、体倦、肌肉消瘦、眼睑及四肢轻度浮肿,月经量少、色淡、白带绵绵、腹痛、面色萎黄,舌质淡弱,脉虚缓。【附记】引自《名医治验良方》。韩百灵方。屡用效佳。

11. 麦冬口服液

【组成】麦冬30克,半夏15克,党参15克,川牛膝15克,赭石20克,甘草6克,粳米少许。【制法】浓缩液,上药加水煎煮3次,滤汁去渣,合并滤液,加热浓缩成口服液。每毫升含生药2克。贮瓶备用。【用法】口服。每次20毫升,每日2次。【功能】补肾调冲、降逆和中。【主治】妇女月经来潮前出现的眩晕、呕吐、头痛、咳、喘、吐血、衄血等症。【附记】引自《名医治验良方》。何秀川方。

屡用效佳。

12. 磁石口服液

【组成】灵磁石(先煎 1 小时)30 克,蒺藜 15 克,麦冬 15 克,玄参 15 克,秦当归 15 克,紫丹参 15 克,钩藤钩 9 克,杭白芍 20 克,龙胆 12 克,香白芷 6 克,粉藁本 6 克,荆芥 6 克,防风 6 克,怀牛膝 9 克。【制法】浓缩液。上药加水煎煮 3 次,滤汁去渣,合并滤液,加热浓缩成口服液。每毫升含生药 2 克。贮瓶备用。【用法】口服。每次 20 毫升,每日 2 次,于经前、经期服,连服 7 天。【功能】祛风活血、滋阴降火。【主治】经期头痛(肝郁化火型)。【附记】引自《名医治验良方》。哈孝贤方。屡用效佳。

13. 当归瞿麦散

【组成】秦当归 9 克,杭白芍 9 克,女贞子 9 克,墨旱莲 9 克,桑寄生 15 克,蒺藜 9 克,杭菊花 9 克,车前子 12 克,椿根白皮 15 克,瞿麦 15 克,黄芩 9 克,粉甘草 6 克。【制法】散剂。上药共研极细末,和匀过筛,贮瓶备用。【用法】口服。每次 9 克,每日 2～3 次,温开水冲服。【功能】清热利湿、养血平肝。【主治】肝热血虚、湿热下注、经间期出血。【附记】引自《名医治验良方》。哈荔田方。屡用效佳。

14. 地 甲 散

【组成】生地黄 12 克,熟地黄 15 克,生龟甲 30 克,山茱萸 15 克,怀山药 25 克,女贞子 15 克,墨旱莲 15 克,阿胶 10 克,白芍 15 克,五味子 3 克。【制法】散剂。上药焙干共研极细末,和匀,贮瓶备用。【用法】口服。每次 9 克,每日 2 次,温开水冲服。于经净后服至排卵期,约连服 10 天。宜连续几个月经周期调治。【功能】滋补肾阴。【主治】经间期出血(肾阴偏虚型)。【附记】引自《名医治验良方》。罗元恺方。屡用效佳。

15. 滋阴止血膏

【组成】生地黄 180 克,地骨皮 90 克,麦冬 120 克,玄参 150 克,墨旱莲 100 克,女贞子 100 克,山茱萸 90 克,怀山药 150 克,藕节 200 克,苎麻根 100 克,何首乌 150 克,生甘草 50 克。【制法】膏滋。上药加水煎煮 3 次,滤汁去渣,合并 3 次滤液,加热浓缩成清膏,再加冰糖 300 克,收膏即成。贮瓶备用。【用法】口服。每次 15～30 克,每日 2 次,开水调服。连服 5～7 天。【功能】滋补肾阴、凉血止血。【主治】肾阴不足、相火内动,以致冲任不固而经间期出血。【附记】引自《名医治验良方》。班秀文方。屡用效佳。

16. 胆 芩 散

【组成】龙胆 9 克,黄芩 9 克,栀子 9 克,泽泻 6 克,木通 6 克,车前子 9 克,当归 6 克,柴胡 6 克,生地黄 9 克,甘草 6 克,白芍 12 克。【制法】散剂。上药共研极细末,和匀,贮瓶备用。【用法】口服。每次 9 克,每日 2 次,温开水冲服。【功能】调肝清热止泻。【主治】经行泄泻(肝经湿热型)。症见经期泻如黄糜、腹痛、尿赤、肛门灼热、经色深红、量多、心烦易怒、胸胁胀满、口苦咽干、面红、苔黄燥、脉弦滑而数。【附记】引自《名医治验良方》。韩百灵方。屡用效佳。

17. 补 肾 丸

【组成】炒当归 10 克,赤芍 10 克,白芍 10 克,怀山药 10 克,干地黄 10 克,炒牡丹皮 10 克,茯苓 10 克,山茱萸 10 克,川续断 10 克,菟丝子 15 克,鹿角片 10 克,五灵脂 10 克,茜草 15 克。或加红花 5 克。【制法】水丸。上药共研细末,和匀过筛,水泛为丸,如梧桐子大,晒干,贮瓶备用。【用法】口服。每次 6～9 克,每日 2～3 次,温开水送服。于月经周期第 10～12 天白带较多时始服,连服 7 天,至基础体温上升 3 天后停。目的不在止血,在于促发排卵。

【功能】补肾助阳、活血促排卵。【主治】肾虚经间期出血病症。【附记】引自《名医治验良方》。夏桂成方。屡用效佳。

18. 乳 胀 散

【组成】当归、红花各 9 克,白术 6 克,王不留行、橘叶各 9 克,陈皮 3 克。【制法】散剂。上药共研为粗末,和匀,贮瓶备用。【用法】口服。每次取 45 克,水煎服,每日分 2～3 次温服。【功能】调经、活血、利尿、消胀。【主治】月经前乳房胀痛。【附记】引自《冉氏经验方》。冉雪峰方。屡用效佳。

(七)更年期综合征

1. 二 丹 丸

【组成】丹参 45 克,熟地黄 45 克,天冬 45 克,朱砂(为衣)6 克,远志 15 克,人参 15 克,菖蒲 15 克,茯神 30 克,麦冬 30 克,甘草 30 克。【制法】蜜丸。上药共研细末,和匀,炼蜜为丸,如梧桐子大。朱砂为衣,阴干,贮瓶备用。【用法】口服。每次 6～9 克,每日 2 次,空腹时温开水送服。【功能】益气养阴、安神定志。【主治】健忘失眠、心悸怔忡、舌红、苔薄白、脉虚数者。可用于更年期综合征、神经衰弱等病症。【附记】引自金代刘完素《素问病机气宜保命集》。屡用神效。

2. 妙 香 散

【组成】麝香(另研)3 克,煨木香 75 克,山药(姜汁炒)30 克,茯苓 30 克,茯神 30 克,黄芪 30 克,远志(炒)30 克,人参 15 克,桔梗 15 克,炙甘草 15 克,朱砂(另研)9 克。【制法】散剂。上药共研极细末,和匀,贮瓶备用。【用法】口服。每次 6 克,每日 2 次,以温酒送服。【功能】益气宁心、安神镇惊。【主治】心气不足、惊悸不安、心烦少寐、喜怒无常、夜多盗汗、饮食无味、头目昏眩、舌红苔薄白、脉细数者。可用于更年期综合征。胃神经官能症及淋病等病症。【附记】引自宋代《太平惠民和剂局方》。屡用颇验。孕妇忌服。

3. 解郁口服液

【组成】柴胡 15 克,白芍 15 克,香附 15 克,枳壳 30 克,广郁金 30 克,陈皮 9 克,广木香 9 克。【制法】浓缩液。上药加水煎煮 3 次,滤汁去渣,合并滤液,加热浓缩成口服液。每毫升含生药 2 克。贮瓶备用。【用法】口服。每次 20 毫升,每日 2 次。另取 1 剂,加水 1000～1500 毫升,煎沸 15 分钟,将药液倒入脚盆内,待温浸泡双足。每日 1 剂,每次浸泡 30 分钟。每剂药可连用 3 天。【功能】疏肝解郁、和畅气血、宽胸止痛。【主治】更年期综合征(肝气郁结型)。【附记】引自程爵棠,程功文《足底疗法治百病》。笔者家传秘方。临床对症用之,效果甚佳,尤其配合内服,效果尤佳。

4. 滋阴补肾膏

【组成】生地黄 200 克,熟地黄 300 克,何首乌 200 克,枸杞子 200 克,山茱萸 150 克,怀山药 300 克,白芍 300 克,菟丝子 150 克,女贞子 200 克,墨旱莲 300 克,龟甲胶 200 克,鳖甲胶 150 克,川牛膝 150 克,黑大豆 300 克,酸枣仁(炒)150 克,远志 100 克,茯苓 150 克。【制法】膏滋。上药除龟甲胶、鳖甲胶外,余药加水煎煮 3 次,滤汁去渣,加热浓缩成清膏,再将龟甲胶、鳖甲胶加适量黄酒浸泡后隔水炖烊后,冲入清膏和匀,然后加蜂蜜 300 克,收膏即成。贮瓶备用。【用法】口服。每次 15～30 克,每日 2 次,开水调服。【功能】滋补肾阴。【主治】更年期综合征(肾阴虚型)。多表现为烘热汗出、烦躁易怒、失眠心悸、头晕耳鸣等症。【加减】如阴虚火旺、面红、烦躁者,加黄柏 100 克,知母 100 克;如阴虚便秘、口干者,加麦冬 200 克,天冬 150 克,天花粉 150 克;如血压升高者,加夏枯草 300 克,菊花 100 克,珍珠母 300 克。【附记】引自汪文娟、庄燕鸿、陈保华《中医膏方指南》。屡用效佳。

5. 温补肾阳膏

【组成】仙茅 100 克,淫羊藿 150 克,菟丝子 300 克,杜仲 150 克,山茱萸 150 克,熟地黄 150 克,怀山药 150 克,枸杞子 150 克,何首乌 150 克,桑寄生 15 克,当归 50 克,鹿角胶 200 克,龟甲胶 100 克。【制法】膏滋。上药除鹿角胶、龟甲胶外,余药加水煎煮 3 次,滤汁去渣,加热浓缩成清膏,再将鹿角胶、龟甲胶加适量黄酒浸泡后隔水炖烊,冲入清膏和匀,然后加蜂蜜 300 克,收膏即成。贮瓶备用。【用法】口服。每次 15～30 克,每日 2 次,开水调服。【功能】温补肾阳。【主治】更年期综合征(肾阳虚型)。多表现为虚烦不宁、面色晦黯、面目水肿、精神萎靡、腰酸腿软、手足不温等症。【加减】如怕冷明显者,加附子 30 克,肉桂(研末兑入)5 克;如小便清长者,加覆盆子 150 克,桑螵蛸 150 克,益智仁 150 克;如耳鸣严重者,加磁石 200 克,柴胡 30 克,石菖蒲 150 克。【附记】引自汪文娟、庄燕鸿、陈保华《中医膏方指南》。屡用效佳。同时患者应保持心情乐观、豁达,以提高生活质量;避免过度疲劳,做到劳逸结合;饮食以清淡、营养、易消化为主。

6. 更年健口服液

【组成】生地黄 15 克,白芍 12 克,枸杞子 12 克,菟丝子 12 克,龟甲 15 克,淫羊藿 12 克,巴戟天 12 克,肉苁蓉 12 克,知母 15 克,黄柏 9 克,黄连 3 克,茯苓 9 克。【制法】浓缩液。上药加水煎煮 3 次,滤汁去渣,合并滤液,加热浓缩成口服液。每毫升内含生药 2 克。贮瓶备用。【用法】口服。每次 35 毫升,每日 2 次,连续服药 3 个月。【功能】滋肾养肝、清泄心火。【主治】更年期综合征(肾阴虚型)。【附记】引自《上海中医药杂志》。毛秋芝方。屡用效佳。

7. 益 肾 丸

【组成】沙参 20 克,熟地黄 20 克,山药 20 克,枸杞子 20 克,菟丝子 20 克,五味子 15 克,女贞子 15 克,桑椹 15 克,当归 10 克,茺蔚子 20 克,柏子仁 12 克,首乌藤 20 克。【制法】水丸。上药共研细末,和匀,水泛为丸,如梧桐子大,晒干,贮瓶备用。【用法】口服。每次 6～9 克,每日 3 次,空腹时温开水送服。【功能】益肾补阴、养血安神、滋水涵木、平肝潜阳。【主治】妇女更年期综合征。症见月经异常(经期、经量不规则),精神倦怠、头晕耳鸣、健忘失眠、情志不舒、烦躁易怒、心悸多梦、面部浮肿、手足心热、汗多口干、尿频、便溏等。【加减】偏肾阴虚者,去当归,加麦冬 15 克,知母 15 克,龟甲 20 克;偏肾阳虚者,去茺蔚子、柏子仁,加山茱萸 10 克,附子 10 克,肉桂 5 克;心肾不交者,加远志 10 克,朱砂 10 克;肝肾阴虚者,去当归、五味子、菟丝子,加石决明 15 克,墨旱莲 15 克,夏枯草 15 克,珍珠母 15 克。【附记】引自《名医治验良方》。凌绥百方。屡用效佳。

8. 安神润燥丸

【组成】全当归 12 克,杭白芍 15 克,天冬 12 克,麦冬 12 克,女贞子 15 克,龟甲 15 克,茯神 15 克,竹茹 10 克,浮小麦 30 克,生地黄 12 克,甘草 5 克,玄参 15 克。【制法】蜜丸。上药以数倍量,共研细末,和匀,炼蜜为丸,每丸重 10 克,分装备用。【用法】口服。每次 1 丸,每日 2～3 次,空腹温开水送服。【功能】养阴润燥、退热潜阳、止汗除烦、安神宁志。【主治】更年期综合征。【加减】若烦躁甚者,加磁石 12 克,栀子 12 克,牡丹皮 12 克;心神不宁者,加朱砂 5 克,琥珀 5 克(均为细末,分 2 次冲服);睡眠不佳者,加炒酸枣仁 15 克,柏子仁 15 克;汗多者,加煅龙骨 30 克,麻黄根 9 克;大便秘结者,加火麻仁 15 克,郁杏仁 15 克;胸闷者,加陈皮 12 克,枳壳 15 克。【附记】引自《名医治验良方》。李振华方。临床运用此方治疗数十例,疗效颇佳,尚未发现无效者。

9. 更 年 散

【组成】黄芩 10 克,黄连 3 克,生地黄 10 克,熟地黄 10 克,当归 10 克,白芍 10 克,川芎 10 克,墨旱莲 15 克,女贞子 10 克,桑叶 10 克,菊花 10 克,生牡蛎 30 克。【制法】散剂。上药共研极细末,和匀,贮瓶备用。【用法】口服。每次 9 克,每日 2～3 次,温开水冲服。【功能】养血柔肝、滋阴潜阳。【主治】更年期综合征(阴虚肝旺型)。症见经期先后不良、经量或多或少、恶寒或发热、心烦易怒、面红目赤、头晕目眩、烘热汗出、手足心热、口干失眠、舌红脉弦。【加减】下肢及面部浮肿者,加石韦 10 克,茯苓 10 克;血压升高、头晕者,加夏枯草 15 克,葛根 10 克,牛膝 10 克,钩藤 15 克,桑寄生 15 克;失眠明显者,加首乌藤 20 克,炒酸枣仁 15 克;腰酸腰痛者,加川续断 10 克,狗脊 10 克;自汗过多、乏力者,加党参 15 克,麦冬 10 克,五味子 10 克;两胁不适、口苦者,加柴胡 10 克,龙胆 10 克。【附记】引自《名医治验良方》。祝谌予方。屡用效佳。

10. 甘麦大枣口服液

【组成】夏枯草 10 克,白芍 10 克,菖蒲 10 克,远志 10 克,浮小麦 30 克,甘草 3 克,大枣 5 枚,牡丹皮 10 克,龙齿 15 克,茺蔚子 10 克,蒺藜 10 克。【制法】浓缩液。上药加水煎煮 3 次,滤汁去渣,合并滤液,加热浓缩成口服液。每毫升内含生药 2 克。贮瓶备用。【用法】口服。每次 25 毫升,每日 2 次。半个月为 1 个疗程。【功能】养心安神、平肝潜阳。【主治】更年期综合征。症见经断前后、头晕心烦、失眠、口干、烘热汗出、腰痛、便秘、血压波动、舌红苔少、脉数或细弦等。【加减】阴虚较重者,加生地黄 15 克,玄参 15 克,麦冬 15 克;心悸失眠甚者,加炒酸枣仁 15 克,柏子仁 15 克。【附记】引自《名医治验良方》。丁蔚然方。临床屡用,多可收到预期的效果。

11. 归地口服液

【组成】当归 80 克,白芍 80 克,菟丝子 80 克,黄柏 80 克,淫羊藿 80 克,生地黄 60 克,熟地黄 60 克,知母 60 克,大枣 50 克,川芎 40 克,炙甘草 40 克,浮小麦 20 克。【制法】浓缩液。上药加水煎煮 3 次,滤汁去渣,合并滤液,加热浓缩成口服液。每毫升内含生药 2 克。酌加防腐剂。贮瓶备用。【用法】口服。每次 20～50 毫升,每日 2 次。15 天为 1 个疗程。【功能】益肾健脾、养血安神。【主治】更年期综合征。【附记】引自《上海中医药杂志》。朱雪萍方。治疗 30 例,治愈 17 例,好转 8 例,无效 5 例。总有效率为 83.33％。

12. 山 地 散

【组成】熟地黄 9 克,山药 9 克,山茱萸 9 克,牡丹皮 9 克,泽泻 6 克,茯苓 9 克,白芍 12 克,牡蛎 12 克,龙齿 12 克,龟甲 12 克,石决明 12 克,沙苑子 9 克。【制法】散剂。上药共研极细末,和匀,贮瓶备用。【用法】口服。每次 9 克,每日 2～3 次,温开水冲服。【功能】滋阴养肝、潜阳安神。【主治】绝经前后诸症(肝肾阴虚型)。症见头眩、目花、心烦易怒、烘热汗出、五心烦热、情志反常、月经乍多乍少、持续不断、血色淡红、耳鸣、潮热盗汗、手足心热、面红颧赤、口干不欲饮、舌干红无苔、脉弦细数。【附记】引自《名医治验良方》。韩百灵方。屡用效佳。

13. 当归二仙丸

【组成】熟地黄 20 克,山茱萸 10 克,枸杞子 10 克,怀山药 10 克,炙甘草 9 克,杜仲 8 克,菟丝子 10 克,当归 15 克,巴戟天 10 克,仙茅 6 克,淫羊藿 10 克,盐黄柏 3 克,盐知母 3 克。【制法】水丸。上药共研细末,和匀,水泛为丸,如梧桐子大,晒干,贮瓶备用。【用法】口服。每次 6～9 克,每日 2 次,空腹温开水送服。【功能】

温肾补阳。【主治】更年期综合征(肾阳虚衰型)。症见面色晦黯、精神萎靡、形寒肢冷、腰膝酸软、纳呆腹胀、大便溏薄,或经行量多,或崩中暴下、色淡或黯,面浮肢肿、夜尿多或尿频失禁,或带下清稀,舌淡、舌胖嫩边有齿印,苔薄白、脉沉细无力。【加减】寒重者,加制附子、肉桂;水肿者,加大腹皮、茯苓皮、泽泻;便溏者,减熟地黄分量,加炮姜、砂仁;腰脊关节冷痛者,加防己;小便量多及夜尿甚者,加益智仁、覆盆子、桑螵蛸;小腹冷、月经推迟、色淡或黑者,加炮姜、炒艾叶、阿胶、肉桂;兼有瘀块者,加牡丹皮、红花、紫草。【附记】引自《名医治验良方》。王智贤方。屡用效佳。服药期间忌食犬、牛、羊肉及鲫鱼之类。

14. 乌鸡白凤丸

【组成】乌骨鸡(约 1000 克)1 只,熟地黄 180 克,益母草 180 克,党参 180 克,黄芪 120 克,当归 120 克,丹参 90 克,茯苓 90 克,川续断 90 克,阿胶 90 克,龟甲胶 90 克,鹿角胶 90 克,鹿茸 90 克,白芍 90 克,川芎 90 克,白术 90 克,枸杞子 90 克,砂仁 60 克,芦子 60 克,人参 45 克,延胡索 45 克,香附 45 克,黄芩 45 克,白薇 45 克,甘草 30 克。【制法】蜜丸。上药共研为细末,炼蜜为丸,每丸重 9 克。分装备用。【用法】口服。每次 1 丸,每日 2 次,温开水化服。【功能】补养气血、调经止带。【主治】妇女更年期综合征,人工流产后综合征(气血两虚型)。症见身体瘦弱、腰酸腿软、盗汗、月经不调、崩漏带下、失眠。【附记】引自《上海市药品标准》。屡用效佳。

15. 大调经丸

【组成】制香附 90 克,当归(姜汁炒)90 克,怀山药 90 克,川芎 30 克,人参 30 克,乌药 30 克,白芍(酒炒)60 克,白术(姜炒)60 克,丹参 60 克,川续断 60 克,生地黄(酒煮)120 克,肉桂 15 克。【制法】蜜丸。上药共研细末,和匀,炼蜜为丸,如梧桐子大。贮瓶备用。【用法】口服。每次 50 丸,每日 2 次,温开水送服。【功能】益气养血、理气调经。【主治】妇女血虚,40 岁左右经水先绝、肌热面黄、饮食减少、脉涩而细。【附记】引自宋代《陈素庵妇科补要》。屡用有效。

16. 参麦地黄丸

【组成】玄参 10 克,丹参 10 克,党参 10 克,天冬 5 克,麦冬 5 克,生地黄 12 克,熟地黄 12 克,柏子仁 10 克,熟酸枣仁 10 克,远志 5 克,当归 3 克,茯苓 10 克,浮小麦 10 克,白芍 10 克,延胡索 6 克,龙骨 15 克,牡蛎 15 克,五味子 15 克,桔梗 5 克。【制法】水丸。上药共研细末,和匀;水泛为丸,如梧桐子大,晒干,贮瓶备用。【用法】口服。每次 6～9 克,每日 2 次,温开水送服。16 天为 1 个疗程。【功能】养心、益阴、安神、镇潜。【主治】妇女更年期综合征。症见头晕头痛、焦虑忧郁、失眠多梦、精神疲乏、心悸怔忡、健忘、多汗、食欲减退、腹胁腰痛、舌红苔少、脉弦细等。【加减】如自汗不已者,加麻黄根、牡蛎;面颊潮红者,加牡丹皮、地骨皮;带下过多者,加海螵蛸、枳实;头晕眩者,加天麻。【附记】引自《名医治验良方》。梁剑波方。屡用效佳。

17. 坤宁安胶囊

【组成】柴胡 15 克,党参 15 克,半夏 15 克,当归 15 克,大黄 5 克,桂枝 7.5 克,生龙骨 20 克,生牡蛎 20 克,赭石 20 克,首乌藤 20 克,炒酸枣仁 20 克,朱砂面 2.5 克。【制法】胶囊。上药经用现代科学方法提取,制成胶囊,备用。【用法】口服。每次 4～6 粒,每日 2 次,温开水送服。【功能】疏肝解郁、养心安神。【主治】神经衰弱、神经官能症、男女更年期综合征。症见头晕、健忘、失眠、心悸、气短、胸满、烦闷、胁痛、口苦、咽干、眼花、目涩、耳鸣、月经不调等。【附记】引自《程氏医学笔记》。柯利民方。多年应用,效果佳。

18. 龙牡地黄膏

【组成】山茱萸150克,怀山药150克,枸杞子150克,熟地黄150克,生地黄500克,淡竹叶150克,麦冬150克,黄连100克,夏枯草150克,生龙骨200克,生牡蛎200克,牡丹皮150克,桃仁100克,炙甘草150克,浮小麦150克,大枣50枚。【制法】膏滋。上药加水煎煮3次,滤汁去渣,合并滤液,加热浓缩为清膏,再加白冰糖150克,蜂蜜150克,收膏即成。贮瓶备用。【用法】口服。每次150～300克,每日2次,温开水调服。【功能】补益肝肾、清火宁心、活血化瘀。【主治】更年期综合征(肾虚血瘀、心肝火旺型)。【加减】临症应用,可随症稍作加减。【附记】引自《名医治验良方》。王秀霞方。屡用效佳。同时应注意自身的心理调节,保持心情舒畅,使心理治疗和药物治疗相得益彰,因此用之临床,疗效显著。

19. 地 齿 散

【组成】生地黄12克,枸杞子12克,何首乌12克,白芍9克,当归9克,女贞子9克,墨旱莲9克,蒺藜9克,菟丝子9克,北沙参9克,煅龙齿20克,白豆蔻仁3克。【制法】散剂。上药共研极细末,和匀,贮瓶备用。【用法】口服。每次9克,每日3次,温开水冲服。【功能】补肾养肝、滋阴敛阳。【主治】妇女更年期综合征。症见月经紊乱、经期延后或提前、经量忽多忽少,常感头晕眩、精神疲惫、四肢乏力、忧郁易怒、心悸不寐、腰酸耳鸣、手心灼热、口干多汗、食纳不振等。【附记】引自《名医治验良方》。傅寿生方。屡用效佳。

20. 滋 肾 丸

【组成】生地黄15克,玄参9克,知母9克,黄柏6克,白芍15克,枸杞子9克,菊花9克。【制法】水丸。上药共研细末,和匀,水泛为丸,如梧桐子大,晒干,贮瓶备用。【用法】口服。每次9克,每日 2 次,温开水送服。【功能】滋肾清热、平肝安神。【主治】更年期综合征(肾虚肝旺型)。症见头晕耳鸣、烦躁易怒、腰酸乏力、大便干燥、舌红、苔少、脉细数或细弦。【附记】引自《名医治验良方》。王大增方。屡用效佳。

21. 滋肾舒肝散

【组成】首乌藤 30 克,远志 10 克,石菖蒲 5 克,炒酸枣仁 15 克,茯苓 15 克,合欢皮 10 克,龙齿 12 克,柴胡 6 克,陈皮 6 克,紫贝齿 10 克,香附 15 克,生地黄 12 克,当归 12 克,白芍 15 克,橘红 10 克。【制法】散剂。上药共研极细末,和匀,贮瓶备用。【用法】口服。每次 9 克,每日 2 次,温开水冲服。【功能】养心滋肾、疏肝安神。【主治】更年期综合征。症见月经失调、烘热汗出、情绪不稳、忧思易怒、失眠健忘、心悸眩晕、腰酸肢软等。【加减】肝郁甚者,加青皮;脾虚者,加山药;肾虚甚者,加淫羊藿、桑椹、桑寄生;肺阴虚者,加百合;心阴虚甚者,加沙参、麦冬、石斛;气虚甚者,加人参;眩晕、手颤者,加石决明、蒺藜、钩藤;耳聋耳鸣者,加磁朱丸;失眠、易激动者,加琥珀粉、明玳瑁;虚汗者,加浮小麦;痰湿盛者,和温胆汤。【附记】引自《名医治验良方》。王敏之方。屡用效佳。

22. 温肾健脾丸

【组成】党参 10 克,淫羊藿 10 克,仙茅 10 克,炒白术 10 克,钩藤 15 克,牡丹皮 10 克,黄芪 12 克,连皮茯苓 12 克,防己 12 克,怀山药 9 克,合欢皮 10 克,补骨脂 10 克。【制法】水丸。上药共研细末,和匀,水泛为丸,如梧桐子大,晒干,贮瓶备用。【用法】口服。每次 6~9 克,每日 2 次,空腹温开水送服。【功能】温肾扶阳、健脾利水。【主治】更年期综合征。症见面色晦黯、浮肿、神疲乏力、形寒肢冷、头昏烦躁、烘热出汗、情绪忧郁、沉默寡言、腰膝酸冷、纳呆腹胀、大便溏薄、小便清长,月经量多、色淡、无血块,带下清稀。舌质淡红、边有齿痕,苔薄白、脉沉细。【加减】失眠者,加紫贝齿、合欢皮各 10 克;胸闷不舒、情绪忧郁者,加广郁金 6 克,娑罗子 10 克;眩晕浮肿明显者,加天麻 6 克,车前子 10 克,泽泻 10 克;夹有阴虚火旺、虚烦口渴、大便较硬者,加炙知母 6 克,炒黄柏 9 克,女贞子 10 克。【附记】引自《名医治验良方》。夏桂成方。屡用效佳。

23. 痰瘀双消膏

【组成】生黄芪 150 克,莪术片 120 克,西川芎 100 克,炮山甲(代)120 克,全瓜蒌 150 克,淡海藻 150 克,生山楂 200 克,云茯苓 120 克,建泽泻 120 克。【制法】膏滋。上药加水煎煮 3 次,滤汁去渣,合并滤液,加热浓缩为清膏。再加赤砂糖 200 克,蜂蜜 100 克,收膏即成。贮瓶备用。【用法】口服。每次 15～30 克,每日 2 次,开水调服。【功能】气血并调、痰瘀双消。【主治】更年期综合征。症见形体肥胖、少动懒言、面部色素沉着、浮肿,四肢有蚁走感,或兼有月经紊乱、色黯红夹有血块者。【附记】引自《名医治验良方》。姚寓晨方。屡用效佳。

24. 紫芍口服液

【组成】紫草 30 克,白芍 18 克,巴戟天 18 克,淫羊藿 15 克,麦冬 15 克,五味子 15 克,当归 10 克,知母 10 克,竹叶 10 克。【制法】浓缩液。上药加水煎煮 3 次,滤汁去渣,合并滤液,加热浓缩成口服液。每毫升内含生药 2 克。贮瓶备用。【用法】口服。每次 20 毫升,每日 2 次。10 天为 1 个疗程。【功能】凉血清热、平补阴阳。【主治】更年期综合征。【加减】肝肾阴虚者,加熟地黄 20 克,枸杞子 20 克;脾肾阳虚者,加肉桂 6 克,熟附子 15 克。【附记】引自《集验百病良方》。屡用效佳。尤以肝肾阴虚者疗效为优。本方旨在调冲任、养阴血、清虚热,如脾肾阳虚者,则须加强温阳药力。

25. 加味二仙丸

【组成】仙茅 9 克,淫羊藿 9 克,黄柏 9 克,知母 9 克,当归 9

克,五味子 9 克,白芍 9 克,川芎 9 克,生地黄 30 克,珍珠母 30 克,炒酸枣仁 15 克,灵芝草 15 克。【制法】水丸。上药共研细末,和匀,水泛为丸,如梧桐子大,晒干,贮瓶备用。【用法】口服。每次6～9 克,每日 3 次,温开水送服。半个月为 1 个疗程。【功能】温肾养肝、滋阴降火、潜阳宁神。【主治】更年期综合征。症见月经不调、或多或少、或迟或早,阵发性忽冷忽热、颜面颧红出汗、头晕目眩、失眠、性躁、易怒等。【加减】临床应用,以本方为基础,随症加减,并着重突出对症用药:如失眠偏剧,可重用酸枣仁,加首乌藤、合欢皮各 15 克,川黄连 3 克或加柏子养心丸,晚服 9 克;阴虚明显,有口干、大便秘结者,加石斛、麦冬各 9 克,芦根 15 克,望江南30 克,生何首乌 9 克;气虚明显、有乏力懒动者,加党参、黄芪、黄精、玉竹各 9 克;性躁易怒者,加山栀子 9 克,龙胆 3 克,牡丹皮 9克;腰痛者,加杜仲、川续断、狗脊各 9 克;眩晕者,加熟地黄 15 克,菊花 9 克,天麻 6 克;上火者,加墨旱莲 15 克,女贞子 15 克,决明子 9 克,夏枯草 9 克。一般情况可以原方服用,不需加减。【附记】引自《名医治验良方》。姜春华方。多年应用,效果甚佳。

26. 更 年 安 片

【组成】生地黄 12 克,熟地黄 12 克,泽泻 9 克,茯苓 12 克,丹参 6 克,怀山药 12 克,山茱萸 9 克,何首乌 12 克,仙茅 12 克。【制法】片剂。上药依法加工制成片剂。每片重 0.35 克。贮瓶备用。【用法】口服。每次 4～6 片,每日 3 次,空腹温开水送服。【功能】滋补肾阴、宁心安神。【主治】更年期综合征(肾阴不足、心火偏旺型)。【附记】引自胡熙明《中国中医秘方大全》。张莳蓉方。经天津市妇产科医院 20 余年临床应用观察,疗效显著。张氏治疗阴虚阳亢型更年期综合征 382 例。总有效率为 98.2%。

27. 坤 宝 丸

【组成】生地黄 12 克,白芍 2 克,女贞子 12 克,杭菊花 9 克,黄芩 9 克,炒酸枣仁 9 克,生龙齿 30 克。【制法】蜜丸。上药共研细末,和匀,炼蜜为丸,如梧桐子大,阴干,贮瓶备用。【用法】口服。每次 3 克,每日 2 次,温开水送服。2 个月为 1 个疗程。【功能】养阴平肝、安神镇惊。【主治】更年期综合征(肝肾阴虚型)。【附记】引自《名医治验良方》。刘琨方。治疗 330 例,痊愈 112 例(占 33.9%),显效 144 例(占 43.6%),好转 64 例(占 19.4%),无效 10 例。总有效率为 97%。

28. 理气调血散

【组成】醋柴胡 9 克,川楝子 8 克,醋香附 9 克,合欢花 12 克,沉香 6 克,路路通 6 克,熟地黄 18 克,当归身 12 克,白芍 12 克,甘草 9 克,枸杞子 12 克,川芎 5 克。【制法】散剂。上药共研极细末,和匀,贮瓶备用。【用法】口服。每次 9 克,每日 2 次,温开水冲服。【功能】疏肝理气、养血安神。【主治】更年期综合征。【加减】腰痛、腰肢酸软者,加杜仲 12 克,川续断 12 克;伴有形寒肢冷、小腹冷痛者,加附子 9 克,肉桂 9 克;五心烦热并有汗出者,加山茱萸 9 克,龟甲 15 克;血压偏高、头晕耳鸣者,加天麻 12 克,钩藤 12 克,珍珠母 30 克;心悸失眠较著者,加炒酸枣仁 18 克,龙齿 18 克,远志 8 克。【附记】引自《名医治验良方》。张连城方。多年应用,疗效满意。

二、带 下 病

带下病(阴道炎)

1. 白 带 膏

【组成】细生地黄 120 克,京玄参 45 克,炒党参 90 克,怀山药 90 克,白术 45 克,云茯苓 90 克,桑螵蛸 90 克,当归身 45 克,生白芍 45 克,地骨皮 45 克,熟女贞子 90 克,炒牡丹皮 45 克,炒子芩 45 克,炒杜仲 90 克,炒川续断 90 克,大芡实 90 克,煅牡蛎 120 克,黑芝麻 90 克,肥玉竹 45 克,川牛膝 45 克,川楝子 45 克,金银花炭 90 克,核桃肉 120 克。再加驴皮胶 120 克,鳖甲胶 120 克,冰糖 250 克。【制法】膏滋。上味精选道地药材,加水煎煮 2～3 次,滤汁去渣,合并滤液,加热浓缩为清膏,再加驴皮胶、鳖甲胶加适量黄酒浸泡后隔水炖烊,冲入清膏和匀,然后加冰糖,搅匀,文火收膏。贮瓶备用。【用法】口服。用时每次服此膏适量(约 1 食匙),每日 2～3 次,开水调服。【功能】育阴和阳、清热除湿。【主治】白带。经事超前、口干齿痛、便闭、湿热下注、带脉失固、腰背酸楚、白带绵绵。【附记】引自程爵棠《百病中医膏散疗法》。秦伯未方。屡用特效。素体阴虚、血热气火内盛,既有火气之有余,又有真阴之不足。本方清补兼施、泻中寓补、补在其中矣。故用治白带(本证),每收良效。

2. 牡蛎散

【组成】牡蛎45克,龙骨45克,赤石脂45克,肉苁蓉(酒浸切焙)45克,石斛45克,海螵蛸(去甲)45克,黄芪45克,牛角腮灰60克,阿胶(炒)60克,熟地黄60克,芍药(炒)60克,炮干姜37.5克,当归37.5克,人参37.5克,白术37.5克,桑椹37.5克,肉桂(去粗皮)30克,附子(炮)30克,炒艾叶30克。【制法】散剂。上药共研极细末,和匀,贮瓶备用。【用法】口服。每次9克,每日2次,平旦米饮调服。【功能】补肾健脾、调经固涩。【主治】带下及月经过多,或暴下血片。【附记】引自明代王肯堂《证治准绳》。屡用皆效。

3. 止带丸(一)

【组成】鹿角霜60克,牡蛎60克,海螵蛸(醋炙)90克,当归(酒炒)60克,白芍(酒炒)45克,熟地黄120克,杜仲(盐水炒)60克,川续断60克,沙苑子(盐水炒)60克,茯苓60克,莲子心120克,黄柏(盐水炒)30克,椿根白皮(醋炒)90克。【制法】蜜丸。先将熟地黄煮烂,与诸药打和晒干,共研为细末,用白蜜180克炼熟为丸,如绿豆大。阴干,贮瓶备用。【用法】口服。每次6克,每日2次,食前温开水送服。【功能】补肝益肾、清热止带。【主治】阴道炎(下焦湿热、肾阴亏虚型)。症见赤白带下、日久不愈。【附记】引自《中药成方配本》。屡用效佳。

4. 归附地黄丸

【组成】当归(酒洗)90克,川芎30克,白芍(酒炒)60克,熟地黄30克,香附(童便浸,炒)60克,陈皮45克,黄柏(童便浸三日,晒干)45克,知母(酒浸,晒干)45克,五味子45克,苍术(米泔水浸,炒)60克,煅牡蛎15克,椿根白皮(酒炒)75克。【制法】糊丸。上药共研细末,和匀过筛,酒打糊为丸,如梧桐子大,阴干,贮瓶备用。【用法】口服。每次 50 丸,每日 3 次,空腹时淡盐汤送服。【功能】养阴清热、燥湿止带。【主治】老年性阴道炎。症见赤白带下者。【加减】气虚者,酌加人参、白术;兼湿热带下重者,酌加鸡冠花、墓头回。一方有白葵花,另一方有山茱萸,无五味子。【附记】引自明代龚廷贤《寿世保元》。屡用效佳。忌葱白、萝卜、胡椒煎炒,发热之物。

5. 溯 源 丹

【组成】当归(酒洗)60 克,熟地黄(酒蒸)60 克,蕲艾(酒炒)60 克,香附(醋浸炒)90 克,川芎(米泔制)36 克,人参 36 克,白芍(酒炒)18 克,阿胶(蛤粉炒)18 克,白术 18 克,白茅根 18 克,椿根白皮(酒炒)30 克,黄柏(酒炒)30 克,地榆 21 克,白茯苓(去皮)24 克,白石脂 21 克。【制法】糊丸。上药共研细末,和匀过筛,米醋糊为丸,如梧桐子大,阴干,贮瓶备用。【用法】口服。每次五六十丸(约 6 克),每日 3 次,空腹时米汤送服。【功能】益气活血、清热利湿、调经止带。【主治】妇人赤白带下。【附记】引自明代龚廷贤《寿世保元》。屡用神验。

6. 六龙固本丸

【组成】怀山药 120 克,巴戟天 120 克,山茱萸 120 克,川楝子 60 克,黄芪 30 克,补骨脂(青盐 9 克煎汤拌浸半日搓去皮,黄柏 15 克酒煎拌炒)60 克,小茴香(盐 6 克煎汤拌川楝子肉同炒干)30 克,人参 60 克,莲蓬肉 60 克,木瓜 60 克,当归身 60 克,生地黄 60 克,白芍 30 克,川芎 30 克。【制法】膏丸。上药先用童便、白酒拌浸一日,又浸又烘干后。共研细末,和匀过筛,用斑龙胶一料和药为丸,如梧桐子大,阴干,贮瓶备用。【用法】口服。每次百丸。每日 2 次,空腹淡盐汤送服。【功能】益气养血、补肾固本。【主治】赤白带下及小产后虚者,血出崩虚、五劳七情劳怯及一切不足之症并欲求嗣保孕、妇女诸虚等症。【附记】引自明代龚廷贤《寿世保元》。临床屡用,皆有殊效。

7. 黄 连 膏

【组成】黄连18克,姜黄18克,当归18克,黄柏18克,生地黄72克,香油800毫升,黄蜡120克。【制法】膏药。上药以香油浸泡2天,文火煎熬枯去渣,再入黄蜡熔化成膏即得。贮罐备用。【用法】外用。先用0.5%醋酸或1%乳酸冲洗阴道,再用此膏涂阴道壁。每日1次,10次为1个疗程。【功能】滋阴养血、清热除湿。【主治】老年性阴道炎、阴道涩痒、赤白带下、外阴肿大。【附记】引自《中医妇科治疗学》。屡用皆效。

8. 白 带 散

【组成】阳起石(煅)135克,禹粮石(煅)60克,龙骨(煅)60克,牡蛎(煅)60克,茯苓60克,怀山药60克,芡实45克,莲子肉45克,金樱壳45克,扁豆花45克,白槿(又名佛桑花)45克,正石莲45克,石斛45克,车前子50克。【制法】散剂。上药共研极细末,和匀,贮瓶备用。【用法】口服。每次6克,每日3次,温开水送服。【功能】温肾健脾、固涩止带。【主治】虚寒带下。【附记】引自程爵棠、程功文《名医百家集验高效良方》。蔡仰高方。屡用效佳。

9. 黄 蛇 散

【组成】蛇床子9克,黄柏6克,吴茱萸3克。【制法】散剂。上药共研细末,和匀,贮瓶备用。【用法】外用。用时取此散9~18克,一为布包,温水浸泡15分钟后,煎数沸。倾入盆中,趁热熏洗,坐浴。早、晚各1次,每次10~15分钟。洗后拭干,拭干外阴部,内阴部位待其自然吸收。经期须停用。亦可将药散用布包置于大口杯中,再用开水冲沏后,浸泡备用。一般多以晨泡晚用,晚泡晨用。应用时将药液倾入盆中,再加以适量沸水,熏洗坐浴。一包药可浸泡2次。在药效的作用发挥上,前法较后法为优。【功能】散寒燥湿、消炎止痒。【主治】寒湿或湿热下注而致带下阴痒,或阴部肿痛,或尿道感染、尿痛、尿频等症。可用于外阴炎、外阴湿疹、急性女阴溃疡、单独性阴道炎、滴虫性阴道炎、慢性子宫颈炎、尿道感染等疾病。【加减】带下量多、清稀、淋漓不止者,可选加石榴皮、桑螵蛸、诃子、小茴香;带下色黄、黏稠气秽者,可选加苍术、蒲公英、萆薢、草河车;瘙痒剧烈者,可选加枯矾、苦参、小茴香;阴部肿痛者,可选加香白芷、净苏木、刺猬皮、蒲公英、连翘、小茴香;糜烂、溃疡、局部有脓性分泌物者,可选加白鲜皮、虎杖、金银花、蒲公英、桑螵蛸等。临床随病情加减,既能用于阴中寒湿,也可用于湿热下注之症。【附记】引自《名医治验良方》。哈荔田方。屡用效佳。

10. 老年经脉不调散

【组成】法半夏 10 克,地骨皮 10 克,瓜蒌瓢 15 克,浙贝母 15 克,土茯苓 25 克,川牛膝 15 克,炒枳壳 10 克,炙甘草 15 克,生白芍 30 克,沉香 9 克。【制法】散剂。上药共研极细末,和匀,贮瓶备用。【用法】口服。每次 9～15 克,每日早晨、临睡前空腹各服 1 次,开水冲服。或每日 1 剂,水煎服。【功能】理气化痰、清热利湿、补益肝肾。【主治】经断复来、老妇阴道炎、泌尿系感染、早期宫颈癌。症见赤白带下、黏物腥臭、小腹时痛、腰酸、便秘。【加减】若脉弦滑、苔白腻者,加墓头回 25 克,蚤休 30 克;见红多者,加茜草 15 克,仙鹤草 30 克;腰酸痛者,加炒杜仲 15 克,川续断 20 克。【附记】引自《名医治验良方》。武明钦家传秘方。余临床应用 40 余年,观察治案百余例,疗效满意。服药期间,禁食生冷、腥荤、辛辣、性易静、勿动肝气。

11. 固 本 散

【组成】山药 15 克,白芍 20 克,人参 15 克,炙黄芪 20 克,鹿角 30 克,龟甲 15 克,龙骨 30 克,牡蛎 30 克,五倍子 15 克,升麻 3 克。【制法】散剂。上药共研极细末,和匀,贮瓶备用。【用法】口服。每次 9 克,每日 2 次,温开水冲服。【功能】调理冲任、止带固本。【主治】妇女白带、久而不愈、渐致虚怯。【加减】月经期者,加当归、黄芩、黄连;月经后期者,加香附、丹参;有瘀血者,加桃仁、红花。【附记】引自《名医治验良方》。彭静山方。屡用效佳。

12. 健脾止带散

【组成】白术 50 克,泽泻 10 克,女贞子 20 克,海螵蛸 25 克。【制法】散剂。上药共研极细末,和匀,贮瓶备用。【用法】口服。每次 9 克,每日 3 次,温开水冲服。【功能】健脾利湿、养阴止带。【主治】脾气虚弱(即体虚)引起的白带证。【加减】如带下量多、清稀如水者,加鹿角霜 10 克;兼浮肿者,加益母草 30 克;兼食欲不振者,加陈皮 10 克;兼血虚者,加当归 10 克,白芍 10 克。【附记】引自《名医治验良方》。许润三方。屡用效佳。

13. 温肾健脾丸

【组成】菟丝子 20 克,山药 15 克,白术 15 克,茯苓 20 克,薏苡仁 20 克,芡实 20 克,龙骨 20 克,牡蛎 20 克,甘草 10 克。【制法】水丸。上药共研细末,和匀过筛,水泛为丸,如梧桐子大,晒干,贮瓶备用。【用法】口服。每次 6～9 克,每日 3 次,温开水送服。【功能】温肾健脾、渗湿止带。【主治】白带(脾肾阳虚型)。症见带下色白、如涕如唾、绵绵不断或带下清稀、量多、气味腐臭、身体倦怠、四肢不温、饮食减少、面浮肢肿、头晕健忘、腰膝酸软、大便溏薄、小便清长、面色㿠白或面如污垢、舌质淡润、脉沉缓或沉迟无力。【加减】若肾阳虚偏重者,加鹿角胶 20 克,以温命门、补真火;尿频者,加桑螵蛸 20 克,以增加固涩之力。【附记】引自《名医治验良方》。韩百灵方。屡用效佳。

14. 止带丸(二)

【组成】没食子 10 克,白果 10 克,椿根皮 10 克,韭菜子 10 克,白花蛇舌草 10 克,黄柏 10 克,白术 10 克,粉萆薢 10 克,杜仲 10 克,山茱萸 10 克,香附 6 克,生黄芪 20 克,丹参 20 克,鹿角霜 20 克,甘草 3 克。【制法】水丸。上药共研细末,和匀过筛,水泛为丸,如梧桐子大,晒干,贮瓶备用。【用法】口服。每次 9 克,每日 2 次,温开水送服。行经期间停服。或每日 1 剂,水煎服。并嘱患者每日清洗外阴,更换内裤。【功能】补脾肾、固奇经、收涩止带。【主治】脾肾不足、任带不固而带下。【加减】带下清稀如注,重用鹿角霜 30～40 克;大便秘结及里湿热盛者,去鹿角霜、生黄芪。【附记】引自《名医治验良方》。黄承樵方。屡用效佳。

15. 虚带口服液

【组成】芡实 24 克,金樱子 24 克,生杜仲 9 克,川续断 15 克,龙骨 15 克,牡蛎 30 克,白术 9 克,山药 15 克,当归 6 克,五味子 3 克,三角麦 90 克,沙苑子 9 克。【制法】浓缩液。上药加水,先煎龙骨、牡蛎 30 分钟,再入诸药,水煎 3 次,滤汁去渣,合并滤液,加热浓缩成口服液。每毫升含生药 2 克。贮瓶备用。【用法】口服。每次 20 毫升,每日 2 次。【功能】补益脾肾、敛阴涩带。【主治】虚性带下证,凡症见带下量多、色白或淡黄、质稀、无明显臭气、伴腰酸神倦等脾肾气虚脉证者。【加减】如肾阳虚者,去龙骨、牡蛎,加仙茅 90 克,淫羊藿 15 克;兼夹湿热者,去金樱子、五味子,加椿根皮 18 克,黄柏 9 克。【附记】引自《名医治验良方》。孙朗川方。屡用效佳。

16. 卷柏丸(一)

【组成】黄芪(蜜水炙)45 克,熟地黄 45 克,卷柏(醋炙)30 克,赤石脂(煅,醋淬 7 次)30 克,鹿茸(醋炙)30 克,白石脂 30 克,川芎 30 克,赭石(煅,醋淬 7 次)30 克,艾叶(醋炒)30 克,桑寄生 30 克,鳖甲(醋炙)30 克,当归(酒洗微炒)30 克,地榆 30 克,木香 15 克,龙骨 15 克,干姜(炮)0.9 克。【制法】糊丸。上药共研细末,和匀过筛,醋煮糯米糊为丸,如梧桐子大,阴干,贮瓶备用。【用法】口服。每次 70 丸,每日 2 次,空腹时米饮送服。【功能】补肾固本、养阴活血、清热燥湿、敛涩止带。【主治】妇人室女、腹脏冷热相攻、心腹绞痛、腰痛腿痛、赤白带下、面色萎黄、四肢羸乏。【附记】引自宋代严用和《济生方》。屡用皆效。

17. 止 带 散

【组成】黄柏 15 克,苍术 15 克,芡实 15 克,白果 10 克,茯苓 15 克,龙胆草 12 克,车前子 15 克,鸡冠花 15 克,薏苡仁 30 克,焦栀子 10 克,醋柴胡 10 克,淮山药 12 克。【制法】散剂。上药共研极细末,和匀,贮瓶备用。【用法】口服。每次 9 克,每日 2 次,温开水冲服。半个月为 1 个疗程。【功能】清热解毒、燥湿止带。【主治】非特异性阴道炎。【加减】同时配用外洗方:蛇床子 15 克,苦参 15 克,百部 15 克,土大黄 15 克,苍术 15 克,川椒 10 克,艾叶 10 克,冰片(后溶)1 克,大青盐 1 茶匙。上药加水煎汤,倾入盆中,趁热熏洗患部。每日 1 次,每次 10～15 分钟。搔破流水者,加枯矾 10 克,黄柏 15 克。【附记】引自《名医治验良方》。孟昭华方。屡用效佳。总有效率达 95％以上。

18. 治霉净胶囊

【组成】乌梅 30 克,大蒜头 15 克,石榴皮 15 克,槟榔 30 克,川椒 10 克。【制法】胶囊。上药共研细末,和匀,装入胶囊备用。【用法】外用。先用阴痒洗剂:蛇床子 15 克,苦参 15 克,百部 15 克,地肤子 15 克,白鲜皮 15 克,明矾 10 克。加水 2000 毫升,煮沸 15 分钟,去渣留汁,先趁热熏洗,待水温后再坐浴。坐浴后,再取胶囊 1 粒,纳入阴道内,每日 1 粒。7 次为 1 个疗程。【功能】清热解毒、利湿收敛、杀虫止痒。【主治】霉菌性阴道炎。【加减】若局部有溃疡时,外涂疡类散。【附记】引自胡熙明《中国中医秘方大全》。朱伟民方。治疗 50 例,痊愈 48 例,治愈率为 96％。一般 1～3 个疗程即愈。

19. 三 黄 粉

【组成】黄连 60 克,黄芩 60 克,黄柏 60 克,紫草根 60 克,枯矾 120 克,硼砂 120 克,冰片 2 克。【制法】散剂。上药烘干,共研极细末,过 120 目筛,和匀,贮瓶备用。【用法】外用。用时取此散 2 克撒在阴道内,并在阴道口、大阴唇、小阴唇处均扑布本药粉,每日 1 次。5～7 天为 1 个疗程。【功能】清热解毒、收湿消肿、杀虫止痒。【主治】霉菌性阴道炎、滴虫性阴道炎、外阴瘙痒等。【附记】引自胡熙明《中国中医秘方大全》。汪桂芳方。治疗 380 例,痊愈 311 例,好转 69 例。其中霉菌性阴道炎 345 例,痊愈 276 例,好转 69 例;滴虫性阴道炎 35 例,均获得痊愈。

20. 青 黄 散

【组成】川黄连 30 克,生大黄 30 克,败酱草 30 克,青黛 30 克,孩儿茶 30 克,炉甘石 30 克,蒲公英 30 克,花椒 30 克,乳香 2 克,没药 2 克,冰片 2 克,红粉 0.5 克。【制法】散剂。上药共研极细末,过 120 目筛。和匀,贮瓶备用。【用法】外用。用时先用窥阴器暴露阴道,再用 0.02％呋喃西林液搽洗阴道后,以消毒棉签将药粉擦于整个阴道内。每日 1 次,每次 2～3 克。1 周为 1 个疗程。【功能】清热解毒、杀菌止痒。【主治】念珠菌性阴道炎。【附记】引自《集验中成药》。有人用本方治疗 856 例,其中治愈者 841 例(1 个疗程治愈 450 例,2 个疗程治愈 290 例,3 个疗程治愈 101 例);显效 10 例;好转 3 例,无效 2 例。总有效率为 99.77％。治愈后随访 1～2 年,均未见复发。在治疗用药期间,宜尽量避免性生活。

21. 益肾健脾丸

【组成】人参 9 克,白术 9 克,杜仲 9 克,续断 9 克,益智仁 9 克,阿胶 9 克,艾叶 9 克,菟丝子 9 克,补骨脂 9 克,山药 9 克,龙骨

12克,赤石脂12克。【制法】糊丸。上药共研细末,和匀过筛,酒糊为丸,如梧桐子大。贮瓶备用。【用法】口服。每次6~9克,每日2次,温开水送服。【功能】益肾健脾凉血。【主治】带下病中血不血色,黑带(肾气亏损型)。症见带下污浊或如血不血、绵绵不断、腰酸软、腹冷肢寒、尿频、便溏、四肢不温、头眩健忘、面色晦黯、舌质淡润、苔白滑、脉沉弱。【附记】引自《名医治验良方》。韩百灵方。屡用效佳。

22. 清 心 散

【组成】人中白10克,细川黄连3克,细木通6克,大生地黄15克,苦参片10克,牡丹皮12克,生山栀子10克,黛朱灯心6克。【制法】散剂。上药共研极细末,和匀,贮瓶备用。【用法】口服。每次9克,每日2~3次,温开水冲服。或每日1剂,水煎服。【功能】清心泻火、凉血泄热。【主治】赤带、阴痒。症见带下赤白相兼量多、外阴瘙痒、甚则溃破、心烦口苦、夜寐不宁、苔薄尖红、脉细数。【附记】引自《名医治验良方》。姚寅晨方。屡用效佳。

23. 四仁清利散

【组成】光杏仁8克,白豆蔻仁10克,条黄芩8克,怀山药16克,白果仁13克,佩兰叶13克,滑石粉13克,川黄柏8克,川厚朴10克,云茯苓10克,车前子10克,小木通8克,瞿麦10克,甘草5克。【制法】散剂。上药共研极细末,和匀,贮瓶备用。【用法】口服。每次9克,每日2次,温开水冲服。【功能】宣肺运脾、清热利湿。【主治】赤白带下(湿热内阻型)。症见头闷、身困倦怠、胸脘部满闷不知饥、口渴而不欲饮、小腹坠胀、小便黄且少、外阴部疼痛或腐烂、带下赤白、其味腥秽等。舌淡、苔黄厚腻、脉右弦大而缓、左濡细。【加减】湿热停聚中焦、久郁酿痰咳喘者,去小木通、川黄柏,加冬瓜仁16克,清半夏10克;湿热郁遏、肝胆之火上灼肺金、咽喉疼痛者,加川射干8克,马勃6克;胸及胃脘痞满呃逆者,加川郁金、枇杷叶各 10 克;腹胀肠鸣、小便短少者,加晚蚕沙 10 克,以驱除有形之湿邪。【附记】引自《名医治验良方》。卢国治方。屡用效佳。

24. 卷柏丸(二)

【组成】卷柏 30 克,紫参(牡蒙)30 克,藁本 30 克,炒当归 30 克,熟地黄 30 克,柏子仁 30 克,炮干姜 30 克,禹余粮(煅,醋淬 2 次)30 克,白薇 30 克,川芎 22.5 克,石斛(去根)22.5 克,桂心 22.5 克,炮附子 22.5 克,五味子 22.5 克,防风 22.5 克,吴茱萸 22.5 克,炙甘草 22.5 克,牛膝 22.5 克,桑寄生 22.5 克,川椒 22.5 克,人参 22.5 克。【制法】蜜丸。上药共研细末,和匀过筛,炼蜜为丸,如梧桐子大。贮瓶备用。【用法】口服。每次 30 丸,早晨空腹及晚上食前以温酒送服。【功能】暖宫温阳、散寒除湿。【主治】寒湿客于阴道、性欲减退、带下色白、阴道冷痛、小腹隐痛、舌质紫或晦黯、脉沉细。【附记】引自宋代《太平圣惠方》。屡用神效。

25. 健脾止带膏

【组成】党参 200 克,白术 150 克,白芍 150 克,怀山药 300 克,薏苡仁 300 克,扁豆 300 克,茯苓 200 克,莲子 150 克,芡实 200 克,白果 100 克,苍术 100 克,煅龙骨 300 克,煅牡蛎 300 克,陈皮 50 克,升麻 30 克,甘草 50 克。【制法】膏滋。上药加水煎煮 3 次,滤汁去渣,合并滤液,加热浓缩成清膏。再加蜂蜜 300 克,收膏即成。贮瓶备用。【用法】口服。每次 15～30 克,每日 2 次,开水调服。【功能】健脾利湿、敛涩止带。【主治】白带(脾虚型)。多表现为带下色白、稀薄量多、神疲乏力、纳呆便溏。可用于阴道炎、宫颈炎、盆腔炎、宫颈癌、子宫肌瘤等引起的病理性白带。【加减】如带下不止、质地清稀者。加金樱子 300 克,椿根皮 150 克;如疲乏无力、头晕明显者,加黄芪 150 克,黄精 200 克。【附记】引自汪文娟、庄燕鸿、陈保华《中医膏方指南》。屡用效佳。同时脾虚患者,可常吃怀山药、扁豆,有利于增强体质、提高治疗效果。

26. 益肾止带膏

【组成】鹿角胶 200 克,龟甲胶 150 克,菟丝子 200 克,沙苑子 200 克,杜仲 150 克,肉苁蓉 300 克,怀山药 300 克,莲子 150 克,芡实 200 克,山茱萸 150 克,金樱子 200 克,桑螵蛸 150 克,煅龙骨 300 克,煅牡蛎 300 克。【制法】膏滋。上药除鹿角胶、龟甲胶外,其余药物加水煎煮 3 次,滤汁去渣,合并滤液,加热浓缩为清膏,再将鹿角胶、龟甲胶加适量黄酒浸泡后隔水炖烊,冲入清膏和匀,然后加蜂蜜 300 克,收膏即成。贮瓶备用。【用法】口服。每次 15～30 克,每日 2 次,开水调服。【功能】益肾助阳、固本止带。【主治】白带(肾虚型)。多表现带下色白如水、腰膝酸软、头晕耳鸣、小便清长。可用于疾病引起的病理性白带同"脾虚证"。【加减】如小便量多者,加覆盆子 150 克,补骨脂 100 克,益智仁 150 克;如大便稀薄者,去肉苁蓉,加肉豆蔻 100 克,五味子 100 克;如肢体形寒明显者,加附子 30 克,肉桂 15 克。【附记】引自汪文娟、庄燕鸿、陈保华《中医膏方指南》。屡用效佳。时时肾虚患者可常吃鸡肉、羊肉等以增强体质、提高治疗效果。更注意节制性生活,保护肾气,以免因体虚而加重病情。

27. 清利止带膏

【组成】龙胆 50 克,山栀子 100 克,黄芩 150 克,黄柏 100 克,车前子 300 克,泽泻 150 克,茯苓 200 克,猪茯苓 200 克,土茯苓 300 克,椿根皮 200 克,牛膝 150 克,生地黄 150 克,甘草 50 克。【制法】膏滋。上药加水煎煮 3 次,滤汁去渣,合并 3 次滤液,加热浓缩成清膏,再加白砂糖 300 克,收膏即成。贮瓶备用。【用法】口服。每次 15～30 克,每日 2 次,开水调服。【功能】清热利湿止带。【主治】白带(湿热型)。多表现为带下色黄如脓或如米泔、阴部瘙痒或灼热疼痛、小便黄赤。【加减】如有阴部瘙痒者,加白鲜皮 150

克,苦参 150 克,地肤子 150 克;如有带下秽臭者,加墓头回 150 克,红藤 150 克,败酱草 150 克。【附记】引自汪文娟、庄燕鸿、陈保华《中医膏方指南》。屡用效佳。同时要注意个人卫生,坚持每日清洗阴部,预防感染。忌食辛辣及生冷等食物。还要做到早诊断,早治疗,还因病引起的病理性白带,应结合治疗原发病,以提高治疗效果。

28. 清肝利湿散

【组成】茵陈 30 克,龙胆 10 克,车前子 10 克,黄柏 10 克,柴胡 5 克,白芍 10 克,乌梅 30 克,生地榆 30 克,生薏苡仁 30 克,海螵蛸 20 克,白果 10 克。【制法】散剂。上药共研极细末,和匀,贮瓶备用。【用法】口服。每次 9 克,每日 2 次,温开水冲服。【功能】清肝利湿止带。【主治】带下病(肝经湿热型)。症见带下淋漓不断,呈黏黄或黄白相兼、有特殊臭味、胁痛口苦、耳聋耳肿、筋萎阴湿、热痒阴肿、便血或小便赤涩、腹中作痛、舌红、苔白黄、脉弦滑或滑数。【附记】引自《名医治验良方》。王智贤方。屡用效佳。本方组方精妙,效功立专,故用之临床,取效甚速。

29. 归苓散

【组成】当归尾 18 克,赤芍 12 克,金银花 18 克,土茯苓 30 克,苦参 15 克,黄柏 9 克,苍术 12 克,猪苓 12 克,泽泻 9 克,木通 9 克,车前子 12 克,甘草 6 克。【制法】散剂。上药共研极细末,和匀,贮瓶备用。【用法】口服。每次 9 克,每日 2 次,温开水冲服。同时取此散 15 克,布包,用沸水 300～500 毫升冲泡 15 分钟,趁热熏洗阴部,再坐浴。每日 1 次,每次 10～15 分钟。【功能】清热解毒、渗湿止带。【主治】带下病(湿毒型)。症见带下量多,或赤白相兼、或五色杂下、质黏腻,或如脓样、有臭气,或腐臭难闻,小腹作痛、烦热口干、头昏晕、午后尤甚、大便干结或臭秽、小便黄少、舌红苔黄干、脉数。【附记】引自《名医治验良方》。邢子享方。屡用效佳。

30. 健 脾 丸

【组成】党参9克，白术12克，生山药30克，云茯苓50克，白芍10克，车前子10克，荆芥穗炭6克，杜仲炭8克，柴胡3克，甘草5克，陈皮8克，苍术9克，芡实12克，生牡蛎12克。【制法】水丸。上药共研细末，和匀过筛，贮瓶备用。【用法】口服。每次9克，每日2次，温开水送服。连服10天。不应，再服。【功能】益气健脾、燥湿止带。【主治】带下病（脾虚型）。症见带下色白或淡黄、质黏稠、无臭气、绵绵不断、面色㿠白或萎黄、四肢不温、精神疲倦、纳呆便溏、两足跗肿、舌淡苔白或腻、脉缓弱。【附记】引自《名医治验良方》。许玉山方。屡用效佳。

31. 温 肾 丸

【组成】菟丝子9克，茯苓12克，沙苑子9克，肉苁蓉6克，芡实12克，制附子3克，补骨脂12克，艾叶4.5克，鹿角霜4.5克，知柏地黄丸30克。【制法】水丸。上药共研细末，和匀过筛，水泛为丸，如梧桐子大，晒干，贮瓶备用。【用法】口服。每次9克，每日2次，温黄酒送服。带止后，可改服六味地黄丸，每次9克，每日2次，温开水送服。连服500克，以巩固疗效。【功能】温肾培元、固涩止带。【主治】肾阳虚带下。症见白带清稀、量多、质稀薄、冬日淋漓不断、腰酸如折、少腹冷感、小便频数清长、夜间尤甚、大便溏薄、舌淡苔薄白、脉沉迟。【附记】引自《名医治验良方》。何任方。屡用效佳。

32. 赤 白 带 膏

【组成】炒知母120克，炒黄柏120克，白花蛇舌草300克，土茯苓300克，蜀羊泉300克，制大黄100克，炒牡丹皮100克，椿根皮120克，鸡冠花120克，贯众炭150克，海螵蛸150克，赤石脂

120 克,熟女贞子 150 克,墨旱莲 300 克。【制法】膏滋。上药加水煎煮 3 次,滤汁去渣,合并 3 次滤液,加热浓缩成清膏,再加白砂糖 300 克,收膏即成。贮瓶备用。【用法】口服。每次 15～30 克,每日 2 次,开水调服。【功能】清热解毒、凉络滋肾涩带。【主治】湿毒炽盛、脉络受损、带下赤白。【附记】引自《名医治验良方》。姚寓晨方。屡用效佳。方中赤石脂功专止血固下,与大黄同用疗赤带,通无伤血之虑,涩无留瘀之弊,与诸药配伍为用。收效颇佳。

33. 众苓口服液

【组成】土茯苓 30 克,贯众炭 20 克,败酱草 20 克,牡丹皮 10 克,赤芍 10 克,茵陈 20 克,猪苓 10 克,薏苡仁 30 克,桂枝 5 克,川牛膝 20 克,生地榆 30 克,鱼腥草 20 克。【制法】浓缩液。上药加水煎煮 3 次,滤汁去渣,合并 3 次滤液,加热浓缩成口服液。每毫升内含生药 2 克。贮瓶备用。【用法】口服。每次 20 毫升,每日 2 次。【功能】清热解毒、除湿止带。【主治】湿毒带下证。症见带下如米泔,或五色相间,或黄绿如脓有秽臭味,或腐尸臭味,阴部常有痒感、周身乏力酸楚、发热腹痛、口苦咽干、便秘尿赤、甚则尿痛、尿急、尿频、脉弦数或细数。【加减】如确诊为宫颈癌者,败酱草加大 1 倍,再加白花蛇舌草 30 克,半枝莲 30 克;如为盆腔炎者,加大鱼腥草用量。【附记】引自《名医治验良方》。王智贤。屡用效佳。

34. 三 子 丸

【组成】白杏仁、蛇床子、白果肉各等份。【制法】糊丸。上药共研细末,和匀,取粉打糊为丸,如梧桐子大。备用。【用法】内外任用。口服。每次 10 克,每日 2 次,淡醋汤送服。外用:则取上三味打成稀泥,涂敷外阴;或制成挺子,作为坐药,纳入阴中,每晚换药 1 次。【功能】宣肺运脾、燥湿止带、止痒。【主治】带下。【附记】引自《名医治验良方》。丁光迪方。屡用效佳。

35. 银藤丸

【组成】金银花藤 30 克,生鳖甲 30 克,蒲公英 30 克,薏苡仁 30 克,茵陈 30 克,黄柏 30 克,红藤 30 克,千里光 30 克,琥珀 15 克。【制法】蜜丸。上药共研细末,和匀过筛,炼蜜为丸,每丸重 10 克。分装备用。【用法】口服。每次 1 丸,每日 2～3 次,开水化服。【功能】清热解毒、利湿止带。【主治】霉菌性阴道炎(实证)。【加减】同时配用冲洗方:土茯苓 30 克,蛇床子 30 克,苦参 30 克,千里光 30 克,蒲公英 30 克,鹤虱 20 克,狼毒 15 克,黄柏 15 克。上药反复煎熬 2 次,每次煎 30 分钟,取滤液浓缩成 400～500 毫升,用 5 层纱布过滤后备用。每次取 40 毫升冲洗阴道,特别是穹窿部分;冲洗后让药液在阴道内保存 10～15 分钟;然后取鹤黄栓(黄连 15 克,黄柏 15 克,苦参 30 克,冰片 1 克。上药共研细末,制成栓剂。每枚含生药 1.5 克)1 枚,放入阴道内,10 天为 1 个疗程。妊娠及月经期停用。【附记】引自《集验中成药》。何才姑方。屡用效佳。一般 1 个疗程即愈。病程越短则疗效越好。治疗期间禁忌房事。

36. 千金止带丸

【组成】椿根皮 300 克,鸡冠花 300 克,香附(制)300 克,当归 150 克,川芎 150 克,白芍 75 克,白术 75 克,补骨脂 75 克,杜仲 75 克,川续断 75 克,煅牡蛎 75 克,木香 75 克,砂仁 75 克,延胡索 75 克,青黛 75 克,小茴香 75 克,党参 36 克。【制法】水丸。上药共研细末,和匀过筛,水泛为小丸。晒干,贮瓶备用。或制成大蜜丸,每丸重 9 克。分装备用。【用法】口服。每次 6～9 克(或蜜丸 1 丸),每日 2 次,温开水送服(或化服)。【功能】补脾肾、化湿热、止白带。【主治】妇女白带、腰酸、乏力等症。【附记】引自唐代孙思邈《备急千金要方》。屡用神效。

37. 白带丸（一）

【组成】芡实 120 克，茯苓 120 克，当归 120 克，鹿角霜 90 克，白术 90 克，白芍 90 克，海螵蛸 90 克，香附 90 克，党参 60 克，椿根皮 60 克，补骨脂 60 克，杜仲 60 克，川续断 60 克，陈皮 60 克，吴茱萸 60 克，木通 45 克，肉桂 30 克，甘草 60 克。【制法】水丸。上药共研细末，和匀过筛，水泛为小丸。晒干，贮瓶备用。【用法】口服。每次 6 克，每日 1～2 次，温开水送服。【功能】温散寒湿、收敛止带。【主治】寒湿白带、淋漓不止、兼有脾虚、疲乏无力、肾虚腰膝酸楚等症。【附记】引自叶显纯《常用中成药》。验方。屡用效佳。

38. 白带片（一）

【组成】补骨脂 240 克，熟地黄 240 克，白芷 180 克，煅龙骨 180 克，鹿角霜 180 克，茯苓 180 克，白芍 180 克，白术 180 克，山药 180 克，煅牡蛎 180 克，干姜炭 150 克，椿根皮 120 克。【制法】片剂。上药依法加工，压制成片。每片重 0.50 克。贮瓶备用。【用法】口服。每次 5 片，每日 2 次，温开水送服。【功能】健脾补肾、收敛止带。【主治】体虚带下（脾肾阳虚型）。症见白带绵绵、质稀色白、怕冷等症。用治寒湿白带亦效。【附记】引自叶显纯《常用中成药》。屡用效佳。

39. 妇坤至宝丹

【组成】益母草 240 克，香附（醋炙）240 克，当归 120 克，白术（麸炒）120 克，川芎 120 克，青皮（炒）120 克，乌药 120 克，杜仲（炒）120 克，黄芩 120 克，党参 240 克，地黄 120 克，甘草（炙）120 克，茯苓 120 克，丹参 120 克，砂仁 120 克，木香 120 克，肉桂 60 克，延胡索 120 克，枸杞子 120 克，柴胡 60 克，沉香 120 克，黄柏 100 克，椿根皮 120 克，土鳖虫 50 克。【制法】蜜丸。上药除地黄、枸杞子外，余药益母草 21 味，共轧为细粉，取部分细粉，与枸杞子、地黄同捣烂,晒干或低温干燥,轧为细粉,再与其细粉陆续配制,和匀,过 80～100 目筛。再取炼蜜［每药粉 300 克,约用炼蜜(115℃) 480 克,和药时蜜温 100℃］与上药粉搅拌均匀,成滋润团块,分坨,搓条,制丸。每丸重 9 克。分装备用。【用法】口服。每次 1 丸,每日 1～2 次,温开水送服。【功能】调经养血、理气化瘀、燥湿止带。【主治】妇女经血不调、赤白带下、胸满脘胀、腰腹疼痛。【附记】引自《集验中成药》。屡用效佳。

40. 白带片(二)

【组成】白术(土炒)450 克,车前子 300 克,泽泻 300 克,椿根皮 300 克,茯苓 300 克。【制法】片剂。将白术等五味用煮提法提取三次,第一次加水 10～12 倍量,煮沸 3 小时,第二次加水 8 倍量,煮沸 2 小时,第三次加水 6 倍量,煮沸 1 小时。滤取三次药液,合并静置 6 小时以上,取上清液浓缩成稠膏状,放冷,另取淀粉 180 克,掺入稠膏内搅拌成软材,过 16～18 目筛网,制成颗粒,晾干,整粒,加入 2％～3％滑石粉(约 15 克),混匀,压制成片,每片重 0.2 克。贮瓶备用。【用法】口服。每次 6～8 片,每日 2～3 次,温开水送服。【功能】补脾、燥湿。【主治】由脾虚、湿热下注引起的白浊、带下及崩漏等症。【附记】引自中医研究院(现中国中医科学院)中药研究所《中药制剂手册》。验方。屡用效佳。

41. 妇科止带片

【组成】白术(炒焦)18 000 克,苍术(炒焦)4800 克,甘草(炙) 1800 克,车前子(炒)5400 克,党参 3900 克,柴胡 1080 克,白芍(炒)9000 克,山药 36 000 克,陈皮 9000 克,荆芥 9000 克。【制法】片剂。取山药 18 000 克,轧为细粉,和匀,过 80～100 目筛,备用。再取陈皮、荆芥提油:分别置提取器中,加水 10 倍量,加热至沸并保持微沸状态,将油提完全为止。保留药渣,药液。又取余下山药 18000 克和白术至白芍等七味,用煮提法提取 3 次。第一次加水 8

倍量,煮沸 2 小时,过滤,第二次加入陈皮、荆芥药渣,药液,加水 6 倍量,煮沸 2 小时,第三次与第二次相同,合并 3 次滤液,静置 24 小时,取上清液浓缩为稠膏,放冷,再将山药细粉掺入稠膏搅拌均匀成软材,过 16～18 目筛网,制成颗粒,干燥后整粒,喷入陈皮、荆芥挥发油,密闭 8 小时,加入 0.5%～0.8%硬脂酸镁(约 150 克),混合均匀,压制成片。每片重 0.5 克。贮瓶备用。【用法】口服。每次 4～5 片,每日 3 次,温开水送服。【功能】理气疏肝、祛湿止带。【主治】由内蕴湿热引起的肝郁气弱、白带多、腰痛腿酸等症。【附记】引自中医研究院(现中国中医科学院)中药研究所《中药制剂手册》。验方。屡用效佳。

42. 银 甲 丸

【组成】金银花 15 克,连翘 15 克,升麻 15 克,红藤 24 克,蒲公英 24 克,生鳖甲 24 克,紫花地丁 30 克,生蒲黄 12 克,椿根皮 12 克,大青叶 12 克,西茵陈 12 克,琥珀末 12 克,桔梗 12 克。【制法】蜜丸。上药共研细末,和匀,炼蜜为丸,如梧桐子大。贮瓶备用。【用法】口服。每次 9 克,每日 2 次,温开水送服。或按 1 周量分服。【功能】清热解毒、升清降浊。【主治】由湿热蕴结下焦引起的黄白带、赤白带、子宫内膜炎、子宫颈炎及一切下焦炎症。【附记】引自王渭川《王渭川临床经验选》。屡用效佳。

43. 天 敌 刚 片

【组成】蛇床子浸膏 1920 克,白陶土 5760 克,氯化钠 480 克,硼酸 192 克,苯佐卡因 72 克,硬脂酸镁 58 克。【制法】片剂。将氯化钠、硼酸轧为细粉(可经过干燥),和匀,过 80～100 目筛。又取苯佐卡因用 15 倍量 95%乙醇溶解,与蛇床子浸膏,白陶土搅拌均匀,过 12～14 目筛,晾干或低温干燥。取淀粉浆 750 克(约用淀粉 300 克),与上项粗粉搅拌成软材,过 14～16 目筛网,制成颗粒,干燥,整粒,加入氯化钠、硼酸细粉和硬脂酸镁,混合均匀,压制成片。

每片重 0.85 克。贮瓶备用。【用法】外用。先将阴道拭净,将药片送入阴道底部。每次 1 片,每日 1~2 次,或遵医嘱。【功能】杀虫、止带。【主治】妇女滴虫病和滴虫性白带。【附记】引自中医研究院(现中国中医科学院)中药研究所《中药制剂手册》。屡用效佳。附蛇床子浸膏制法:将蛇床子净选合格,轧为碎末,用 5.5 倍量 95% 乙醇按渗漉法提取。先用适量乙醇,将蛇床子湿润,密闭 4 小时,平装渗漉器内,再加入乙醇浸渍 48 小时后,以每分钟每千克 1 毫升的流速进行渗漉,至滤液达生药的 5 倍量时为止。收取滤液,回收乙醇,浓缩为稠膏。

44. 回 阳 丹

【组成】全蝎 1 克,升麻 1 克,甘松 1 克,大椒 2.5 克,山奈子 2.5 克,荜茇 2.5 克,枯矾 2.5 克,草乌头 1.5 克,羌活 1.5 克,川乌头 3.5 克,柴胡 3.5 克,大蒜 10 克,补骨脂 10 克,水蛭(炒焦)3 枚,蛇虫(去翅足,炒)3 枚,炒黄盐 5 克。【制法】蜜丸。上药共研极细末,和匀,炼蜜为丸如指尖大,备用。【用法】外用。将药丸用绵裹好,留线头 15cm 在外,纳阴道中,觉脐下见暖为效。【功能】温散寒湿、祛风解毒、活血散瘀、固涩止带。【主治】下焦虚冷、脐腹疼痛、带下五色、月水崩漏、淋漓不断。【附记】引自清代陈萝雷《医部全录》(九册)。屡用颇验。

45. 妇科子宫丸

【组成】黄柏 100 克,黄连 100 克,蛇床子 250 克,月石 250 克,海螵蛸 250 克,明矾 250 克,苦参 100 克,大黄 50 克;甘草 50 克,雄黄 50 克,冰片 50 克。【制法】蜜丸。上药按古法及规范炮制配料,干燥共研为细粉,和匀,炼蜜为丸(炼去蜜 40%,药粉 60%),每丸重 3 克(大鼓型)。分装备用。【用法】外用。取丸塞入阴道深部徐出。每隔 2 天 1 粒,2 个月为 1 个疗程并复查。【功能】清热解毒、燥湿收敛、杀虫止带。【主治】红崩白带、子宫颈糜烂、霉菌性阴道炎、滴虫阴道炎、老年阴道炎。【附记】引自《中国当代中医名人志》。李金城方。屡用效佳。

46. 宫 颈 片

【组成】蛇床子 1000 克,白矾 800 克,决明子 4000 克,樟丹 400 克,雄黄 400 克,冰片 80 克,麝香草酚 200 克,硇砂 50 克。【制法】片剂。先取决明子 4000 克轧为细粉,过筛,药渣备用。将麝香草酚、白矾、樟丹、雄黄、硇砂研成细粉,再将决明子黄渣和蛇床子水煎 2 次,合并 2 次滤液浓缩成稠膏,冷后,掺入上两项细粉,与冰片搅拌均匀,制成软材,制成颗粒,60℃以下干燥,整粒,压片,片重 0.7 克。贮瓶备用。【用法】外用。每周 1 次,每次 1 片,放入阴道内。【功能】祛湿杀虫、收敛止痒。【主治】宫颈糜烂、阴道滴虫、霉菌性阴道炎等。【附记】引自《黑龙江省中草药制剂汇编》(第一集)。屡用效佳。在制备时,应注意冰片与麝香草酚不能同时加入,否则易产生共溶。

47. 霉 滴 净 片

【组成】雄黄(飞)937.5 克,老鹳草 2500 克,月石(飞)1250 克,蛇床子 1250 克,玄明粉 468.75 克,青黛(飞)625 克,樟脑 156.25 克,冰片 125 克。【制法】片剂。取老鹳草用水煎 2～3 次,至基本味尽去渣,将煎出液合并,过滤,浓缩至稠膏状,拌入飞雄黄、飞月石、玄明粉、飞青黛、蛇床子(研成细粉),混合均匀,并加入适量淀粉浆制成颗粒,再拌入事先用适量乙醇溶解的冰片和樟脑,然后加硬脂酸镁及滑石粉,混匀,压片。每片重 0.5 克。贮瓶备用。【用法】外用。每晚局部清洗后,塞入阴道深处,每次 1 片,12 天为 1 个疗程。【功能】燥湿杀虫、清热消炎。【主治】霉菌性、滴虫性阴道炎及一般阴道炎和白带过多。【附记】引自《浙江省药品标准》(中成药部分)。屡用效佳。月经期停用,孕妇及砷制剂过敏者慎用。

48. 滋 肾 散

【组成】生地黄 15 克,淮山药 15 克,山茱萸 12 克,云茯苓 12 克,福泽泻 10 克,牡丹皮 10 克,肥知母 10 克,川黄柏 10 克,海螵蛸 15 克,白鸡冠花 30 克。【制法】散剂。上药共研极细末,和匀过筛,贮瓶备用。【用法】口服。每次 9 克,每日 2 次,温开水冲服。【功能】益肾滋阴、清热止带。【主治】带下病(肾阴虚型)。症见带下赤白、质稍黏无臭、阴部灼热、头昏目眩,或面部烘热、五心烦热、失眠多梦、便艰尿黄、舌红少苔、脉细略数。【附记】引自《名医治验良方》。言庚孚方。屡用效佳。

49. 助 阳 丹

【组成】细辛 45 克,防风 45 克,山茱萸 45 克,川椒 45 克,白及 45 克,白薇 45 克,干姜 45 克,茯苓 45 克,牛膝 22.5 克,秦艽 22.5 克,附子 22.5 克,陈皮 22.5 克,石菖蒲 22.5 克,川厚朴 22.5 克,沙参 22.5 克,桂心 22.5 克。【制法】蜜丸。上药共研细末,和匀,炼蜜为丸,如红豆大。贮瓶备用。【用法】口服。每次 10 丸,每日 3 次,用温酒送服。【功能】温肾助阳、延年益寿。【主治】阴道炎、经久不愈、腹胁疼痛、性欲绝无。【附记】引自宋代《普济方》。屡用颇验。

50. 归芍口服液

【组成】白芍(醋炒)30 克,当归(酒炒)30 克,生地黄(酒炒)15 克,阿胶(白石炒)10 克,牡丹皮 10 克,黄柏 6 克,牛膝 6 克,香附(酒炒)3 克,大枣 10 克,小黑豆 30 克。【制法】浓缩液。上药加水煎煮 3 次,滤汁去渣,合并滤液,加热浓缩成口服液,每毫升内含生药 2 克。贮瓶备用。【用法】口服。每次 20 毫升,每日 2 次。连服 7～10 天。【功能】凉血清热、养肝健脾。【主治】赤带下红、淋漓不断者。【附记】引自《程氏医学笔记》。屡用效佳。

51. 黑 带 丸

【组成】大黄10克,白术(土炒)15克,茯苓10克,车前子(酒炒)10克,王不留行10克,黄连10克,栀子(炒)10克,知母6克,石膏(煅)15克,刘寄奴10克。【制法】水丸。上药共研细末,和匀,水泛为丸,如梧桐子大。贮瓶备用。【用法】口服。每次9克,每日2次,温开水或米饮送服。【功能】清热活血、健脾利湿。【主治】黑带、带下如黑汁。【附记】引自《程氏医学笔记》。屡用效佳。

52. 苍白二陈丸

【组成】霜苍术9克,炒白术9克,法半夏9克,陈皮6克,茯苓9克,甘草9克,升麻9克,柴胡9克。【制法】水丸。上药共研细末,和匀,水泛为丸,如梧桐子大。贮瓶备用。【用法】口服。每次9克,每日2～3次,温开水送服。【功能】升清降浊、燥湿止带。【主治】痰湿内阻、带下色白或黄、胸闷纳呆、小腹坠胀或小便坠、脉软滑、舌质淡红、苔白腻。【加减】湿邪化热、脉滑数、舌质红、苔黄腻者,可加黄柏9克,以清热除湿;腰痛者,可加牛膝9克,萆薢12克,以利湿止痛;心慌气短者,可加党参15克,山药30克,以健脾益气止带;小便短而频数者,可加滑石18克,车前草15克,以清热利尿。【附记】引自《名医治验良方》。刘云鹏方。屡用效佳。

53. 治 带 散

【组成】白术12克,茯苓12克,薏苡仁15克,芡实10克,白芍10克,海螵蛸10克,山药12克,煅牡蛎15克,煅龙骨15克,白芷9克,白果8克。【制法】散剂。上药共研极细末,和匀,贮瓶备用。【用法】口服。每次9克,每日3次,空腹温酒冲服。【功能】健脾利湿、疏肝解郁、收涩止带。【主治】妇女盆腔炎症、白带证(脾虚湿盛型)。【附记】引自《集验中成药》。黄焕存方。屡用效佳。尤为治疗寒湿白带之良方。

54. 姚氏黄带膏

【组成】炒知母 120 克,炒黄柏 120 克,生地黄 150 克,熟地黄 150 克,白花蛇舌草 300 克,土茯苓 300 克,蜀羊泉 300 克,椿根皮 150 克,鸡冠花 120 克,车前子(包)150 克,贯众炭 150 克,海螵蛸 150 克,熟女贞子 150 克,墨旱莲 300 克,杜仲 150 克。【制法】膏滋。上药加水煎煮 3 次,滤汁去渣,合并 3 次滤液,加热浓缩为清膏,再加冰糖 300 克,收膏即成。贮瓶备用。【用法】口服。每次 15～30 克,每日 2 次,开水调服。【功能】清湿热、益肝肾、束带脉。【主治】湿热胶结于下、损伤任带而致带下色黄。【加减】如伴阴痒,加苦参片 60 克,地肤子 150 克。【附记】引自《名医治验良方》。姚寓晨方。屡用效佳。

55. 止带糖浆

【组成】党参 20 克,山药 20 克,覆盆子 20 克,薏苡仁 10 克,白芍 15 克,川黄柏 15 克,苍术 15 克,车前子(包)15 克,柴胡 6 克,陈皮 8 克,甘草 3 克,金樱子 20 克。【制法】糖浆。上药加水煎煮 3 次,滤汁去渣,合并滤液,加热浓缩至约 28％糖浆,再加赤砂糖 50 克和匀即得。贮瓶备用。【用法】口服。每次 50～100 毫升,每日 3 次。7 天为 1 个疗程。【功能】健脾除湿、固涩止带。【主治】带下病(脾肾两虚型)。【附记】引自《集验百病良方》。屡用效佳。

56. 红 藤 膏

【组成】红藤 300 克,黄柏 120 克,败酱草 100 克,白鸡冠花 100 克,土茯苓 240 克,生谷芽 300 克,薏苡仁 300 克,甘草 60 克,蒲公英 120 克,牡丹皮 100 克。【制法】膏滋。上药加水煎煮 3 次,滤汁去渣,合并 3 次滤液,加热浓缩为清膏,再加冰糖 300 克,收膏即成。贮瓶备用。【用法】口服。每次 15～30 克,每日 2 次,开水调服。【功能】清热解毒、凉血燥湿。【主治】带下病(湿热型)。【附记】引自《程氏医学笔记》。屡用效佳。

57. 虎 杖 散

【组成】虎杖 20 克,土茯苓 20 克,蒲公英 20 克,苍术 12 克,苦参 12 克,椿根皮 12 克,川黄柏 10 克,泽泻 10 克,红藤 15 克,薏苡仁 15 克,败酱草 20 克。【制法】散剂。上药共研极细末,和匀,贮瓶备用。【用法】口服。每次 9 克,每日 2 次,温开水冲服。【功能】清热利湿。【主治】带下病(湿热型)。【附记】引自《临床验方集》。笔者师授秘方。临床验证效佳。

58. 四白参芪丸

【组成】党参 15 克,黄芪 15 克,怀山药 20 克,白术 15 克,茯苓 15 克,龙骨 15 克,白扁豆 15 克,白头翁 15 克,苍术 12 克,黄柏 12 克,白果仁 12 克,芡实 12 克,甘草 12 克,金樱子 12 克。【制法】水丸。上药共研细末,和匀,水泛为丸,如梧桐子大。贮瓶备用。【用法】口服。每次 9 克,每日 3 次,空腹温开水送服。【功能】益气健脾、清热利湿、收涩止带。【主治】带下。【加减】若带下黏稠者,加龙胆 15 克,车前子 15 克,黄芩 15 克;带下清稀者,去黄柏,加干姜 9 克,山药改用 30 克。【附记】引自《集验中成药》。屡用效佳。

59. 白药寄生丸

【组成】怀山药 30 克,龙骨 15 克,苍术 15 克,牡蛎 15 克,桑寄生 15 克,白果 7 枚,茜草 12 克,芡实 12 克,车前子 12 克,生甘草 3 克。【制法】水丸。上药共研细末,和匀,水泛为丸,如梧桐子大。贮瓶备用。【用法】口服。每次 9 克,每日 2～3 次,温开水送服。【功能】健脾利湿、收涩止带。【主治】白带。【附记】引自《集验中成药》。屡用效佳。

60. 白　鹿　散

【组成】白果 18 克,鹿角霜 18 克,地肤子 12 克,车前子 12 克,荆芥炭 9 克,萆薢 9 克,苍术 9 克,盐黄柏 6 克,蛇床子 6 克,甘草 6 克。【制法】散剂。上药共研极细末,和匀,贮瓶备用。【用法】口服。每次 9 克,每日 3 次,温开水冲服。【功能】温经、燥湿、止带。【主治】白带。【附记】引自《集验中成药》。屡用效佳。

61. 花　龙　散

【组成】鸡冠花 30 克,扁豆花 30 克,煅牡蛎 30 克,煅龙骨 30 克,海螵蛸 30 克,山药 15 克,苍术 15 克,白术 15 克,茜草 15 克。【制法】散剂。上药共研极细末,和匀,贮瓶备用。【用法】口服。每次 9 克,每日 2 次,温开水冲服。【功能】健脾燥湿、收涩止带。【主治】白带。【附记】引自《集验中成药》。屡用效佳。

62. 白带丸(二)

【组成】芡实 15 克,薏苡仁 15 克,土茯苓 15 克,鸡冠花 15 克,车前子 12 克,苦参 12 克,椿根皮 12 克,金樱子 12 克,苍术 6 克,黄柏 6 克,墓头回 15 克,蒲公英 9 克。【制法】糊丸。上药共研细末,和匀,醋煮糯米糊为丸,如梧桐子大。贮瓶备用。【用法】口服。每次 9 克,每日 2～3 次,温开水送服。【功能】清热利湿止带。【主治】湿热型白带。【附记】引自《临床验方集》。笔者家传秘方。多年应用,效果甚佳。

63. 加味异功散

【组成】党参 6 克,陈皮 3 克,扁豆 6 克,生薏苡仁 9 克,白术 6 克,炒山药 6 克,泽泻(盐水炒)3 克,白茯苓 6 克,炙甘草 3 克。【制法】散剂。上药共研极细末,和匀,贮瓶备用。【用法】口服。每次 9 克,每日 2 次,温开水冲服。【功能】健脾利湿。【主治】阴道炎

（脾虚有湿型）。症见带下清稀、量多、神疲纳呆、心悸气短。【加减】如有热者，加莲子心1.5克；腹痛多寒者，加干姜3克或再加制附子3克。【附记】引自《集验中成药》。屡用效佳。

64. 地 椿 散

【组成】杭白芍15克，大生地黄15克，椿根白皮15克，侧柏叶15克，牡丹皮12克，阿胶珠12克，香附米9克，川黄柏9克，鸡冠花9克，桑寄生18克。【制法】散剂。上药共研极细末，和匀，贮瓶备用。【用法】口服。每次9克，每日2次，温开水冲服。【功能】滋阴凉血、清热燥湿。【主治】阴道炎、带下赤白相间、似血非血、淋漓不已。【附记】引自《名医治验良方》。哈孝贤方。屡用效佳。

65. 加味知柏地黄丸

【组成】熟地黄12克，山茱萸9克，怀山药9克，泽泻9克，牡丹皮9克，茯苓9克，知母9克，黄柏9克，枸杞子9克，墨旱莲12克，椿根皮15克，蒲公英30克。【制法】水丸。上药共研极细末，和匀，水泛为丸，如梧桐子大。贮瓶备用。【用法】口服。每次6～9克，每日2次，温开水送服。【功能】滋阴益肾、清热止带。【主治】老年性阴道炎（肝肾阴虚、兼感湿热型）。【加减】若阴虚火旺者，熟地黄改为生地黄，重用牡丹皮；尿频、尿痛者，可选加鹿衔草、猪苓、泽泻；带下秽臭、量多、伴阴痒者，加龙胆、芡实、萆薢。【附记】引自《名医治验良方》。沈丽君方。屡用效佳。

66. 双 凤 膏

【组成】防风30克，海风藤30克，栀子30克，高良姜30克，威灵仙30克，牛膝30克，熟地黄30克，桃仁30克，柴胡30克，白鲜皮30克，全蝎30克，枳壳30克，白芷30克，甘草30克，黄连30克，细辛30克，白芍30克，玄参30克，猪苓30克，前胡30克，麻黄30克，桔梗30克，僵蚕30克，升麻30克，紫花地丁30克，大黄

30 克,木通 30 克,橘皮 30 克,川乌 30 克,生地黄 30 克,香附 30 克,金银花 30 克,知母 30 克,薄荷 30 克,当归 30 克,杜仲 30 克,白术 30 克,泽泻 30 克,青皮 30 克,黄柏 30 克,杏仁 30 克,黄芩 30 克,穿山甲(代)30 克,蒺藜 30 克,天麻 30 克,苦参 30 克,乌药 30 克,羌活 30 克,半夏 30 克,茵陈 30 克,浙贝母 30 克,五加皮 30 克,川续断 30 克,山药 30 克,桑皮 30 克,白及 30 克,苍术 30 克,独活 30 克,荆芥 30 克,芫花 30 克,藁本 30 克,连翘 30 克,远志 30 克,草乌 30 克,益母草 30 克,五倍子 30 克,天南星 30 克,何首乌 30 克,大风子 30 克。【制法】膏药。上药用香油 5000 毫升,熬枯去渣,滤过,再熬沸,加入细料黄丹 2500 克,边加边搅拌均匀收膏,离火待温,兑入细粉(乳香 30 克,没药 30 克,血竭 30 克,轻粉 30 克,樟脑 30 克,龙骨 30 克,海螵蛸 30 克,赤石脂 30 克。共研细末),搅匀即成。摊膏备用。【用法】外用。用时取膏药温热化开,随症按穴位贴敷。【功能】舒筋通络、驱风散寒、调经止痛、燥湿止带。【主治】女子带下、月经崩漏。【附记】引自王光清《中国膏药学》。屡用屡验、效佳。

67. 紫 河 膏

【组成】紫河车 1 具,甲鱼 1 只,白花蛇 20 克,乌蛇 20 克,阿魏 20 克,三棱 20 克,莪术 20 克,红花 20 克,桃仁 20 克,肉桂 20 克,樟丹 720 克,香油 3120 毫升。【制法】膏药。先将前十味药用香油炸枯去渣,滤过,熬油,再加入樟丹,边加边搅匀收膏,离火,待温,兑入研细的肉桂粉,和匀,摊时兑少许麝香、冰片更佳,和匀即成。摊膏备用。【用法】外用。用时取膏药温热化开,贴肚脐上。【功能】补虚搜风、活血化瘀、温经散寒、调经止带。【主治】腰冷腹痛、女子赤白带下、经血不调、子宫寒冷、腰酸腿痛。【附记】引自王光清《中国膏药学》。屡用效佳。

68. 固本膏（一）

【组成】肉苁蓉 300 克，生杜仲 300 克，附子 150 克，牛膝 300 克，川续断 300 克，甘草 300 克，大茴香 300 克，菟丝子 300 克，天麻 300 克，紫霄花 300 克，羊肾 600 克，生地黄 300 克，蛇床子 300 克，小茴香 300 克，官桂 300 克，补骨脂 300 克，熟地黄 300 克，小海马 1 对，冬虫夏草 120 克。【制法】膏药。用香油 33 750 毫升，将上药炸枯去渣，滤过，再炼，加入樟丹 10 125 克，边加边搅匀，熬炼成膏。离火，待温，每 7500 毫升膏油，兑入细末料 120 克和匀即成。摊膏备用。附细末方：雄黄 240 克，赤石脂 240 克，乳香 240 克，没药 240 克，阳起石 120 克，龙骨 360 克，母丁香 600 克，木香 300 克。共研细面。贮瓶备用。【用法】外用。用时取膏药温热化开，贴小腹。【功能】温补肾阳、理气散寒、通经活络、消痞止带。【主治】四肢疲倦、妇女血寒、白带、痞块等症。【附记】引自王光清《中国膏药学》。屡用效佳。

69. 固本膏（二）

【组成】紫霄花 600 克，冬虫夏草 120 克，海龙 120 克，杜仲 120 克，熟地黄 120 克，附子 300 克，肉苁蓉 620 克，川牛膝 620 克，大茴香 620 克，川续断 620 克，官桂 620 克，甘草 620 克，生地黄 620 克，小茴香 620 克，菟丝子 620 克，蛇床子 620 克，天麻 620 克，鹿茸 300 克，羊油 10 000 毫升。【制法】膏药。上药用羊油煎熬至枯，滤汁去渣，入樟丹适量搅匀收膏。备用。【用法】外用。用时取膏适量，摊贴小腹。【功能】温肾止带。【主治】四肢疲倦、妇女血寒、白带、痞块等症。【附记】引自王光清《中国膏药学》。屡用效佳。

70. 小 阴 丹

【组成】当归 120 克，白芍 120 克，白术 30 克，茯苓 30 克，藁本

30 克,白芷 30 克,延胡索 30 克,牡蛎(草鞋包,煨)15 克,熟地黄(酒蒸)15 克,人参 6 克,没药 6 克,甘草(炙)30 克,南木香 30 克,赤石脂(煅)21 克,大附子(炮,去皮脐)30 克,蚕退纸(烧)以多为贵。【制法】蜜丸。上药共研细末,和匀,炼蜜为丸,如弹子大。分装备用。【用法】口服。每次 1 丸,每日 2 次,空腹温水调服。【功能】益肾健脾、理气活血、调经止带。【主治】妇人赤白带下、月经不调、诸虚不足。【附记】引自宋代朱佐《类编朱氏集验医方》。屡用神验。

三、妊　娠　病

（一）妊　娠　恶　阻

1. 人参调中散

【组成】人参 15 克，甘草（炙）15 克，枳壳 30 克，厚朴 30 克，白术 30 克，白茯苓 30 克，柴胡 21 克，细辛 21 克，藿香叶 21 克，陈皮 21 克。【制法】散剂。上药共研为末，和匀，贮瓶备用。【用法】口服。每次 9 克，加生姜 3 片，水煎，去渣，食前温服。【功能】调和肝脾。【主治】胸胁满闷、四肢烦热及妊娠阻病、心胸满闷、呕逆、不思饮食。【附记】引自清代《杨氏家藏方》。屡用神效。

2. 七　物　散

【组成】淡竹茹 30 克，人参 60 克，桔梗（炒）30 克，前胡（去芦头）30 克，半夏（姜汁浸，焙干）30 克，白茯苓（去黑皮）30 克，白茅根 22.5 克。【制法】散剂。上药共研为末，和匀，贮瓶备用。【用法】口服。每次 15 克，加生姜 3 片，水煎，去渣温服。【功能】燥湿化痰、和胃止呕。【主治】妊娠呕吐、恶食（痰湿阻滞型）。【附记】引自宋代《圣济总录》。屡用颇效。

3. 健脾资生丸

【组成】潞党参 90 克，炒白术 90 克，莲子肉 60 克，六神曲 60

克,白茯苓 60 克,陈皮 60 克,炒麦芽 60 克,怀山药 60 克,炒白扁豆 45 克,芡实 45 克,炒薏苡仁 45 克,春砂仁 45 克,山楂肉(蒸)30克,炙甘草 30 克,广藿香 30 克,桔梗 30 克,豆蔻仁 24 克,川黄连(姜汁炒)12 克。【制法】蜜丸。上药共研细末,和匀,炼蜜为丸(或水泛为丸),如梧桐子大,阴干,贮瓶备用。【用法】口服。每次 6～9 克,每日 2 次,米汤或温开水送服;妇女用淡姜汤送服。【功能】健脾开胃、消食止泻、调和脏腑、滋养营卫。【主治】胃脾虚弱、食不运化、胸脘饱满、面黄肌瘦、大便溏泻,以及妇女妊娠呕吐、小儿疳积、神疲便溏。【附记】引自《全国中药成药处方集》。杭州方。屡用效佳。

4. 安胃定胎散

【组成】白术 6 克,陈皮 4.5 克,砂仁 3 克,茯苓 6 克,当归身 6 克,藿香 4.5 克。【制法】散剂。上药共研为末,和匀,贮瓶备用。【用法】口服。每次 15 克,每日 2 次,加生姜 1 片,炒米 6 克,水煎去渣温服。第二次连渣再加 15 克,水煎去渣温服。【功能】养血安胎。【主治】孕妇见食不喜、恶心呕吐、体倦欲卧,虽体质平常、孕脉不现。连服数日,孕脉自现矣。【加减】恶心而吐痰者,加制半夏1.5 克。【附记】引自清代《产科心法》。屡用有效。

5. 妊阻口服液

【组成】紫苏梗 9 克,姜半夏 9 克,制香附 9 克,灶心土 15 克,旋覆花(包)15 克,川黄连 3 克,生姜 5 克,大枣 5 克。【制法】浓缩液。上药加水煎煮 3 次,滤汁去渣,合并滤液,加热浓缩成口服液。每毫升内含生药 2 克。贮瓶备用。【用法】口服。每次 10～15 毫升,每日 2 次,少量频饮。服药后,呕吐止即停服,不可过剂。待呕吐止后,改用香砂六君子丸善后,以巩固疗效。【功能】理气和胃、降逆止呕。【主治】妊娠剧吐。【附记】引自程爵棠,程功文《名医百家集验高效良方》。程爵棠方。多年使用,奏效颇捷,效佳。

6. 砂 仁 散

【组成】春砂仁 3 克，焦鸡内金 3 克，黄连 3 克，陈皮 3 克，紫苏梗 9 克，党参 9 克，茯苓 9 克，制香附 9 克，姜半夏 13 克，焦白术 6 克。【制法】散剂。上药共研极细末，和匀，贮瓶备用。【用法】口服。每次 9 克，每日 1～2 次，用姜汤冲服。【功能】理气和胃、降逆止呕。【主治】妊娠恶阻。【附记】引自《集验中成药》。屡用效佳。

7. 参苓止呕膏

【组成】党参 120 克，云茯苓 120 克，半夏 150 克，陈皮 60 克，竹茹 60 克，甘草 60 克，白术 90 克，砂仁 90 克，旋覆花 90 克，当归 90 克，焦白芍 90 克，甜梨 10 个，生姜 30 克，大枣 50 枚。【制法】膏滋。上药加水煎煮 3 次，滤汁去渣，合并 3 次滤液，加热浓缩成清膏，再加赤砂糖 100 克，收膏即成。贮瓶备用。【用法】口服。每次 10～20 毫升，每日 2 次。【功能】健脾和胃、降逆止呕。【主治】妊娠恶阻。【附记】引自《集验中成药》。屡用效佳。

8. 归 芪 丸

【组成】生黄芪 10 克，当归身 10 克，党参 10 克，白术 10 克，白芍 15 克，茯苓 15 克，神曲 15 克，川黄连 5 克，紫苏叶 5 克，砂仁 5 克，姜半夏 8 克。【制法】水丸。上药共研细末，和匀，水泛为丸，如梧桐子大。贮瓶备用。【用法】口服。每次 6 克，每日 2 次，温开水送服。【功能】益气健脾、养血安胎、和胃止呕。【主治】妊娠恶阻。【附记】引自《集验中成药》。屡用效佳。

9. 龙柿口服液

【组成】灶心土 15 克，姜柿蒂 15 克，西洋参 10 克，砂仁 4 克，姜半夏 10 克，茯苓 10 克，陈皮 4 克，紫苏梗 6 克，白术 6 克，大枣 8 枚，生姜 3 克。【制法】浓缩液。上药加水煎煮 3 次，滤汁去渣，合并滤液,加热浓缩成口服液。每毫升内含生药 2 克。贮瓶备用。【用法】口服。每次 15 毫升,每日 2 次。中病即止。【功能】温胃止呕。【主治】妊娠呕吐(恶阻)。【附记】引自《集验百病良方》。屡用效佳。治愈率可达 97％以上。

10. 参术口服液

【组成】党参 15 克,当归身 15 克,茯苓 15 克,姜半夏 10 克,竹茹 10 克,砂仁 10 克,旋覆花(包)10 克,白术 10 克,白芍 10 克,大枣 6 枚,生姜 3 片,生甘草 5 克。【制法】浓缩液。上药加水煎煮 3 次,滤汁去渣,合并 3 次滤液,加热浓缩成口服液。每毫升内含生药 2 克。贮瓶备用。【用法】口服。每次 15 毫升,每日 2 次。中病即止。【功能】益气健脾、养血安胎、降逆止呕。【主治】妊娠呕吐(恶阻)。【附记】引自《集验百病良方》。屡用效佳,治愈率可达 97％以上。

11. 健脾止呕散

【组成】荆芥穗 3 克,羌活 2.5 克,厚朴(姜汁炒)2 克,当归身 6 克,川芎 1.5 克,白芍 5 克,砂仁(捣)6 克,杜仲(糯米炒)15 克,黄芩 6 克,陈皮 3 克,法半夏 3 克,枳壳 5 克,生菟丝子 9 克,白术 9 克,竹茹 6 克。【制法】散剂。上药共研极细末,和匀,贮瓶备用。【用法】口服。每次 9 克,每日 2 次,温开水冲服。【功能】健脾和胃、降逆止呕。【主治】妊娠恶阻(脾胃虚弱型)。症见妊娠以后,恶心呕吐不食、口淡或呕吐清涎、神疲思倦、舌淡苔白润、脉缓滑无力。【附记】引自《名医治验良方》。刘惠民方。屡用效佳。

12. 桑茹口服液

【组成】霜桑叶 12 克,青竹茹 12 克,丝瓜络 12 克,炒酸枣仁 25 克,生姜 3 片。【制法】浓缩液,上药加水煎煮 3 次,滤汁去渣,合并滤液,加热浓缩成口服液。每毫升内含生药 2 克。贮瓶备用。

【用法】口服。每次 15 毫升,每日 2 次,每日 1 剂。【功能】抑肝和胃、降逆止呕。【主治】妊娠呕吐(肝胃不和型)。症见妊娠初期、呕吐酸水或苦水、胸满胁痛、嗳气叹息、头涨而晕、烦渴口苦、舌淡红、苔微黄、脉弦滑。【附记】引自《名医治验良方》。孙鲁川方。屡用效佳。

13. 地 归 散

【组成】当归 15 克,白芍 15 克,生地黄 15 克,麦冬 15 克,白术 12 克,黄芩 12 克,竹茹 12 克,茯苓 12 克,半夏 6 克,甘草 6 克。【制法】散剂。上药共研极细末,和匀,贮瓶备用。【用法】口服。每次 9 克,每日 2 次,温开水冲服。中病即止。【功能】养血滋阴、清胃止呕。【主治】妊娠恶阻。【附记】引自《集验中成药》。屡用皆验。

14. 竹 茹 丸

【组成】竹茹 12 克,麦冬 12 克,炙枇杷叶 12 克,黄芩 9 克,茯苓 9 克,陈皮 9 克,炒紫苏子 6 克,焦栀子 6 克,枳壳 3 克。【制法】水丸。上药共研细末,和匀,水泛为丸,如梧桐子大,晒干,贮瓶备用。【用法】口服。每次 6 克,每日 2 次,用淡姜汤送服。【功能】清胃生津、和气止呕。【主治】妊娠呕吐。【附记】引自《集验中成药》。屡用效佳。

15. 恶 阻 膏

【组成】党参 90 克,白术 90 克,木香 90 克,当归身 60 克,半夏 60 克,陈皮 60 克,白扁豆 60 克,砂仁 30 克,甘草 30 克,大枣 50 枚,生姜 30 片。【制法】膏滋。上药加水煎煮 3 次,滤汁去渣,合并滤液,加热浓缩成清膏,再加赤砂糖 100 克,收膏即成。贮瓶备用。【用法】口服。每次 15 克,每日 2 次,开水调服。【功能】健脾和胃、降逆止呕。【主治】妊娠恶阻。【加减】大便不实者,去当归,加茯苓

90克;气滞中满者,加藿香60克,枳实60克。【附记】引自《集验中成药》。屡用效佳。

16. 乌萸散

【组成】山茱萸10克,乌梅肉10克,怀山药10克,麦冬10克,天冬10克,炒杜仲10克,炒阿胶10克,菟丝子6克,炒砂仁6克。【制法】散剂。上药共研极细末,和匀,贮瓶备用。【用法】口服。每次6～9克,每日2次,温开水冲服。【功能】酸收、滋阴、养血、补肾、安胎气。【主治】妊娠恶阻(虚证)。症见妊娠后恶心、呕吐清水或酸苦水、不思饮食、腰腹疼痛、头昏、四肢乏力等。【加减】伴咳嗽者,加五味子6克;咳血者,加生地黄10克,藕节10克;脾胃虚弱者,加焦白术10克;有明显热象者,加黄芩10克。【附记】引自《名医治验良方》。杨仲书方。屡用效佳。

17. 王氏恶阻口服液

【组成】沙参10克,生白芍10克,枸杞子12克,女贞子24克,菊花10克,蒺藜10克,瓜蒌皮10克,竹茹12克,墨旱莲24克,制旋覆花10克,广藿香6克,生牛蒡子24克,麦冬10克。【制法】浓缩液。上药加水煎煮3次,滤汁去渣,合并滤液,加热浓缩成口服液。每毫升内含生药2克。贮瓶备用。【用法】口服。每次20毫升,每日2次。连服1周。【功能】清热调肝、和胃止呕。【主治】肝火上冲致妊娠恶阻。【附记】引自《名医治验良方》。王渭川方。屡用效佳。

18. 顾氏恶阻丸

【组成】党参12克,白术9克,清半夏9克,陈皮10克,藿香9克,茯苓6克,紫苏梗9克,枇杷叶6克,竹茹6克,黄芩4.5克,甘草6克,砂仁4.5克。【制法】姜汁丸。上药共研细末,和匀,姜汁加冷开水适量合泛为丸,如梧桐子大,阴干,贮瓶备用。【用法】口服。每次 6 克,每日 3 次,温开水送服。或再滴生姜汁数滴。【功能】培土和中、降逆止呕。【主治】妊娠恶阻。胃气上犯、间发恶心呕吐、动辄哕声连连、时或亦感脘腹饥饿,但胃腑拒不存谷,纳后常原食呕出,唯间饮清汤淡水、尚可安受。【附记】引自《名医治验良方》。顾兆农方。屡用效佳。

19. 健脾和胃膏

【组成】太子参 150 克,炒白术 120 克,茯苓 150 克,藿香梗 120 克,砂仁 120 克,炒黄芩 150 克,金石斛 150 克,麦冬 150 克,荷顶 100 克,陈皮 120 克,紫苏梗 120 克,竹茹 100 克,甘草 100 克。【制法】膏滋。上药加水煎煮 3 次,滤汁去渣,合并滤液,加热浓缩为清膏,再加赤砂糖 300 克,收膏即成。贮瓶备用。【用法】口服。每次 15 克,每日 2 次,开水调服。【功能】健脾益气养阴、和胃顺气止呕。【主治】妊娠恶阻。症见呕吐频频、食入即吐、精神萎靡、口干思饮、少腹隐痛、舌淡红无苔、脉浮数而细。【附记】引自《名医治验良方》。易修珍方。临床屡用,疗效显著。

20. 柴 芩 散

【组成】醋柴胡 8 克,全当归 13 克,生白芍 13 克,土炒白术 8 克,云茯苓 10 克,制香附 10 克,淡吴茱萸 2 克,川黄连 5 克,广陈皮 7 克,生甘草 4 克,广木香 5 克。【制法】散剂。上药共研极细末,和匀,贮瓶备用。【用法】口服。每次 6～9 克,每日 2 次,温开水(加姜汁数滴)冲服。【功能】疏肝清热、和胃降逆。【主治】妊娠恶阻(肝气郁结型)。症见呃逆、嗳气、呕吐清水或酸水、胸胁痞闷或胀痛、头昏目眩、精神抑郁等。舌淡红、苔白腻或黄薄、脉弦数。【加减】头昏耳鸣、小便色黄、量少、肝郁热盛者,加牡丹皮 10 克,焦山栀子 10 克;两胁痛甚者,去土炒白术,加炒青皮 8 克,宣木瓜 10 克;呃逆者,加赭石 16 克;腹部胀满者,加大腹皮 18 克。【附记】引自《名医治验良方》。卢国权方。屡用效佳。

21. 定呕口服液

【组成】煅石决明 18 克,桑叶 9 克,炒白芍 9 克,炒白术 6 克,淡子芩 9 克,绿萼梅 5 克,阳春砂(后下)5 克,紫苏梗 5 克,当归身 10 克,陈皮 5 克。【制法】浓缩液。上药加水煎煮 3 次,滤汁去渣,合并滤液,加热浓缩成口服液。每毫升内含生药 2 克。贮瓶备用。【用法】口服。每次 10～15 毫升,每日 2 次。【功能】平肝和胃,降逆止呕。【主治】肝胃不和、肝克脾胃之妊娠恶阻(呕吐)。【加减】腹痛者,加木香;腰酸者,加杜仲、川续断;夹痰者,加枇杷叶;便秘者,加瓜蒌仁。【附记】引自《名医治验良方》。何子淮家传验方。屡用效佳。

22. 抑肝和胃口服液

【组成】紫苏叶 3 克,黄连 5 克,制半夏 6 克,广陈皮 6 克,竹茹 6 克,钩藤 15 克,黄芪 9 克,生姜 3 片。【制法】浓缩液。上药加水煎煮 3 次,滤汁去渣,合并滤液,加热浓缩成口服液。每毫升含生药 2 克。贮瓶备用。【用法】口服。每次 10～15 毫升,每日 2 次。少量多饮。【功能】抑肝和胃,降逆止吐。【主治】妊娠早期、恶心呕吐、呕吐剧烈、不能进食,吐出黄、苦水或酸水,甚则吐出黄绿胆汁和血液,胸满胁胀、头晕目眩、烦躁口苦、尿黄量少、大便干结、脉象弦滑、舌质偏红、苔黄腻。【加减】呕吐甚剧者,加炙乌梅 3 克,芦根 15 克,藕节炭 10 克,炙枇杷叶 9 克,头晕眩甚者,加甘菊 6 克,石决明(先煎)10 克;吐出痰涎颇多者,加茯苓 10 克,川厚朴花 5 克。【附记】引自《名医治验良方》。夏桂成方。屡用效佳。

23. 调 肝 散

【组成】紫苏梗 10 克,乌梅 2 枚,川黄连 3 克,竹茹 6 克,玄参 18 克,麦冬 10 克,炒子芩 5 克。【制法】散剂。上药共研极细末,和匀,贮瓶备用。【用法】口服。每次 6～9 克,每日 2 次,温开水冲服。为避免饮入即吐,可先喝盐开水一口,再饮药汁。【功能】调肝和胃、滋阴清热、生津止呕。【主治】肝热恶阻。【附记】引自《名医治验良方》。宋世燊方。本方除对肝热恶阻疗效显著外,在调节神经与体液方面,亦有其独特的功效。临床验证效佳。

24. 扁 豆 散

【组成】扁豆衣9克,扁豆花9克,砂仁壳6克,豆蔻壳6克,吴茱萸1克,川黄连2克,紫苏叶3克,藿香梗6克,广陈皮9克,姜竹茹6克,建曲9克,谷芽9克,饭锅巴60克。【制法】散剂。上药共研极细末,和匀,贮瓶备用。或去饭锅巴,另取灶心土60克,水煎2次,取浓汁,泛药粉为丸,如梧桐子大,备用。【用法】口服。每次6～9克,每日2次,温开水冲服或送服。【功能】和胃止呕、助消化。【主治】妊娠呕吐。症见妊娠早期、呕吐频作、脉滑、苔薄白。【附记】引自《名医治验良方》。孙一民方。屡用效佳。

25. 疏肝和胃散

【组成】竹茹5克,麦冬6克,砂仁2克,怀山药9克,藿香5克,茯苓9克,白芍5克,扁豆9克,公丁香1克,冬瓜仁9克,丝瓜络3克,甘草3克。【制法】散剂。上药共研极细末,和匀,贮瓶备用。【用法】口服。每次9克,每日2次,温开水冲服。【功能】疏肝和胃止呕。【主治】妊娠肝胃不和之恶阻、呕吐不能饮食、卧床不起、头眩体弱、脉弦滑小数、苔薄白、底有红点。【附记】引自《名医治验良方》。王渭川方。临床屡用,疗效显著。

26. 远 参 丸

【组成】太子参9克,远志3克,菟丝子9克,麦冬10克,炒杜仲10克,乌梅肉2.5克,酸枣仁6克,山茱萸3.5克,砂仁1.2克,姜竹茹10克,炒黄芩6克,杭白芍10克。【制法】水丸。上药共研细末,和匀,水泛为丸,如梧桐子大。贮瓶备用。【用法】口服。每

次 6～9 克,每日 2 次,空腹温开水送服。【功能】益肾养肝、清胃止
呕。【主治】妊娠呕吐。【附记】引自郭仁旭《中医临床验方集》。屡
用效佳。

27. 嗣育保胎丸

【组成】黄芪 40 克,党参 40 克,茯苓 40 克,白术 40 克,当归 40
克,白芍 40 克,熟地黄 40 克,菟丝子 40 克,艾叶(炭)40 克,川芎
30 克,桑寄生 30 克,枳壳 30 克,阿胶 20 克,川贝母 20 克,荆芥穗
10 克,厚朴(姜炙)10 克,甘草 5 克,羌活 5 克,鹿茸粉 3 克。【制
法】蜜丸。上药共研细末,和匀,炼蜜为丸,每丸重 6 克。分装备
用。【用法】口服。每次 2 丸,每日 2～3 次,温开水化服。【功能】
补气养血、安胎保产。【主治】由孕妇气血不足引起的恶心呕吐、腰
酸腹痛、足膝水肿、胎动不安、屡经流产。【附记】引自《中药成方制
剂》。屡用效佳。

(二)妊娠高血压综合征

1. 子 气 散

【组成】①天仙藤 15 克,炒香附 12 克,陈皮 9 克,紫苏叶 6 克,
甘草 6 克。②紫苏 10 克,大腹皮 6 克,党参 10 克,川芎 9 克,陈皮
6 克,白芍 15 克,当归 10 克,炙甘草 6 克。【制法】散剂。方①共
研极细末,和匀,贮瓶备用。方②水煎服。【用法】口服。先取方
①以顺气化湿为先。每次 9 克,每日 2 次,空腹时,用木瓜或生姜
皮煎汤调服。待初愈后,取方②以养血健脾、善后以巩固疗效。每
日 1 剂,水煎服,每日 2 次。【功能】养血安胎、理气化湿。【主治】
子气以足胫肿胀为主。【附记】引自胡熙明《中国中医秘方大全》。
徐敏华方。治疗 64 例,有效率 96.88%。子气者以气遏水道、湿
气下聚为重。治当顺气化湿为先、辅以养血健脾,故能取得较好

疗效。

2. 子 肿 散

【组成】①白术 15 克,茯苓皮 15 克,陈皮 9 克,桑白皮 9 克,大腹皮 9 克,生姜皮 9 克,木香 6 克。②当归 20 克,川芎 20 克,白芍 20 克,白术 10 克,茯苓 20 克。【制法】散剂。上列两方,各共研极细末,和匀,贮瓶备用。【用法】口服。均为每次 6 克,每日 2 次,米汤送服。【功能】健脾养血、分利水湿。【主治】水肿(妊娠水肿)。【附记】引自胡熙明《中国中医秘方大全》。徐敏华方。治疗 42 例,有效率为 97.62%。治疗用药以方②为主,辅以方①,并服治疗,取效颇佳。在治疗中切忌逐水伐脾伤阴。

3. 平 肝 散

【组成】黄芩、夏枯草、炒牛膝、白薇、当归、菊花各等份。【制法】散剂。上药共研极细末,和匀,贮瓶备用。【用法】口服。每次 6～9 克,每日 1～3 次,温开水冲服。【功能】平肝清热。【主治】先兆子痫。症见头痛头晕、目花泛恶、血压较高等症。【附记】引自《名医治验良方》。钱伯煊方。屡用效佳。

4. 羚角琥珀散

【组成】羚羊角、琥珀、天竺黄、天麻、蝉蜕、地龙各等份。【制法】散剂。上药共研极细末,和匀,贮瓶备用。【用法】口服。每次 1.5～3 克,每日 1～4 次,或发作时急用之。【功能】镇肝定痉、息风宁心(具有降压止痉作用)。【主治】子痫证(心肝阳亢、风火交炽型)。症见妊娠后期,或分娩期间、猝然剧烈头痛、耳鸣眩晕、遂致昏迷,两目上窜(吊睛)、四肢抽搐、牙关紧闭、少顷渐平、继后复作。可用于轻、中度妊娠中毒之症。【附记】引自程爵棠《百病中医膏散疗法》。钱伯煊方。临床屡用,常可转危为安,效果颇佳。本方药仅六味,病由心肝而发,治以痉痛为用,功力专一而效捷。用于心肝风热所致之子痫急症,常可转危为安,使病情渐趋和缓。本方降压效果相当好,且具利尿之功,能消水肿,故早期用之,可使病情稳定向愈。

5. 妊高征胶囊

【组成】白术 30 克,丹参 25 克,白芍 15 克,黄芩 15 克,地骨皮 15 克。【制法】胶囊。上药共研细末,和匀,分别装入胶囊,每粒含药 0.25 克。分装备用。【用法】口服。每次 3 粒,每日 3 次,温开水送服。连服 15 天为 1 个疗程。连续用药至少 1 个疗程。【功能】益气健脾、活血化瘀、利水潜阳。【主治】妊娠高血压综合征。【附记】引自《集验中成药》。龙昭玲方。屡用效佳。

6. 复方当归散

【组成】当归 9 克,川芎 9 克,白芍 20 克,茯苓 12 克,白术 12 克,泽泻 9 克。【制法】胶囊。上药共研细末,和匀,装入胶囊,每粒含药 0.5 克。分装备用。【用法】口服。每次 6 粒,每日 2 次,温开水送服。【功能】养血调肝、健脾利湿、安胎保产。【主治】防治轻、中度妊高征者。【附记】引自胡熙明《中国中医秘方大全》。郭天隆方。屡用效佳。治疗 46 例,仅 1 例出现先兆子痫,无 1 例子痫发生。对孕母子均无明显不良反应,且具固本防患的功效。

7. 羚羊角散

【组成】羚羊角(镑,代)1.5 克,川独活 1.5 克,酸枣仁(炒)1.5 克,五加皮 1.5 克,薏苡仁(炒)1.2 克,防风 1.2 克,当归(酒浸)1.2 克,川芎 1.2 克,茯神 1.2 克,杏仁(去皮尖)1.2 克,木香 0.75 克,甘草(炙)0.75 克。【制法】散剂。上药共研极细末,和匀,贮瓶备用。【用法】口服。每次 12 克,每日 2 次,用姜汤冲服(温服)。【功能】祛风除湿、养血安神、平肝止痉。【主治】妊娠中风、头项强直、筋脉拘急、言语謇涩、痰涎不消,或发搐不省人事、名曰子痫,亦宜服之。【附记】引自宋代严用和《济生方》。屡用颇验。

8.健　脾　膏

【组成】潞党参 90 克,炙黄芪 90 克,甜白术 90 克,当归身 90 克,炒白芍 90 克,生地黄 90 克,熟地黄(砂仁 24 克拌炒)90 克,大麦冬 90 克,肥玉竹 90 克,制黄精 90 克,云茯神 90 克,柏子仁 90 克,川续断肉 90 克,地骨皮 90 克,甘枸杞子 90 克,蒺藜 90 克,女贞子 90 克,墨旱莲 90 克,怀牛膝 90 克,炒子芩 45 克,碧桃干 45 克,新会皮 45 克,厚杜仲 120 克,桑寄生 120 克,炙鳖甲 120 克,大红枣 120 克,龙眼肉 120 克,核桃肉 120 克,炙甘草 50 克,淮小麦 150 克。再加驴皮胶 180 克,龟甲胶 120 克(均用陈酒烊化),白冰糖、白蜂蜜各 250 克。【制法】膏滋。先将前 30 味药精选道地药材加水煎煮 3 次,滤汁去渣,合并滤液,加热浓缩为清膏,再将驴皮胶、龟甲胶加适量黄酒浸泡后隔水炖烊,冲入清膏和匀,然后加白冰糖、白蜂蜜至溶拌匀,文火收膏。贮瓶备用。【用法】口服。每日早、晚各 1 大食匙,开水调服。伤食、停食缓服数日。【功能】益气健脾、养荣宁心、固腰束带。【主治】妊娠浮肿(子肿)。症见面黄虚浮、眩晕、两足微肿胀、心悸少寐、日晡潮热、盗汗遍体、腰背酸楚、白带绵绵、纳谷无味、大便艰行、舌质淡红、苔少、脉濡细弱。【附记】引自程爵棠《百病中医膏散疗法》。董漱六方。屡用效佳。凡属心脾俱虚、气营两亏、带脉不固之证,用本膏调治、颇中病机,取效颇著。同时平时注重食养、劳逸结合,亦非常重要。

9.止　痉　散

【组成】大海螺 1 个。【制法】散剂。用炭火将海螺煅红取去,不可过煅,存性,研为极细末,贮瓶备用。【用法】口服。每次 5 克,每日 2～3 次,以黄酒送服。【功能】补肾养肝、息风止痉。【主治】子痫及鸡爪风。【附记】引自《中国当代中医名人志》。臧佩林方。屡用效佳。

10. 羌 活 膏

【组成】羌活30克,独活30克,天麻15克,全蝎15克,人参15克,僵蚕(微炒)15克,乌蛇肉(酒浸一宿,焙干)30克。【制法】膏滋。上药共研极细末,和匀,用炼蜜调和成糊膏状。贮瓶备用。【用法】口服。每次10克,每日2～3次,用荆芥汤入麦冬少许化服。【功能】息风止痉。【主治】子痫。【附记】引自清代王肯堂《证治准绳》。屡用皆效。

11. 止 抽 胶 囊

【组成】羚羊角粉(代)1.5克,地龙30克,郁金12克,天竺黄12克,琥珀9克,黄连12克,胆南星12克。【制法】胶囊。上药共研极细末,和匀,装入胶囊,每粒重0.2克。分装备用。【用法】口服。每次15粒(约为3克),每日3～4次,温开水送服。【功能】清热化痰、息风止痉。【主治】肝肾阴虚型妊娠高血压,并出现先兆子痫。【加减】同时配服汤剂:生地黄20克,沙参12克,枸杞子12克,麦冬12克,川楝子10克,桑寄生15克,白芍15克,丹参15克,石决明(先煎)30克。每日1剂,水煎服。功能滋阴潜阳。适用于肝肾阴虚型妊高征。加减:血压升高、头痛甚者,加钩藤12克,龟甲30克,生牡蛎30克,龙齿30克,沙苑子12克,珍珠母30克;恶心烦热者,加竹茹12克,栀子10克;水肿明显者,加黑豆衣10克,黑豆15克,车前子12克;出现先兆子痫,则散汤并用。【附记】引自《名医治验良方》。黄莉萍方。治疗77例,显效47例,有效24例,无效6例。总有效率为92.2%。无1例发生子痫。

12. 妊 高 口 服 液

【组成】山羊角30克,钩藤30克,白僵蚕20克,地龙20克,当归10克,川芎9克,生地黄30克,白芍30克。【制法】浓缩液。上药加水煎煮2～3次,滤汁去渣,合并滤液,加热浓缩成口服液。每

毫升内含生药 2 克。贮瓶备用。【用法】口服。每次 20 毫升,每日
3 次。【功能】养血柔肝、行气活血、息风解痉。【主治】以中、重度
为主的妊高征,且肝肾阴虚夹有瘀滞者。【加减】浮肿明显者,加防
己 12 克,白术 30 克,天仙藤 30 克;蛋白尿,加鹿衔草 30 克,益母
草 30 克,薏苡仁根 30 克,怀山药 30 克;中度以上妊高征,可配合
服解痉散(羚羊角粉 0.3 克,全蝎 1.5 克,琥珀粉 4.5 克,研末分 3
次服)。【附记】引自《名医治验良方》。钱祖淇方。治疗 213 例,其
中轻度 59 例,中度 108 例,重度 46 例。均收到了较好疗效。转变
率极显著。妊高征以肝肾阴虚夹瘀症居多。本方降压作用明显而
持续,能使中、重度妊高征向轻度转变或症状消失,预防子痫发生。

13. 子肿口服液

【组成】黄芪 24 克,生白术 30 克,肉桂 3 克,砂仁 3 克,泽泻 9
克,党参 12 克,桑白皮 12 克,狗脊 12 克,通天草 12 克,天仙藤 6
克,枳壳 6 克,朱灯心草 3 束。【制法】浓缩液。上药加水煎煮 2～
3 次,滤汁去渣,合并滤液,加热浓缩成口服液。每毫升内含生药 2
克。贮瓶备用。【用法】口服。每次 20 毫升,每日 2 次。【功能】温
阳化气、培土利水。【主治】妊娠严重水肿(子肿),兼有肢体困倦、
病及诸脏、元气不振,或子迫产门,也有子死腹中。【加减】必要时
加淡附子 3 克,以温煦肾气。【附记】引自《名医治验良方》。何子
淮方。屡用效佳。

14. 龙牡寄生散

【组成】桑寄生 20 克,夏枯草 10 克,秦当归 10 克,大生地黄 5
克,小川芎 4.5 克,生白芍 12 克,双钩藤 10 克,北沙参 10 克,大麦
冬 10 克,生甘草 3 克,七爪红 10 克,朱茯神 12 克,生龙骨 20 克,
生牡蛎 20 克,犀角末 1 克(可用水牛角末倍量代)。【制法】散剂。
上药晒干,共研极细末,和匀,贮瓶备用。【用法】口服。每次 9 克,
每日 2～3 次,温开水冲服。【功能】养血息风、潜阳镇痉。【主治】

子痫(血虚风热型)。症见子痫未发之前,面色萎黄、时有颧赤、头目眩晕、头悸气短、下肢及面目微肿,发则神昏猝倒、四肢挛急、牙关紧闭、颈项强急、口吐涎沫、脉弦细而滑。【加减】内热甚者,加生石膏15克煎水送服此散;有发热者,加柴胡4.5克;身畏冷者,生地黄改用熟地黄12克;痉挛甚者,加羚羊角末(代冲入)0.6克,或玳瑁代之;痰盛者,加天竺黄4.5克,竹沥水30克;神昏过久者,再加九节菖蒲6克。【附记】引自《名医治验良方》。马龙伯方。屡用效佳。病势急者,也可改为汤剂煎服,每日1剂。本症(子痫)系孕妇平素血虚,妊娠后期需要较多血量供养胎元、阴血愈虚而阳扰于上,内风暴起所致。而本方具养血息风、潜阳镇痉之功效,故用之效佳。

15. 子 烦 散

【组成】知母9克,麦冬9克,黄芩9克,生地黄9克,白芍9克,茯苓9克,竹茹9克,豆豉9克,菖蒲9克。【制法】散剂。上药共研极细末,和匀,贮瓶备用。【用法】口服。每次9克,每日3次,温开水冲服。【功能】清热养阳、降逆除烦。【主治】妊娠子烦(阴虚肝阳上扰型)。症见妊娠后心烦不宁、坐卧不安,或胸胁胀满、气逆喘促不得卧、口苦咽干、手足心热、潮热盗汗、面红唇焦、大便秘、小便赤短、舌干红无苔或微黄、脉弦细数。【附记】引自《名医治验良方》。韩百灵方。屡用效佳。

16. 白 术 散

【组成】焦白术9克,炒党参9克,茯苓皮9克,陈皮4.5克,六神曲12克,大腹皮9克,黄芪皮9克,生姜皮3克,炙甘草3克。【制法】散剂。上药共研极细末,和匀,贮瓶备用。【用法】口服。每次9克,每日3次,用大枣汤冲服。【功能】健脾助运化湿。【主治】妊妇四肢、面目浮肿,面色萎黄,乏力,腹胀,纳减。舌胖苔白、边有齿印、脉濡。【加减】兼腹胀甚者,加佛手片9克,焦枳壳9克(或枳实）；兼大便溏薄者，加炒白扁豆 15～30 克，煨木香 4.5 克；兼心悸失眠者，加炒酸枣仁 6 克，朱灯心草 3 束。【附记】引自《名医治验良方》。周世鹏方。屡用效佳。

17. 地 母 散

【组成】生地黄 30 克，菊花 15 克，白芍 30 克，女贞子 30 克，墨旱莲 30 克，黄芩 12 克，桑寄生 30 克，杜仲 30 克，菌灵芝 30 克，珍珠母 30 克。【制法】散剂。上药共研极细末，和匀，贮瓶备用。【用法】口服。每次 9～15 克，每日 2 次，开水冲服。【功能】补益肝肾、清热潜阳、保胎降压。【主治】妊娠高血压（阴虚肝旺型）。症见妊妇头晕目眩、心悸怔忡、夜寐多梦、易惊、颜面潮红、舌红或绛、脉弦细滑数。【附记】引自《集验中成药》。屡用效佳。

18. 平 肝 丸

【组成】当归 9 克，茯苓 9 克，白芍 9 克，桑寄生 15 克，钩藤 9 克，菊花 15 克，白术 9 克，泽泻 9 克，石决明（煅）30 克。【制法】水丸。上药共研极细末，和匀，水泛为丸，如梧桐子大。贮瓶备用。【用法】口服。每次 9 克，每日 2～3 次，温开水送服。【功能】健脾利湿、平肝潜阳。【主治】妊娠水肿（脾虚肝旺型）。【附记】引自《集验百病良方》。朱犁馨方。屡用效佳。

19. 石 决 明 散

【组成】石决明 30 克，白芍 15 克，生地黄 15 克，黄芩 9 克，生牡蛎 30 克，钩藤 12 克，甘菊 6 克，牡丹皮 9 克。【制法】散剂。上药共研极细末，和匀，贮瓶备用。【用法】口服。每次 9 克，每日 2～3 次，开水冲服。【功能】清肝潜阳。【主治】妊娠高血压（肝经火旺型）。【附记】引自《集验中成药》。李少华方。屡用效佳。

20. 参 葫 散

【组成】人参 3 克,白术 15 克,白芍 15 克,茯苓 9 克,陈皮 6 克,石决明 30 克,黄芩 9 克,牡蛎 30 克,车前子 9 克,干葫芦 25 克,枯碧竹 8 克。【制法】散剂。上药共研极细末,和匀,贮瓶备用。【用法】口服。每次 9 克,每日 2～3 次,开水冲服。【功能】健脾利湿、平肝潜阳。【主治】妊娠高血压(脾虚肝旺型)。【附记】引自《集验中成药》。李少华方。屡用效佳。

21. 化瘀口服液

【组成】①丹参 15 克,赤芍 15 克,葛根 15 克,玄参 20 克,猪苓 30 克,大腹皮 20 克。②丹参 15 克,赤芍 15 克,葛根 15 克,玄参 20 克,怀牛膝 10 克,钩藤(后下)20 克,生石决明 20 克。【制法】浓缩液。上列两方,各加水煎煮 3 次,滤汁去渣,合并滤液,加热浓缩成口服液。每毫升含生药 2 克(各为 60 毫升)。备用。【用法】口服。随症选方。每次 30 毫升,每日 2 次。【功能】①活血化瘀、理气行水。②活血化瘀、平肝潜阳、清热息风。【主治】妊娠高血压综合征(以水肿为主者用方①,以高血压为主者用方②)。【加减】若遇肝风内动、抽搐昏迷等子痫时,②方中加羚羊角粉(代)0.5～1 克,竹沥 30 克(均为冲服)。【附记】引自《名医治验良方》。张雅洁方。治疗 40 例,痊愈 12 例,好转 27 例,无效 1 例。症状明显好转占 97.5％,水肿减轻占 84％,血压下降占 70％。

(三)先 兆 流 产

1. 保 胎 丸

【组成】当归 20 克,白芍 20 克,川贝母 20 克,地黄 16 克,川芎 60 克,白术 16 克,菟丝子 16 克,枳壳 16 克,黄芪 12 克,甘草 12

克,黄芩 12 克,荆芥穗 12 克,艾叶(炭)10 克,厚朴(制)10 克,羌活6 克,砂仁 10 克。【制法】蜜丸。上药共研细末,和匀,炼蜜为丸,每丸重 6 克。分装备用。【用法】口服。每次 1 丸,每日 2 次,温开水送服。【功能】补气养血安胎。【主治】腰酸腹痛、胎动不安(先兆流产)。【附记】引自《中药成药学》。屡用效佳。

2. 胎产金丹

【组成】熟地黄 80 克,香附 80 克,鳖甲(制)80 克,川芎 40 克,白术(麸炒)40 克,牡丹皮 40 克,当归 40 克,人参 40 克,茯苓 40 克,白薇 40 克,青蒿 40 克,延胡索 40 克,益母草 40 克,赤石脂 40 克,藁本 40 克,肉桂 24 克,没药 24 克,艾叶(炭)24 克,甘草 20 克,黄柏 20 克,五味子 20 克,紫河车 20 克,沉香 12 克。【制法】蜜丸。上药共研细末,和匀,炼蜜为丸,每丸重 9 克。分装备用。【用法】口服。每次 1 丸,每日 2 次,温开水送服。【功能】补气养血、调经安胎。【主治】肝脾血亏、气虚血热引起的胎动不安、临产腹痛、恶露不尽、腰酸腿软、足膝浮肿、精神怠倦等症。可用于先兆流产、产后血晕及恶露不尽及气血不足发热等症。【附记】引自《中药成药学》。屡用效佳。

3. 寿胎丸

【组成】菟丝子 120 克,桑寄生 60 克,川续断 60 克。阿胶 60 克。【制法】水丸。先将前三味药共研细末,和匀,另用开水烊化阿胶和药末为丸,每丸重 0.3 克。贮瓶备用。【用法】口服。每次 20 丸(约 6 克),每日 2 次,温开水送服。【功能】固肾安胎。【主治】先兆流产、习惯性流产、胎儿生长缓慢以及月经不调、更年期综合征和由肾虚阴血不足引起的其他疾病。【加减】如气虚者,加党参、黄芪、白术;血虚者,加当归、熟地黄;偏热者,加黄芩、苎麻根、白芍;气滞者,加紫苏梗、砂仁等。【附记】引自张锡纯《医学衷中参西录》。屡用效佳。

4. 千金保胎膏

【组成】当归500克,白芍250克,地黄400克,甘草150克,川续断300克,黄芪250克,白术300克,肉苁蓉250克,木香50克,黄芩500克,益母草500克,龙骨150克。【制法】膏药。上药除龙骨外,余药酌予碎断,另取麻油12 000毫升置于锅内,投入药料炸至焦枯,捞除残渣,取油过滤,即为药油。炼油至沸,加入黄丹适量,老嫩适中,搅匀放入冷水中浸泡,以祛火毒。再取膏油加热融化,待爆音停止,水气去尽,微凉,取龙骨细粉加入搅匀,待温摊膏,备用。【用法】外用。用时取膏药温热化开,外贴患处。【功能】益气补血、保育胎元。【主治】妊娠虚弱、气血不足引起的胎元不固、漏经小产。【附记】引自《北京市中药成方选集》。屡用皆效。

5. 保 产 膏

【组成】党参50克,当归50克,生地黄50克,杜仲50克,续断50克,桑寄生50克,地榆50克,砂仁50克,阿胶50克,熟地黄100克,蚕沙(炒)75克。【制法】膏药。上药入麻油750毫升中炸枯,滤油去渣,再炼油至沸,加入黄丹600克,黄蜡100克,边加边搅匀收膏,离火待温,再加入研成细粉的煅紫石英35克,煅赤石脂35克,煅龙骨35克,搅匀即成。收贮备用。【用法】外用。取膏摊膏。预防小产,先1个月贴脐眼,7天更换1次,过3个月,半月更换1次,10月满为止。淋带、血枯、经闭贴丹田,肾虚腰痛,贴命门及痛处,诸疮久烂贴患处,贴之可收口。【功能】补肾固胎、化腐生肌。【主治】小产(先兆流产及习惯性流产)、淋带、血枯、经闭、肾虚腰痛及诸疮久烂。【附记】引自王光清《中国膏药学》。屡用皆效。

6. 胜 金 散

【组成】吴茱萸(酒浸)4.5克,陈皮4.5克,川芎4.5克,炮干姜4.5克,生姜4.5克,炙甘草9克,姜厚朴9克。或加砂仁。【制法】散剂。上药共研极细末,和匀,贮瓶备用。【用法】口服。每次9克,每日2～3次,陈米饮调服,入盐煎服尤妙。【功能】散寒、理气、固胎。【主治】妊娠因食伤胎、气虚冷、通小腹胀痛、腰重便秘。【附记】引自郑显庭《丸散膏丹集成》。屡用皆效。

7. 保产无忧丸

【组成】当归4.5克,川贝母3克,黄芪3克,艾叶炭2.1克,菟丝子(盐水炒)3克,羌活1.5克,荆芥穗2.4克,厚朴(姜炙)2.1克,甘草1.5克,枳壳(麸炒)1.8克,川芎4.5克,白芍6克,生姜3片。【制法】蜜水丸。将上药洗净,置笼屉内蒸透,干燥后,共轧为细粉,和匀,过80～100目筛。取炼蜜[每药粉300克,约用炼蜜(120℃)150克,兑入适量冷开水]与上药粉泛为小丸。干燥后,贮瓶备用。【用法】口服。每次9克,每日2次,温开水送服。【功能】助气养血、安胎和胃。【主治】由气血两亏、屡经小产引起的胎动不安、腰肢酸痛、恶心呕吐、不思饮食。【附记】引自《全国中药成药处方集》广州方。屡用有效。

8. 养血安胎丸

【组成】益母草90克,白术(麸炒)60克,橘皮30克,甘草(炙)15克,川芎30克,补骨脂(盐水炒)30克,当归30克,黄芩(炒)30克,紫苏梗30克,香附(醋炙)90克,川续断30克,杜仲(炒)30克,茯苓30克,砂仁(连壳)30克,麦冬30克。【制法】蜜丸。上药除麦冬外,余药(十四味)共轧为细粉,取部分药粉与麦冬同捣烂,晒干或低温干燥,轧为细粉,与上药粉混合,过80～100目筛。再取炼蜜[每药粉300克,约用炼蜜(120℃)393克,和药时蜜温100℃]与上药粉搅拌均匀,成滋润团块,分坨,搓条,制丸。每丸重9克,分装备用。【用法】口服。每次1丸,每日2次,温开水送服。【功能】调荣养血、益气安胎。【主治】由于妊娠身体虚弱、血气不足引起的胎动不安、腰酸腹痛、呕吐恶心、食欲不振、腿足浮肿、四肢无力。【附记】引自《北京市中药成方选集》《古今医鉴》。屡用效佳。

9. 天母生震丸

【组成】益母草(晒干坛)124克,全当归(酒炒)30克,赤芍30克,丹参30克,木香30克。【制法】蜜丸。上药共研细末,和匀,炼蜜为丸,每丸重9克,朱砂为衣。分装备用。【用法】口服。①胎前腰酸痛、气血不调,用元酒送服1丸即可。②难产横产不顺或伤或胎死、连日不能分娩。用童便、元酒送服1丸立止即生。③产后中风、牙关紧闭、半身不遂、失音不语、左瘫右痪、手足搐搦、角弓反张、不省人事,用薄荷汤送服1丸。④产后四肢面目浮肿,用木瓜汤送服1丸。⑤产后四肢面目发黄,用茵陈汤送服1丸。⑥产后伤寒头痛、恶寒发热、无汗,用葱汤送服1丸。⑦产后气短不思饮食,用枣汤送服1丸。⑧产后血迷、血晕、不省人事,用荆芥汤送服1丸。⑨产后痰喘喇吼、恶心呕吐酸水、四肢无力、自汗、盗汗,用姜枣汤送服1丸。⑩产后受风、身热、手足顽麻、百节疼痛、前后心热口渴、咽干,用童便、元酒送服1丸。⑪产后惊悸如见鬼神、狂言妄语或心虚胆怯、行动害怕,用元酒调朱砂送服1丸。⑫产后出血过多、已成崩漏、头晕眼黑,用当归汤送服1丸。⑬产后心血不足、不能安寝,用酸枣仁汤送服1丸。⑭产后大便不通,用芝麻汤送服1丸;小便不通,用车前子汤送服1丸。⑮产后赤带,用枣汤送服;白带用艾叶汤送服;赤痢用红花汤送服,白痢用米汤送服;泄泻用糯米汤送服。各为1丸。⑯头痛项强,用白芷汤送服1丸;小便疼痛,用童便、元酒、姜汤送服1丸。⑰腰腹疼痛,用淡姜水送服1丸;膝肿、足后跟疼痛虚肿,用牛膝汤送服1丸。⑱产后勒奶成痈、吹奶,一切痈疽、无名肿毒、疔痛,上方(丸)醋调敷患处,元酒送1丸。⑲妇人不孕,或久年无子、嗣月不调或子宫苦寒、胎不能育者,每日用元酒送1丸,久而之后,必能孕矣。此丹(丸)最为灵验,自用施送,可得作证,大有功效。用"天母生震丸"(汤)治疗上述各证多人,总有效率达90%,治愈率达69%。【功能】调和气血、养血活血。【主治】胎前腰酸痛、胎动不安、下血不止、安魂定魄、气血调和；难产或横生不顺、胎元或伤或死、连日不能分娩；产后胎衣不下；产后头痛不断；产后中风或高热不退；产后四肢麻木；产后血迷、血晕、气短、不能饮食；产后出血过多、心血不足、大便不调、赤痢、赤带等诸症均可用之。【附记】引自《中国当代中医名人志》。徐乃锋方。屡用效佳。

10. 达　生　丸

【组成】黄芪(炙)98 克，川芎 25 克，艾绒(醋炙)36 克，荆芥(醋炙)25 克，杜仲(盐炙)61 克，香附(盐醋炙)19 克，熟地黄 61 克，当归 61 克，阿胶(蛤粉炒)49 克，紫苏叶 10 克，紫苏梗 10 克，黄芩(酒炙)45 克，莲须 25 克，续断(酒炙)37 克，砂仁(盐炙)25 克，党参 61 克，白术 61 克，龙眼肉 37 克，白芍(酒炙)37 克，桑寄生 61 克，菟丝子(盐炙)37 克，茯苓 48 克，甘草 25 克。【制法】蜜丸。上药共研细末，和匀过筛，炼蜜为丸，每丸重 10 克。分装备用。【用法】口服。每次 1 丸，每日 2 次，温开水化服。【功能】补气养血、安胎和胃。【主治】孕妇气血两亏、屡经小产、胎动不安、腰酸腿痛、四肢酸软、头昏足肿、恶心呕吐、胎漏下血。【附记】引自《集验中成药》。屡用效佳。感冒咳嗽者忌用。

11. 十二太保丸

【组成】白芍(酒炒)619 克，当归 446 克，菟丝子(盐制)309 克，浙贝母 309 克，黄芪(酒制)269 克，荆芥 251 克，艾叶(醋炒)213 克，厚朴 213 克，枳壳(麸炒)194 克，甘草 156 克，川芎(酒制)466 克，羌活 156 克。【制法】蜜丸。上药共研细末，和匀，炼蜜为丸，每丸重 7.5 克。分装备用。或制成水蜜丸，如梧桐子大，备用。【用法】口服。大蜜丸每次 1 丸，每日 1 次，温开水送服。水蜜丸，每次 5 克，每日 1 次，温开水送服。【功能】理气开郁、养血安胎。【主治】孕妇气血不调、胎动不安、预防流产。【附记】引自清代《成方便读》。屡用皆效。

12. 千金保孕丸

【组成】杜仲 100 克,白术 100 克,菟丝子 100 克,熟地黄 70 克,当归 25 克,川续断 25 克,黄芩 25 克,厚朴 25 克,黄芪 25 克,川芎 25 克,陈皮 25 克,阿胶 25 克,艾叶(炭)25 克,白芍(酒炒)20 克,枳实 15 克,砂仁 15 克,川贝母 15 克,甘草 15 克。【制法】蜜丸。上药共研细末,和匀,炼蜜为丸,每丸重 10 克。分装备用。【用法】口服。每次 1 丸,每日 2 次,温开水化服。【功能】养血安胎。【主治】胎动漏血、妊娠腰痛、预防流产。【附记】引自唐代孙思邈《备急千金要方》。屡用神验。

13. 安 胎 丸

【组成】当归 200 克,川芎(制)200 克,黄芩 200 克,白芍(炒)200 克,白术 100 克。【制法】蜜丸。上药共研细末,和匀,炼蜜为丸,每丸重 6 克,密闭,防潮。【用法】口服。每次 1 丸,每日 2 次,空腹温开水送服。【功能】养血安胎。【主治】妊娠血虚、胎动不安、面色淡黄、不思饮食、神疲乏力。【附记】引自《中药成方制剂》。屡用效佳。感冒发热者忌服。

14. 安胎益母丸

【组成】益母草 100 克,香附(醋制)40 克,川芎 40 克,当归 40 克,川续断 30 克,艾叶 30 克,白芍 30 克,白术 30 克,杜仲(盐水制)30 克,党参 30 克,茯苓 30 克,砂仁 20 克,阿胶(炒)20 克,黄芩 20 克,陈皮 20 克,熟地黄 100 克,甘草 10 克。【制法】蜜丸。上药共研细末,和匀,炼蜜为丸,每丸重 4.5 克。密贮备用。【用法】口服。每次 1 丸,每日 2 次,温开水送服。【功能】调经、活血、安胎。【主治】气血两亏、月经不调、胎动不安。【附记】引自《中药成方制剂》。屡用效佳。感冒发热者忌服。

15. 加味二黄散

【组成】生地黄9克,熟地黄9克,墨旱莲9克,女贞子9克,白术6克。【制法】散剂。上药共研极细末,和匀,贮瓶备用。【用法】口服。每次9克,每日2次,温开水冲服。或水煎服。【功能】养血滋阴安胎。【主治】妊娠血虚、胎漏下血、量少色淡、头晕目眩、手心热、心烦、腹微痛、舌质红、苔薄黄、脉虚数而滑。【附记】引自《中医妇科治疗学》。屡用效佳。

16. 芎 芪 丸

【组成】干姜(炮)30克、附子(炮)30克,山茱萸30克,川续断30克,川芎30克,白芍药30克,蒲黄30克,生地黄21克,白术60克,菟丝子60克,肉苁蓉60克,黄芪60克。【制法】蜜丸。上药共研细末,和匀,炼蜜为丸,如梧桐子大。贮瓶备用。【用法】口服。每次30丸,每日1～2次,空腹煎木香汤或热米汤送服。【功能】补冲任、止胎漏。【主治】子脏风冷、腰腹疼痛,或久无子息,或妊娠损堕。【附记】引自清代《杨氏家藏方》。屡用颇验。

17. 杜 仲 冲 剂

【组成】杜仲250克,杜仲叶1250克。【制法】冲剂。先将杜仲叶加水煎煮3次,合并滤液,加热浓缩成浸膏。杜仲研细掺入,加入淀粉适量,和匀,制成颗粒,干燥,每袋5克,备用。【用法】口服。每次1袋(5克),每日2次,开水冲服。【功能】补肝肾、强筋骨、安胎元、降血压。【主治】肾虚腰痛、腰膝无力、胎动不安、先兆流产。【附记】引自《中药成方制剂》。屡用效佳。

18. 当归阿胶散

【组成】当归15克,龙骨15克,阿胶15克,地榆21克,蒲黄(炒)21克,熟地黄30克,黄牛角腮(炙焦)30克,熟艾叶4.5克。

【制法】散剂。上药共研极细末,和匀,贮瓶备用。【用法】口服。每次 9 克,每日 3 次,空腹米汤调服。【功能】凉血活血、养血安胎。【主治】漏胎、下血不止。【附记】引自《集验中成药》。屡用效佳。

19. 妇康宝口服液

【组成】熟地黄 173 克,川芎 69 克,白芍 139 克,艾叶 69 克,当归 104 克,甘草 69 克,阿胶 104 克。【制法】浓缩液。上药加水煎煮 3 次,滤汁去渣,合并 3 次滤液,加热浓缩成口服液。每毫升含生药 2 克。贮瓶备用。【用法】口服。每次 10～20 毫升,每日 2 次。胎动胎漏者加倍或遵医嘱。【功能】补血调经、止血安胎。【主治】失血过多、面色萎黄、月经不调、小腹冷痛、胎漏胎动、痔漏下血。【附记】引自《中药成方制剂》。屡用效佳。凡舌淡肢冷或舌红烦渴者忌用。

20. 保 气 散

【组成】香附子 120 克,山药 60 克,砂仁 30 克,木香 12 克,粉甘草 4.5 克,益智仁 15 克,紫苏叶 15 克。【制法】散剂。上药共研极细末,和匀,贮瓶备用。【用法】口服。每次 6 克,每日 2 次,开水冲服。【功能】宽气安胎。【主治】胎动胎痛、胎漏下血。【附记】引自明代《校注妇人良方》。屡用神效。

21. 蒲 黄 散

【组成】蒲黄 15 克,当归 15 克,龙骨 15 克,阿胶 15 克,生地黄 15 克,牛角 30 克,川芎 15 克。【制法】散剂。上药共研极细末,和匀,贮瓶备用。【用法】口服。每次 6 克,每日 2 次,食前用煎艾汤或米汤调服。【功能】活血安胎、清热凉血、止血。【主治】妊娠卒下血,令胎不安、脐腹痛。【附记】引自宋代《圣济总录》。屡用效验。

22. 小 乌 金 丸

【组成】海金沙(煅)9克,僵蚕15克,侧柏叶15克,小茴香15克,百草霜15克,川芎15克,防风24克,当归24克,厚朴18克,苍术12克。【制法】糊丸。上药共研细末,和匀,以米糊为丸,如梧桐子大。贮瓶备用。【用法】口服。每次100丸,每日2次,温开水送服。【功能】祛风燥湿、活血理气、凉血止血。【主治】胎前血漏、有孕红来如行经。【附记】引自清代《宁神秘籍》。屡用殊效。

(四)习惯性流产

1. 滋肾育胎丸

【组成】菟丝子240克,川续断90克,巴戟天90克,杜仲90克,熟地黄150克,鹿角霜90克,枸杞子90克,阿胶120克,党参120克,白术90克,大枣(去核)50克,砂仁15克。【制法】药汁丸。上药除熟地黄、阿胶、枸杞子、大枣肉外,各药共研为细末,另将熟地黄、枸杞子反复熬煎,去渣。以药液溶化阿胶使之成稀糊状,另将大枣肉捣烂,将药末与药液及枣肉调匀,并加适量煮炼过蜜糖调成均匀,搓条制成小丸,阴干,贮瓶备用。【用法】口服。每次6克,每日3次,温开水送服。【功能】补肾益脾、养血固冲。【主治】习惯性流产、先兆流产或不孕症。【附记】引自胡熙明《中国中医秘方大全》。罗元恺方。治疗133例,治愈126例,成功率达94.7%,无效7例,无效率达5.3%。

2. 固 胎 散

【组成】炙甘草60克,黄芪40克,川芎40克,吴茱萸20克。【制法】散剂。上药共研极细末,和匀,贮瓶备用。【用法】口服。每次8克,每日1~2次,用温酒调服。【功能】益气固胎。【主治】习惯性流产。【附记】引自程爵棠、程功文《单方验方治百病》。屡用有效。

3. 保胎丸(一)

【组成】杜仲(糯米煎汤浸透炒去丝)240克,川续断(酒浸焙干)60克,山药180克。【制法】糊丸。先将杜仲、续断共研为细末,另以山药末作糊,调上药为丸,如梧桐子大。贮瓶备用。亦可将上3药共为散剂,备用。【用法】口服。每日6克,空腹米饮送服。【功能】补肾保胎。【主治】频惯堕胎。可用于习惯性流产。【加减】若染淋毒、湿热内蕴,可加金银花、土茯苓等清热解毒药。【附记】引自杜怀棠《中国当代名医验方大全》。张灿玾方。屡用效佳。

4. 保胎丸(二)

【组成】绵黄芪60克,白人参30克,白术60克,当归身30克,大熟地黄(酒炒)60克,云茯苓30克,陈阿胶60克,川杜仲(炒)30克,桑寄生60克,苎麻根30克,川续断30克,桑螵蛸30克,菟丝子60克,条黄芩60克,怀山药60克,白扁豆(炒)60克,炒建曲30克,山茱萸60克,炙甘草30克。【制法】枣肉丸。上药共研细末,和匀,另取枣肉煮极烂打糊为小丸。贮瓶备用。【用法】口服。每次6克,每日早、晚各1次,温开水送服。【功能】健脾补肾、固养胎元。【主治】习惯性流产(滑胎)。【附记】引自祝谌予《施今墨临床经验集》。屡用效佳。

5. 紫鹿保胎丸

【组成】紫河车60克,鹿角胶30克,海藻60克,朝鲜参30克,龟甲胶30克,昆布60克,炙黄芪60克,甘枸杞子60克,黄精60克,白术60克,山茱萸60克,当归30克,醋艾叶30克,老棕榈炭30克,槐蘑60克,阿胶30克,地榆炭60克,白蔹30克,炒枳壳30

克,大熟地黄 30 克,苏木 60 克,炒建曲 30 克,杭白芍 30 克,紫草 30 克,蒺藜 60 克,玉蝴蝶 60 克,威灵仙 30 克,黑荆芥穗 30 克。【制法】醋丸。上药共研细末,和匀,用米醋为小丸。贮瓶备用。【用法】口服。每次 3 克,每日早、晚各 1 次,温开水送服。【功能】调补气血、凉血止血、兼化肌瘤。【主治】习惯性流产、阴道出血多兼子宫肌瘤。【附记】引自祝谌予《施今墨临床经验集》。屡用效佳。

6. 神 效 膏

【组成】当归 50 克,条芩(酒炒)50 克,益母草 50 克,生地黄 400 克,白术 30 克,川续断(炒)30 克,甘草 15 克,白芍(酒炒)25 克,黄芪 25 克,肉苁蓉 25 克。【制法】膏药。上药用麻油 1000 毫升浸 7 天,炸枯去渣,炼油加白蜡 50 克,再熬三四沸,加黄丹 225 克,再熬,再加飞过龙骨细粉 50 克,搅匀,以绸帛摊如碗口大,备用。【用法】外用。用时取膏药温热化开,贴丹田上,14 天更换 1 次,贴过 8 个月为妙。【功能】养血调经、补肾固胎。【主治】习惯性流产。【附记】引自王光清《中国膏药学》。屡用皆效。

7. 加味泰山磐石散

【组成】菟丝子 30 克,杜仲 15 克,川续断 15 克,熟地黄 20 克,当归 15 克,川芎 6 克,白芍 10 克,党参 15 克,黄芪 30 克,黄芩 10 克,紫苏梗 12 克,砂仁 6 克,苎麻根 15 克,生甘草 6 克。【制法】散剂。上药共研极细末,和匀,贮瓶备用。【用法】口服。每次 9 克,每日 2 次,沸水浸泡 10 分钟后服。至再次妊娠前 1 个月改为汤剂,隔日 1 剂。约 10 剂经行而止。经后可妊娠,妊娠后至习惯性流产日期,再服 3 剂以慰之。【功能】固肾养肝、补气血、调中州、以护胎元。【主治】习惯性流产(肝肾不足型)。【附记】引自《中国当代中医名人志》。王德昌方。屡用特效。

8. 补肾固胎散

【组成】桑寄生 45 克,川续断 45 克,阿胶块 45 克,菟丝子 45 克,椿根白皮 15 克。【制法】散剂。上药共研极细末,和匀,贮瓶备用。【用法】口服。每次 9 克,每月逢 1、2、3 日;11、12、13 日;21、22、23 日各 1 次。温开水冲服。【功能】补肾安胎。【主治】习惯性流产属于肾虚者。【附记】引自北京中医医院、北京市中医学校《刘奉五妇科经验》。刘奉五方。屡用效佳。本病多属肾虚、肾虚则冲任不固、冲为血海、任主胞宫,肾虚则胎失所养,不能系胎而致流产。治宜补肾安胎。本方以补肾为主以治其本,清热固涩为辅以治其标。故用之辄效。

9. 泰山磐石散

【组成】人参 9 克,黄芪 9 克,白术 6 克,炙甘草 6 克,当归 6 克,川芎 4.5 克,白芍 4.5 克,熟地黄 4.5 克,川续断 4.5 克,糯米 12 克,黄芩 3 克,砂仁 3 克。【制法】散剂。上药共研极细末,和匀,贮瓶备用。【用法】口服。每次 9 克,每日 2 次,温开水送服。或每日 1 剂,水煎服。【功能】健脾胃、补气血。【主治】妇人气血两虚、身体素弱,或肥而不实,或瘦而血热,或脾胃少食倦怠,素有堕胎之患。【加减】脾胃有热者,倍黄芩,少用砂仁;胃弱者,多用砂仁,少用黄芩。【附记】引自清代《古今医统》。屡用神验。戒遇事烦、恼、怒、远酒、醋、辛热之物。又《江苏中医》报道:用本方加味(炒党参、炙黄芪、菟丝子、炒白术、桑寄生、川续断、砂仁、陈皮、炙甘草、车前子、南瓜蒂)治疗习惯性流产 27 例,结果:药后足月产 25 例,失败 2 例。

10. 坤　灵　丸

【组成】香附(制)37 克,甘草 7 克,白薇 14 克,益母草 14 克,黄芪 14 克,鸡冠花 14 克,麦冬 14 克,五味子 14 克,地黄 14 克,红花 14 克,白术 14 克,赤石脂 14 克,茯苓 14 克,肉苁蓉 14 克,白芍 14 克,牡丹皮 14 克,阿胶 14 克,当归 14 克,红参 14 克,鹿角胶 14 克,川贝母 14 克,没药 14 克,砂仁 14 克,延胡索 14 克,小茴香 14 克,龟甲胶 14 克,川芎 14 克,藁本 10 克,荆芥 10 克,厚朴 10 克,木通 10 克。【制法】浓缩丸。上药依法加工,制成浓缩丸,如梧桐子大,包糖衣。贮瓶备用。【用法】口服。每次 15 丸,每日 2 次,温开水送服。【功能】调经养血、逐瘀生新。【主治】月经不调,或多或少,行经腹痛、子宫寒冷、久不受孕、习惯性流产、赤白带下、崩漏不止、病久气虚、肾亏腰痛。【附记】引自《中药成方制剂》。屡用效佳。

11. 补肾固冲丸

【组成】菟丝子 240 克,川续断 120 克,阿胶 120 克,熟地黄 180 克,巴戟天 120 克,当归头 90 克,砂仁 70 克,大枣肉 50 枚,鹿角胶 90 克,白术 120 克,党参 150 克,杜仲 90 克,枸杞子 120 克,吉林红参 30 克。【制法】蜜丸。上药共研细末,和匀过筛,炼蜜为丸,每丸重 6 克。密封备用。【用法】口服。每次 1 丸,每日 2 次,温开水化服。连服 3 个月为 1 个疗程,月经期停服。【功能】补肾固冲。【主治】习惯性流产、因连续自然流产 3 次以上。【加减】如属不可避免流产,应及早设法助其排出。方药可用四物汤加味:当归 15 克,川芎 9 克,赤芍 12 克,生地黄 25 克,牛膝 20 克,益母草 30 克,枳壳 12 克。如属死胎,可用晚花煎加芒硝,以助其速下。当归 25 克,肉桂 3 克,川芎 9 克,川牛膝 18 克,芒硝(后下)15 克,车前子 9 克,红花 3 克。气虚者加黄芪 25～30 克;阴虚者加熟地黄 15～20 克。【附记】引自《名医治验良方》。罗元恺方。屡用效佳。

12. 防漏口服液

【组成】菟丝子 20 克,覆盆子 10 克,川杜仲 10 克,杭白芍 6

克,熟地黄 15 克,潞党参 15 克,炒白术 10 克,棉花根 10 克,炙甘草 6 克。【制法】浓缩液。上药加水煎煮 3 次,滤汁去渣,合并 3 次滤液,加热浓缩成口服液。每毫升内含生药 2 克。贮瓶备用。【用法】口服。每次 15 毫升,每日 2 毫升。【功能】养气血、补肾精、防漏安胎。【主治】肾虚血亏之胎漏。【加减】腰脊及少、小腹胀坠疼痛,加桑寄生 12 克,川续断 10 克,砂仁壳 3 克,紫苏梗 5 克;阴道出血、量少色红、脉细数者,加荷叶蒂 12 克,苎麻根 15 克,黄芩 10 克,阿胶 10 克;如出血量多色红,宜减去当归之辛温,再加鸡血藤 20 克,墨旱莲 20 克,大叶紫珠 10 克;出血日多,淋漓暗淡、腹部不痛者,加桑螵蛸 10 克,鹿角霜 20 克,花生衣 30 克,党参加至 30 克。【附记】引自《名医治验良方》。班秀文方。屡用效佳。本方着眼于肾虚为主,肾、脾、肝并治。在未孕之前,预服此方 3~6 个月,能培养其根蒂;已孕之后,以此方随症加减,补养气血、固肾壮腰、自能足月顺产。

13. 保胎口服液

【组成】驴外肾(冲)3 克,阿胶(烊化冲入)10 克,煨杜仲 10 克,补骨脂 10 克,白术 12 克,菟丝子 12 克,熟地黄 12 克,酒白芍 12 克,当归 6 克,川芎 5 克,黄芪 15 克。【制法】浓缩液。上药除驴外肾、阿胶外,余药加水煎煮 3 次,滤汁去渣,合并 3 次滤液,加热浓缩成口服液,再将驴外肾末、阿胶溶液兑入和匀即可。每毫升含生药 2 克。贮瓶备用。【用法】口服。每次 20 毫升,每日早、晚空腹各 1 次。连续服药至症状消失,停药观察 10~15 天,仍无症状者则不再服药。【功能】益气养血、补肾保胎。【主治】滑胎。【加减】血热者,加条芩 18 克,熟地黄改用生地黄 12 克;腰困痛者,加川续断 10 克;出血者,加焦艾叶 10 克,苎麻根 12 克;纳呆腹胀者,加陈皮 8 克,砂仁 10 克;恶心呕吐者,加竹茹 6 克。【附记】引自《名医治验良方》。刘茂林方。运用本方治疗滑胎 148 例,治愈(临床症状消失,足月生产)147 例,无效 1 例。治愈率 99.32%。方中驴外肾乃公驴之外生殖器,炮制方法为:取驴肾洗净,加水在锅中略煮片刻,取出切片,搽上酥油在火上炙黄脆,研面贮瓶备用。

14. 安　胎　膏

【组成】党参 30 克,白术 30 克,茯苓 30 克,陈皮 30 克,菟丝子 30 克,女贞子 30 克,覆盆子 30 克,沙苑子 30 克,五味子 30 克,川续断 30 克,杜仲 30 克,生地黄 30 克,熟地黄 30 克,白芍 30 克,补骨脂 30 克,益智仁 30 克,芡实米 30 克,炙甘草 30 克,肉苁蓉 60 克,生黄芪 60 克,仙鹤草 90 克,大枣 500 克。【制法】膏滋。将上诸药共入锅内,煮极透烂,去渣取汁,再溶化阿胶、鹿角胶、龟甲胶、鳖甲胶各 30 克,再加蜂蜜和匀即为膏滋。贮瓶备用。【用法】口服。每日早、晚各 1 匙勺,温开水冲服。【功能】补肾养血、益气安胎。【主治】习惯性流产。【附记】引自《名医治验良方》。祝谌予方。屡用效佳。

15. 加味所以载丸

【组成】白术(去皮,置糯米上蒸 3 小时,勿令气泄,晒干研末) 500 克,茯苓(研末)180 克,杜仲(研末)240 克,桑寄生(研末)180 克,人参(研末)240 克,菟丝子(研末)240 克,鹿角胶(研末)180 克,龟甲胶(研末)180 克。【制法】药汁丸。上药分别研为极细末,用益母草 1000 克,大枣 500 克,熬膏,加糯米汁,拌药末为丸,如橡子大。分装备用。【用法】口服。每次 20 丸,每日早、晚各 1 次,温开水送服。【功能】健脾益肾、培补下元。【主治】滑胎。每当妊娠时,即自行流产,连续数次,常发生在同一妊娠时间,脉寸实尺弱。【附记】引自《名医治验良方》。柯与参方。屡用效佳。但必须服药至半年以上,每获良效。服药期间严禁房事。

16. 保　胎　良　方

【组成】党参 10 克,生黄芪 15 克,当归 10 克,生白芍 10 克,川芎 6 克,炒菟丝子(捣碎)15 克,枳壳 10 克,厚朴 6 克,川贝母 10 克,砂仁 10 克,艾叶 6 克,甘草 10 克。【制法】散剂。上药共研极细末,和匀,贮瓶备用。【用法】口服。每次 9 克,每日 3 次,温开水冲服。或每日 1 剂,水煎服。【功能】补养气血、理气和胃、益肾固胎。【主治】女子妊娠后,腹痛、脘腹胀满或胎动不安、或屡孕屡坠者。舌淡、脉沉弱。可用于先兆流产、习惯性流产。【加减】腰酸乏力者,加炒杜仲 15 克;腹痛坠胀者,加升麻 6 克;反复多次流产者,加桑寄生 15 克,川续断 15 克。如气盛血旺、气机调顺、妊娠腹痛或胎动不安,可除枳壳、厚朴、砂仁;屡孕易坠者,频频服之,可保胎儿无滑坠之忧也。【附记】引自秦世云《临证要方》。屡用效佳。妊娠期间,现诸症服之,胎可安也;无症状服之,可使胎苗壮成长无忧也。

17. 参菟保胎散

【组成】党参 15 克,炙黄芪 15 克,当归身 15 克,菟丝子 15 克,炒白术 15 克,杜仲 10 克,川续断 10 克,杭白芍 10 克,川贝母 5 克,川芎 5 克,厚朴 5 克,枳壳 5 克,炒艾叶 5 克,炙甘草 6 克。【制法】散剂。上药共研极细末,和匀,贮瓶备用。【用法】口服。每次 9 克,每日 2 次,温开水冲服。从妊娠之日起服,每个月连服 14 天,服至度过上次坠胎月份即可。【功能】补养气血、益肾固胎。【主治】习惯性流产。【附记】引自《集验中成药》。屡用效佳,成功率可达 95% 以上。同时还应忌房事,勿食生冷刺激之物。

18. 杜仲寄生膏

【组成】杜仲 150 克,桑寄生 150 克,菟丝子 150 克,覆盆子 150 克,川续断 150 克,党参 150 克,炙黄芪 150 克,杭白芍 120 克,阿胶 120 克,陈皮 120 克,生甘草 60 克。【制法】膏滋。上药除阿胶外,余药加水煎煮 3 次,滤汁去渣,合并 3 次滤液,加热浓缩成清膏,再将阿胶加适量黄酒浸泡后,隔水炖烊,冲入清膏和匀,然后加蜂蜜 200 克,收膏即成。贮瓶备用。【用法】口服。每次 15～25 克,每日 2 次,开水调服。于上次流产期前 1 周开始服用,服至度过流产危险期为止。【功能】补益气血、益肾固胎。【主治】习惯性流产。【加减】若失眠者,加龙骨 100 克,炒酸枣仁 100 克,远志 100 克;若食欲减退者,加砂仁 60 克,鸡内金(研末冲入)30 克;若呕吐较重者,加姜半夏 60 克,竹茹 60 克,紫苏叶 60 克;若大便秘结者,加白术 100 克,制何首乌 100 克,肉苁蓉 100 克。【附记】引自《集验中成药》。屡用效佳。

19. 补益气血膏

【组成】党参 200 克,黄芪 150 克,黄精 150 克,白术 200 克,茯苓 150 克,白芍 200 克,当归 100 克,熟地黄 200 克,枸杞子 300 克,何首乌 150 克,杜仲 150 克,黄芩 100 克,升麻 30 克,炙甘草 60 克,阿胶 200 克,鹿角胶 100 克。【制法】膏滋。上药除阿胶、鹿角胶外,余药加水煎煮 3 次,滤汁去渣,合并 3 次滤液,加热浓缩成清膏,再将阿胶、鹿角胶加适量黄酒浸泡后隔水炖烊,冲入清膏和匀,然后加蜂蜜 300 克,收膏即成。贮瓶备用。【用法】口服。每次 15～30 克,每日 2 次,开水调服。【功能】补气益肾、养血安胎。【主治】习惯性流产(气血两亏型)。表现为阴道少量出血、色淡红、少腹坠胀、面色苍白等。【加减】如胃纳不佳、脘腹胀满者,加陈皮 60 克,砂仁 50 克,白豆蔻 50 克,鸡内金(研末冲入)90 克;如头昏眼花、梦多健忘者,加龙眼肉 60 克,大枣 100 克,酸枣仁 150 克。【附记】引自汪文娟、庄燕鸿、陈保华《中医膏方指南》。屡用效佳。同时应注意:患者得知妊娠后,应尽早服用膏方以养胎、保胎;或对已出现阴道少量出血的孕妇来说,应坚持服用膏方。即使出血停止、症状减轻,仍需继续服用以巩固疗效安胎、保胎。还应避免情绪紧张,戒躁易怒。

20. 益肾安胎膏

【组成】熟地黄 200 克,当归 100 克,枸杞子 200 克,何首乌 200 克,桑寄生 250 克,川续断 150 克,菟丝子 300 克,山茱萸 150 克,枳壳 300 克,升麻 30 克,砂仁 30 克,陈皮 30 克,阿胶 100 克,鹿角胶 120 克,龟甲胶 120 克。【制法】膏滋。上药除阿胶、鹿角胶、龟甲胶外,余药加水煎煮 3 次,滤汁去渣,合并 3 次滤液,加热浓缩成清膏,再将阿胶、鹿角胶、龟甲胶加适量黄酒浸泡后隔水炖烊,冲入清膏和匀,然后加蜂蜜 300 克,收膏即成。贮瓶备用。【用法】口服。每次 15～30 克,每日 2 次,开水调服。【功能】益肾固胎、理气宽中。【主治】习惯性流产(肾气不足型)。表现为阴道出血、少腹坠胀或腰痛坠胀、头昏眼花、腰酸腿软。【加减】如腰酸腿软、小便清长者,加补骨脂 150 克,益智仁 100 克;如少腹冷痛明显者,加艾叶 50 克,淫羊藿 100 克。【附记】引自汪文娟、庄燕鸿、陈保华《中医膏方指南》。屡用效佳。

21. 安 胎 丸

【组成】川续断 45 克,菟丝子 45 克,桑寄生 45 克,阿胶 45 克,椿根皮 15 克,侧柏炭 15 克,紫石英 20 克,炒杜仲 45 克。【制法】蜜丸。上药共研细末,和匀,炼蜜为丸,每丸重 9 克。分装备用。【用法】口服。每月阴历初 1、2、3 日;11、12、13 日;21、22、23 日各 1 丸。从妊娠之日起服,服至度过危险期月份为止。【功能】补肾安胎固冲任。【主治】习惯性流产。【附记】引自《中华效方汇海》。经治 100 例,95％的患者均能足月顺产,疗效十分满意。

22. 温阳口服液

【组成】小茴香 18 克,山药 12 克,白芍(酒炒)12 克,吴茱萸 12 克,陈皮 6 克,肉桂(研末兑入)6 克,当归 15 克,苍术 15 克,白术 30 克,砂仁(后入)4.5 克,炙甘草 3 克,炮姜 3 克,生姜 3 克,大枣

3 枚。【制法】浓缩液。上药加水煎煮 3 次,滤汁去渣,合并滤液,加热浓缩成口服液,将肉桂末兑入和匀,每毫升含生药 2 克。贮瓶备用。【用法】口服。上药分 2 次,每次 35 毫升,每日 2 次。空腹温服。于妊娠二三个月后服 5～6 剂,待小腹转温,症状改善后停服。迨在滑胎月前一二个月时再服 6～7 剂即可。或于妊娠后视病情连续服 10～14 剂,切不可多服。上两种服法,以前者为佳。【功能】温补脾肾、温经散寒、除湿。【主治】习惯性流产(肾阳虚寒明显者)。以小腹冷痛、形寒肢冷、白带量多为特征者。【附记】引自《程氏医学笔记》。用本方治疗 22 例,全部治愈,均足月而产。若胎有欲坠之势,并伴阴道出血者,本方则不宜使用。

23. 仙 鹿 散

【组成】鹿角片 10 克,巴戟天 10 克,淫羊藿 10 克,山茱萸 10 克,杜仲 10 克,党参 12 克,熟地黄 12 克,炙黄芪 15 克,山药 15 克。【制法】散剂。上药共研极细末,和匀,贮瓶备用。【用法】口服。每次 9 克,每日 2 次,空腹温开水冲服。【功能】补肾助阳、益气安胎。【主治】习惯性流产(脾肾亏虚型)。症见头晕耳鸣、腰膝酸软、神疲体倦、气短懒言、食少便溏或夜尿频多等症。【附记】引自《集验中成药》。屡用效佳。成功率可达89%以上。

24. 地芪口服液

【组成】黄芪 30 克,生地黄 30 克,川续断 15 克,山茱萸 15 克,山药 15 克,杜仲 15 克,白芍 15 克,当归 15 克,川芎 6 克,砂仁(后入)6 克,甘草 6 克,栀子 10 克,白术 10 克,黄芩 10 克。【制法】浓缩液。上药加水煎煮 3 次,滤汁去渣,合并 3 次滤液,加热浓缩成口服液。每毫升含生药 2 克。贮瓶备用。【用法】口服。每次 20 毫升,每日 2 次。【功能】益气养阴、清热安胎。【主治】习惯性流产。【附记】引自《名医治验良方》。张先五方。屡用效佳。

25. 十味安胎膏

【组成】当归 200 克,党参 150 克,白芍(酒炒)150 克,熟地黄 200 克,紫苏 150 克,砂仁(后入)150 克,桔梗 150 克,炒杜仲 150 克,川续断 250 克,阿胶 100 克。【制法】膏滋。上药除阿胶外,余药加水煎煮 3 次,滤汁去渣,合并 3 次滤液,加热浓缩为清膏,再将阿胶加适量黄酒浸泡后隔水炖烊,冲入清膏和匀,然后加蜂蜜 300 克,收膏即成。贮瓶备用。【用法】口服。每次 15～30 克,每日 2 次,开水调服。【功能】补养气血、益肾安胎。【主治】习惯性流产。表现为下腹坠痛、腰酸、阴道出血色鲜红或暗红者。【加减】阴道出血者,加仙鹤草 250 克;腹下坠者,加升麻 50 克;口干者,去熟地黄,加炒生地黄 200 克。【附记】引自《程氏医学笔记》。多年应用,疗效满意。多数随访观察均为足月顺产,新生儿发育良好,无畸形。

26. 加味参术丸

【组成】蒸白术 250 克,台党参 120 克,桑寄生 90 克,茯苓 90 克,杜仲炭 120 克。【制法】枣肉丸。上药共研细末,和匀,另用大枣(劈开)250 克,加水熬汁为丸,如梧桐子大,晒干,贮瓶备用。【用法】口服。每次 9 克,每日早、晚各 1 次,温开水送服。同时吃熟大枣数枚。【功能】益气健脾、补肾固胎。【主治】习惯性流产[胎动不安、胎萎不长、滑胎(流产)等]。【附记】引自程爵棠《民间秘方治百病》。屡用效佳。

27. 五味固胎散

【组成】大黄、芒硝、板蓝根、浮萍、海蛤粉各等份。【制法】散剂。上药共研细末,和匀,贮瓶备用。【用法】外用。用时取此散 30 克,以黄酒调为稠膏状,外敷于肚脐上,上盖敷料,胶布固定。隔日换药 1 次。【功能】清热止血安胎。【主治】习惯性流产。【附记】引自《集验中成药》。屡用效佳。

28. 杜　参　散

【组成】人参 6 克,杜仲 6 克,当归 6 克,白芍 6 克,淮山药 6 克,阿胶 6 克,白术 5 克,熟地黄 9 克,砂仁 3 克,炙甘草 3 克,陈皮 3 克。【制法】散剂。上药共研极细末,和匀,贮瓶备用。【用法】口服。每次 6～9 克,每日 2 次,温开水冲服。【功能】补气养血、固摄安胎。【主治】平素中气不足,或久病、大病之后,身体虚弱而受孕,气虚不足以载胎、血虚不足以养胎而致的习惯性流产。【附记】引自《名医治验良方》。李浩澎方。屡用效佳。曾先后治疗百余例,绝大部分未再发生流产。

29. 益元安胎丸

【组成】当归 6 克,川芎 6 克,黄芩 10 克,白术 10 克,白芍 10 克,阿胶 10 克,杜仲 8 克,川续断 8 克,菟丝子 8 克,党参 8 克,黄芪 8 克,甘草 3 克,生姜 2 克。【制法】水丸。上药共研极细末,和匀,水泛为丸,如梧桐子大。贮瓶备用。【用法】口服。每次 9 克,每日 2 次,温开水送服。于妊娠后每个月服 3～5 天或 3 剂(水煎服)。【功能】益元安胎(补气血、益肝肾)。【主治】滑胎、胎动不安、胎位不正、难产及崩漏、不孕等。【加减】若胎漏下血者,去川芎,加艾叶炭;火盛者,倍用黄芩;痰盛者,倍用白术,加川贝母;腿脚肿者,加茯苓、防己;头痛者,加荆芥穗;气盛胎高出现胸闷者,加紫苏、枳壳、砂仁、陈皮。【附记】引自《名医治验良方》。周伯良家传三世秘方。多年应用,治验甚多,疗效满意。周氏认为,妊娠后宜分房静养,忌房事,谨戒饮食五味,内调七情、外避风寒、起居安顺、不持重力、不安逸多睡、不登高涉险,禁用汗、下、利小便之法,再按时服用本方,足保无虑。

30. 寄生口服液

【组成】桑寄生 12 克,菟丝子 10 克,川续断 10 克,杜仲 10 克,苎麻根 10 克,山茱萸 10 克,椿根皮 10 克,生地黄 10 克,芡实 15 克,制何首乌 15 克,升麻 6 克。【制法】浓缩液。上药加水煎煮 3 次,滤汁去渣,合并滤液,加热浓缩成口服液。每毫升含生药 2 克。贮瓶备用。【用法】口服。每次 30 毫升,每日 2 次(约为每日 1 剂)。若黄体不健者,排卵后第 7 天服 3~6 剂,基础体温高相 16 天,服 5~10 剂,以预防流产,或妊娠后每个月服 10~15 剂,服 1~3 个月,或服至每次流产日期。【功能】固胎安胎、滋阴养血。【主治】先兆流产与习惯性流产。【加减】肾阳虚者,加补骨脂、鹿角胶;肾阴虚者,加女贞子、墨旱莲、枸杞子、桑椹、大熟地黄;血虚者,加当归、何首乌、阿胶;阴虚血热者,加地骨皮、黄芩、牡丹皮;气虚者,加生黄芪、党参、白术、炙甘草。【附记】引自《名医治验良方》。赵松泉方。临床应用 30 多年,曾授徒传习,推广应用,经反复验证,疗效显著,痊愈率占 90%。此外,应禁房事。若出血,应卧床休息。

31. 菟 丝 膏

【组成】菟丝子 300 克,川续断 300 克,狗脊 300 克,桑寄生 300 克,怀山药 200 克,阿胶 180 克,炒白术 180 克,炒白芍 180 克,炙甘草 120 克,老南瓜蒂 60 个。【制法】膏滋。上药除阿胶外,余药加水煎煮 3 次,滤汁去渣,合并 3 次滤液,加热浓缩成清膏,再将阿胶加适量黄酒浸泡后隔水炖烊,冲入清膏和匀,然后加蜂蜜 300 克,收膏即成。贮瓶备用。【用法】口服。每次 15~30 克,每日 2 次,开水调服。连续服至超过以往滑胎月,再改为隔日服 2 次,连服 1 个月。【功能】益脾肾、补气血、益冲任、固胎元。【主治】习惯性流产、屡孕屡坠,甚或应期而坠、体质虚弱、精神萎靡、面部黯斑,或心悸气短、月经或有不调,或滑胎后再难于妊娠、夜尿频多,舌质淡润、苔薄白、脉沉弱。【加减】气虚者,加党参 250 克,炙黄芪 300 克;血虚者,加枸杞子 300 克,制何首乌 300 克;阳虚者,加杜仲 250 克;阴虚内热者,加生地黄 300 克,黄芩 200 克,冬桑叶 180 克;阴道出血者,加苎麻根炭 180 克,仙鹤草 300 克,墨旱莲 180 克,地榆炭 180 克。【附记】引自《集验中成药》。屡用效佳。

32. 安 胎 三 膏

【组成】紫苏子 30 克(或紫苏梗),生地黄 120 克,川芎(酒洗)60 克,当归(酒炒)60 克,杜仲(炒)60 克,川续断(炒)60 克,白术 60 克,黄芩 60 克,制香附 60 克,淮山药 60 克,党参 30 克,黄芪 30 克,熟地黄 30 克,酒白芍 30 克,麦冬 30 克,知母 30 克,苍术 30 克,陈皮 30 克,枳壳 30 克,半夏(姜汁炒透则不碍胎)30 克,羌活 30 克,防风 30 克,白芷 30 克,柴胡(炒)30 克,藿香 30 克,黑山栀子 30 克,泽泻 30 克,甘草(生、炙各半)30 克,砂仁 30 克,南薄荷 15 克,北细辛 15 克,葱白 500 克,益母草(干品)120 克,生姜 30 克,竹茹 30 克,忍冬藤 30 克,地骨皮 30 克,桑叶 30 克,菊花 30 克,艾叶 30 克。【制法】膏药。上药用麻油 4000 毫升,熬枯滤油除渣,炼油入丹收膏,老嫩适中,离火待温,摊膏备用。【用法】外用。用时取膏药温热化开,贴胃脘、脐眼、小腹或背心、两侧腰部。【功能】补气养血、益肾健脾、通阳散寒、清热安胎。【主治】妇人安胎(防止流产)。【附记】引自王光清《中国膏药学》。屡用皆效。

33. 安 胎 主 膏

【组成】紫苏梗 15 克,香附 15 克,党参 60 克,酒当归 60 克,熟地黄 90 克,酒条芩 45 克,淮山药 45 克,白术 45 克,酒川芎 15 克,酒白芍 15 克,陈皮 15 克,杜仲 15 克,川续断 15 克,贝母 15 克。【制法】膏药。上药用麻油 250 毫升熬枯滤油除渣,炼油入黄丹,搅匀收膏,老嫩适中。待温,摊膏备用。【用法】外用。用时取膏药温热化开,贴于小腹。【功能】补气养血、理气化痰、益肾安胎。【主治】妇人安胎（防止流产）。【附记】引自王光清《中国膏药学》。屡用皆效。

34. 保胎膏（一）

【组成】地榆 30 克，党参 30 克，当归 30 克，生地黄 30 克，杜仲 30 克，续断 30 克，桑寄生 30 克，砂仁 30 克，阿胶 30 克，熟地黄 60 克，蚕沙（炒）45 克，菟丝子 30 克。【制法】膏药。用麻油 750 毫升，将上药熬枯滤油除渣，炼油，加入黄丹 360 克，黄蜡 60 克搅匀收膏。待温，兑入煅紫石英 21 克，煅赤石脂 21 克，煅龙骨 21 克（均研为细末），掺入搅匀，摊膏备用。【用法】外用。用时膏药温热化开，为防小产，先 1 个月贴腰部，7 天更换 1 次。过 3 个月，半个月更换 1 次，10 个月满为止。淋症、带下、血枯经闭，贴丹田；肾虚腰痛贴命门及痛处。【功能】益气凉血、固肾安胎。【主治】防止流产、兼治淋症、带下、血枯经闭及肾虚腰痛等症。【附记】引自《集验中成药》。屡用效佳。

35. 保胎膏（二）

【组成】条芩 300 克，当归 300 克，生地黄 240 克，白术 180 克，川续断 180 克，白芍 150 克，木香 30 克，肉苁蓉 150 克，黄芪 150 克，益母草 300 克，甘草 90 克，龙骨 300 克。【制法】膏药。用香油 450 毫升，将上药熬枯滤油除渣，炼油，入黄丹搅匀收膏，老嫩适中，待温，摊膏备用。【用法】外用。用时取膏药温热化开，贴小腹。【功能】清热活血、益肾保胎。【主治】预防流产。【附记】引自王光清《中国膏药学》。屡用皆效。

36. 千金保胎膏

【组成】益母草 45 克，当归 45 克，川芎 45 克，白术 45 克，杭白芍 35 克，熟地黄 45 克，杜仲 45 克，黄芪 35 克，阿胶 45 克，香附 9 克，蕲艾 9 克，肉桂 3 克，酒芩 36 克，陈皮 36 克，壳砂 3 克。【制法】膏药。用香油 500 毫升,将上药炸枯去渣,炼油,加入黄丹搅匀收膏,老嫩适中。待温,摊膏,备用。【用法】外用。用时取膏药温热化开,贴小腹。【功能】补气养血、益肾保胎。【主治】防止流产。【附记】引自唐代孙思邈《备急千金要方》。屡用神效。

37. 益 肾 散

【组成】菟丝子 15 克,覆盆子 15 克,杜仲 15 克,川续断 15 克,桑寄生 15 克,熟地黄 15 克,白芍 15 克,党参 15 克,阿胶 12 克,陈皮 12 克,甘草 6 克。【制法】散剂。上药共研极细末,和匀,贮瓶备用。【用法】口服。每次 9 克,每日 2 次,温开水冲服。【功能】补肾安胎。【主治】习惯性流产。【附记】引自《集验中成药》。屡用效佳。成功率可达 96％以上。

38. 固 胎 口 服 液

【组成】当归 12 克,黄芪 25 克,党参 30 克,茯苓 20 克,白术 20 克,莲米 20 克,怀山药 30 克,薏苡仁 30 克,制附子 10 克,熟地黄 15 克,扁豆 20 克,枸杞子 30 克,杜仲 20 克,桂圆肉 30 克,乌骨鸡 1 只。【制法】浓缩液。将药用温开水淘洗 1 次,用纱布袋装好,将乌骨鸡去毛与肠肚,药装在鸡腹内,加水 1500 毫升,大火煮沸,慢火煎煮 40 分钟,取出药再加水煎煮 1～2 次,合并滤液,加热浓缩成口服液。每毫升含生药 2 克。贮瓶备用。【用法】口服。每次 20 毫升,每日 2 次。乌鸡肉分 2 次食用。【功能】健脾补血安胎。【主治】习惯性流产。适用于形体消瘦、面色无华、头目眩晕、纳差便溏、四肢疲软、腹痛下血、带多质清稀、苔薄白、脉沉缓无力者。【加减】口渴、咽干、大便秘结者,去制附子,加沙参、麦冬;失眠者,加柏子仁、酸枣仁。【附记】引自《名医治验良方》。凌绥百方。屡用效佳。

39. 化 瘀 散

【组成】益母草 30 克,当归 30 克,赤芍 20 克,白芍 20 克,川芎 20 克,炒桃仁 15 克,蒲黄 10 克,五灵脂 10 克,炮姜 6 克,木香 6 克,肉桂 3 克,生甘草 3 克。【制法】散剂。上药共研极细末,和匀,贮瓶备用。【用法】口服。每次 9～15 克,每日 2 次,温开水冲服。【功能】温经行气、养血活血、祛瘀生新。【主治】堕胎后下血不止、时有血块、少腹作痛等有瘀滞蓄留之症者。【加减】下血块多、少腹痛甚者,若无宿疾、禀赋又强壮,可酌加生大黄、牛膝、红花以助破瘀攻下、荡涤留滞之力;脾胃虚弱、素禀不足者,加山药、白术、陈皮等以健脾益气、补虚扶羸;出血日久、阴虚发热者,加生地黄、牡丹皮、地骨皮、黄芩等育阴凉血、解肌清热;肾气素虚、腰腿作痛者,加桑寄生、熟地黄、杜仲、川续断以强筋骨、利关节、滋补肝肾。【附记】引自《名医治验良方》。郑长松方。屡用效佳。

40. 固 冲 散

【组成】白术 9 克,黄芩 9 克,桑寄生 9 克,川续断 9 克,人参 9 克,茯苓 15 克,莲子 15 克,砂仁 2 克,甘草 9 克。【制法】散剂。上药共研极细末,和匀,贮瓶备用。【用法】口服。每次 9 克,每日 2 次,沸水冲服(泡 10 分钟左右)。于妊娠之月起,每个月连服 5 天,连服至妊娠 7 个月。【功能】调补冲任、安奠胎元。【主治】习惯性流产。【加减】胎漏下血者,加阿胶 30 克,地榆炭 30 克,气虚小腹重坠者,加黄芪 30 克,升麻 9 克,柴胡 9 克;血虚腹痛者,加炒当归 6 克,黄芪 30 克,白芍 15～30 克;肾阳虚、腰冷痛者,加巴戟天 9 克,鹿角胶 9 克;肾阴虚、腰酸者,加枸杞子 30 克,熟地黄 15 克;白带过多者,加芡实 30 克,海螵蛸 15 克;恶阻者,加陈皮 9 克,竹茹 9 克。【附记】引自《名医治验良方》。王云铭方。治疗 34 例,足月顺产者 29 例,无效 2 例,中断治疗 3 例。治愈率为 85.29%。患者素有慢性疾病致气血虚弱者,在未孕之先宜注意治疗,既孕之后,则养胎保胎,以本方调补冲任为主,故用之疗效显著。

41. 保胎丸(三)

【组成】党参 10 克,白术 10 克,菟丝子 10 克,当归 10 克,陈皮 10 克,川续断 10 克,杜仲 10 克,茯苓 10 克,炙甘草 8 克。【制法】水丸。上药共研细末,和匀,水泛为丸,如梧桐子大,晒干,贮瓶备用。【用法】口服。每次 9 克,每日 2~3 次,温开水送服。【功能】益气固元、补肾养胎。【主治】脾肾两虚、胎元不固之习惯性流产。【加减】阴道出血者,加艾叶炭 3 克,阿胶 12 克,生地黄炭 12 克,地榆炭 12 克,墨旱莲 12 克,黄芩炭 10 克;腹痛者,加紫苏兜或紫苏梗 12 克,川芎 6 克;纳呆者,加砂仁 6 克,炒谷芽(或麦芽)10 克;气虚下陷者,加炙黄芪 15 克,炙升麻 6 克,柴胡 6 克;热重者,加黄芩 10 克;恶心呕吐者,加半夏 10 克,砂仁 3 克。【附记】引自《名医治验良方》。黄少华方。屡用效佳。此外,尚须说明,在妊娠晚期,往往出现胎动频繁,若采用每日间断少量吸氧,每次 10 分钟,可使胎儿得安。

42. 补天安胎丸

【组成】党参 30 克,炒白术 30 克,炒扁豆 9 克,山药 15 克,炙甘草 3 克,熟地黄 30 克,山茱萸 9 克,炒杜仲 9 克,枸杞子 9 克,川续断 9 克,桑寄生 15 克,炒白芍 15 克。【制法】水丸。上药共研细末,和匀,水泛为丸,如梧桐子大,晒干,贮瓶备用。【用法】口服。每次 9 克,每日 2~3 次,温开水送服。【功能】脾肾双补、安胎止痛。【主治】习惯性流产、腰痛、小腹略坠略痛、脉沉弱无力、舌质淡、舌苔薄者。【加减】小腹坠者,加升麻 9 克,柴胡 9 克,坠甚可适用"补中益气丸";小腹胀痛者,加枳实 3 克;小腹挛痛者,重用白芍、甘草;胎动下血者,加阿胶 12 克,棕榈炭 9 克,赤石脂 30 克;下血量多者,可用加减黄土汤;口干便结、舌红苔黄、有热象者,加黄芩 9 克。【附记】引自《名医治验良方》。刘云鹏方。临床屡用,颇有效验。

（五）胎位异常

1. 催生无忧散

【组成】当归(酒洗)4.5克,盐枳壳4.5克,川芎4.5克,木香4.5克,白芍4.5克,炙甘草4.5克,血余炭1.5克,乳香1.5克。【制法】散剂。前六味水煎,后二味研末,和匀,备用。【用法】口服。不拘时顿服之。【功能】理气活血。【主治】胎肥气逆、临蓐难产。【附记】引自清代沈金鳌《妇科玉尺》。屡用神效。

2. 胜 金 丹

【组成】人参15克,白芍15克,赤芍15克,川芎15克,牡丹皮15克,肉桂75克,茯苓75克,牛膝75克,当归120克,白薇120克,藁本90克,四制香附末500克,熟地黄120克,赤石脂60克,白石脂60克,乳香30克,没药30克,琥珀15克,朱砂15克。【制法】蜜丸。先将前十一味(人参至藁本)合一处,酒浸一日,井水淘出,焙干研末,将香附与熟地黄打和一处,晒干,再入后六味药共轧为细末,与人参等细末共研细,和匀,炼蜜为丸,如梧桐子大,金箔为衣,阴干。贮瓶备用。【用法】口服。每次6～9克,酒送服,即时服下。【功能】益气养血、补肾通经。【主治】虚劳妇人临产。兼治子宫虚冷不孕(服20丸即孕),积年手足麻痹、半身不遂。又下死胎,又治崩漏及产后等疾,不论远近、兼宜治之。又治男子五劳七伤。【附记】引自清代沈金鳌《妇科玉尺》。屡用皆验。

3. 保生无忧散

【组成】当归(酒洗)4.5克,川贝母3克,黄芪2.5克,白芍(酒炒,冬月用3克)3.6克,菟丝子4.2克,厚朴(姜汁炒)2.1克,艾叶

2.1 克,荆芥穗 2.5 克,枳实(面炒)1.8 克,川芎 3.9 克,羌活 1.5 克,甘草 1.5 克。【制法】散剂。上药共研为末,和匀,贮瓶备用。【用法】口服。每次 20~30 克,加生姜 3 片,水煎,去渣温服。【功能】养血活血、理气暖宫、祛风疏络、益肾运胎。【主治】妇人临产(先服一二次,自然易生),或遇横生倒产,甚至连日不生(连服一二次,应手取效)。【附记】引自清代程国彭《医学心悟》。本方制方之妙,真无上良方,多应手取效。永救孕妇难产之灾,常保子母安全之吉。

4. 万金不传遇仙丹

【组成】蓖麻子 14 粒,朱砂 7.5 克,雄黄 7.5 克,蛇蜕 30~50 厘米。【制法】水丸。蓖麻子去壳,朱砂、雄黄研细面,蛇蜕烧存性,共捣匀,以浆水饭和丸如弹子大,收贮备用。【用法】外用。用时先用椒汤淋洒脐下,再取药丸 1 粒按于脐中,用蜡数层覆上,绸帛束之。【功能】催产。【主治】难产。【附记】引自明代王肯堂《证治准绳》。屡用效捷。待头生下,即急取去药。

5. 牛 膝 散

【组成】牛膝 60 克,川芎 60 克,蒲黄(微炒)60 克,牡丹皮 60 克,当归 45 克,桂心 12 克。【制法】散剂。上药共研极细末,和匀,贮瓶备用。【用法】口服。每次取用 15 克,水煎服,连渣服下。【功能】活血散瘀、通导消胀。【主治】胎衣不下、腹中胀急。【附记】引自清代程国彭《医学心悟》。屡用效佳。本病贵在早治,缓则不救。

6. 催 产 膏

【组成】龟甲 30 克,川芎 15 克,当归 15 克,血余炭 10 克,蝉蜕(烧灰)7 个,蛇蜕(烧灰)1 条,车前子末 15 克,葱汁、芝麻油各适量。【制法】药膏。先将前三味药共研为细末,加入芝麻油熬煎数滚,次将后三味药末与车前子末加入再煎熬 15~20 分钟,取出冷却,最后加入葱汁拌匀收膏。装瓶备用。【用法】外用。用时取药膏 30 克摊于纱布中央,敷贴于患妇的脐孔上,上盖敷料,外以绷带扎紧,嘱孕妇闭目静卧 1 小时左右。【功能】催产。【主治】难产。【附记】引自程爵棠、程功文《穴位贴敷治百病》。屡用屡验,一般 1 次胎儿即可娩出。又用醋龟甲 3 克,火麻仁 7 个,麝香 0.3 克。共捣烂成膏,敷贴气海穴上。效果亦佳。

7. 催生丸(一)

【组成】当归 120 克,川芎 120 克,杭白芍 120 克,熟地黄 120 克,香附 120 克,百草霜 120 克,大黄 120 克,血竭花 75 克,延胡索 75 克,京墨 30 克。【制法】醋丸。上药共研为细末,和匀,再用粮食米醋 2500 毫升合在药面一起,熬定原药粉为丸,阴干后每丸重 9 克,备用。【用法】口服。服时用布砸碎,用引子水送服(或用引子水化服)1 丸。【功能】养血活血、理气催生。【主治】妇人胎前催生及产后杂症。【附记】引自程爵棠《民间秘方治百病》。屡用有效。注意事项:①要用高粱醋或米醋方能有效。②配制时用砂锅或铜锅,忌铁器。③按上条引子服用。④服药后出透汗,即病退(产后杂症)。

8. 催 生 散

【组成】蛇蜕炭 10 克,血余炭 20 克。【制法】散剂。上药共研极细末,和匀,贮瓶备用。【用法】口服。每次 3 克,每日 2 次,温黄酒或温开水冲服。【功能】祛风止痉、活血催生。【主治】子宫痉挛、难产、防止出血过多。【附记】引自程爵棠《民间秘方治百病》。屡用效佳。

9. 顺 生 丹

【组成】朱砂 15 克,丁香 15 克,麝香 3 克,明乳香 30 克,石燕(一雌一雄,圆为雌,长为雄,煅醋淬 7 次)1 对。【制法】膏丸。上药共研为细末,择天、月德日,用益母草熬膏为丸,如芡实大,阴干,贮瓶备用。【用法】口服。每次一二丸,用归芎汤送服。【功能】活血化瘀、通利顺生。【主治】胎位不正(难产)。【附记】引自清代程国彭《医学心悟》。屡用神效。

10. 催生如神散

【组成】百草霜、白芷(不见火)各等份。【制法】散剂。上药各为末,和匀,贮瓶备用。【用法】口服。每次9克,以童便、米醋和药如膏,加沸汤调服。或用酒蒸,加入童便少许,热服。【功能】活血催产、其功甚大。【主治】逆产横生(难产)。【附记】引自清代程国彭《医学心悟》。并书云:血见黑则止,此药不但顺生,大能固血,又免血枯为妙。

11. 催生丸(二)

【组成】蓖麻子(去皮)4粒,巴豆(去皮)4粒,台麝香0.5克。【制法】共捣烂如泥为丸(1粒)。【用法】外用。手握催生丸在产妇肚脐上,用手心滚药,胎即下。胎下后,如胎衣不下,即将此丸榨成两个药饼,贴在产妇的两足心,胎衣即下。下后即时去药。【功能】催产。【主治】难产、胎衣不下。【附记】引自河北省卫生工作者协会《妇科病中医治疗法》。屡用效佳。

12. 补血催生丸

【组成】当归80克,熟地黄80克,泽泻20克,川芎30克,黄芪(制)80克,白芍30克,茯苓30克,山药20克,党参(制)80克,白术30克,冬葵子30克,甘草(制)20克,龟甲(炒制)20克,车前子30克。【制法】蜜丸。上药共研细末,和匀,炼蜜为丸,每丸重4.5克。分装备用。【用法】口服。每次1~2丸,每日2次,温开水送服。【功能】补气养血。【主治】血亏气虚、临产无力。【附记】引自清代《正体类要》。屡用效佳。凡骨盆狭窄、子宫畸形等不宜服用。

13. 归芎口服液

【组成】当归、川芎、黄芪、党参、白术、白芍、川续断、枳壳、熟地黄、甘草各 10 克。【制法】浓缩液。上药加水煎煮 3 次，滤汁去渣，合并滤液，加热浓缩成口服液。每毫升含生药 2 克。贮瓶备用。【用法】口服。每次 25 毫升，每日 2 次（上药为 1 日量）。【功能】补气养血、矫正胎位。【主治】胎位不正。【附记】引自《程氏医学笔记》。屡用效佳。一般服药 2～3 天，最多 5～6 天即可转正。一般当孕妇服第 2 剂时，腹部即有隐隐的胎移动感。

14. 矫 胎 丸

【组成】全当归 8 克，紫苏叶 8 克，枳实 8 克，陈皮 8 克，川芎 6 克，生甘草 6 克。【制法】水丸。上药共研细末，和匀，水泛为丸，如梧桐子大。贮瓶备用。【用法】口服。每次 9 克，每日 2 次，温开水送服。10 天为 1 个疗程。【功能】养血活血、理气矫胎。【主治】胎位不正。【附记】引自《集验中成药》。屡用效佳。同时服药后应将裤带放松，平卧 2 小时为宜。

15. 金 液 丸

【组成】飞生毛(火烧，腋下毛尤佳)1.5 克，血余炭(无病女人发)1.5 克，公母羊粪(烧灰)1.5 克，灶心土 3 克，黑铅(用小桃子火上熔，投水银 1.5 克，急搅结成砂子，倾出，细研)9 克，朱砂(另研)1.5 克。【制法】粽丸。上药共研细末，和匀，用粽子角打糊为丸，如绿豆大。贮瓶备用。【用法】口服。每次 5 丸，以倒流水送服。【功能】矫胎催生。【主治】难产急难(胎肥或用力太早，胎受惊触所致)。【附记】引自宋代严用和《济生方》。服药后儿身自顺，则正产，子母活矣。

16. 来 苏 散

【组成】木香(不见火)3克,神曲(炒)3克,陈皮3克,麦芽(炒)3克,黄芪3克,生姜3克(切片,炒黑),阿胶(蛤粉炒)3克,白芍3克,糯米(一合半)4.5克,苎麻根9克,炙甘草6克(或9克)。【制法】散剂。上药共研为末,和匀,贮瓶备用。【用法】口服。每次12克,水一盏,煎至八分,去渣,斡开口灌下,连煎,再灌,知人事,可谓更生之人也。【功能】醒脑催生。【主治】欲产忽然、气血晕闷、不省人事、面青发直、命在须臾。【附记】引自宋代严用和《济生方》。屡用神验。

17. 霹雳夺命丹

【组成】蛇蜕(煅)1条,千里马(路上左脚上旧草鞋一双,洗净,烧灰)3克,金箔、银箔各7片,血余炭3克,马鸣退(蚕蜕,烧灰)3克,乳香1.5克,黑铅(用桃子火上熔投水银2.25克,急搅,结成砂子,倾出,细研)7.5克。【制法】血丸。上药共研细末,和匀,以獖猪心血为丸,如梧桐子大。贮瓶备用。【用法】口服。用倒流水灌下二丸,如灌不行,则化开灌效。【功能】祛风活血、镇静醒脑。【主治】欲产卫竭荣枯、胎难转动、腹痛难忍、目翻口噤、面黑唇青、沫出口中、子母俱殒,若两脸微红、子死母活,当急救之。【附记】引自宋代严用和《济生方》。急救不应,应转院救治为妥。

18. 消 症 散

【组成】千年健60克,川续断120克,追地风60克,川椒60克,五加皮120克,白芷120克,桑寄生120克,艾叶500克,透骨草250克,羌活60克,独活60克,赤芍120克,当归尾120克,血竭60克,乳香60克,没药60克。【制法】散剂。上药共研极细末,和匀,每250克为1份,装入布袋中,封口备用。【用法】外用。用时取药袋1个,隔水蒸5分钟,趁热外敷患处(小腹气海、关元穴处）。每日敷 1～2 次,10 天为 1 个疗程。【功能】消症散结。【主治】宫外孕包块表浅而界线清楚者。【附记】引自傅衍魁《医方发挥》。屡用皆效。

19. 活络消症散

【组成】紫丹参 15 克,当归尾 9 克,桃仁 9 克,乳香 6 克,没药 6 克,三棱 6 克,莪术 6 克,延胡索 15 克,麝香 3 克,大黄 6 克,川牛膝 3 克。【制法】散剂。上药共研极细末,和匀。贮瓶备用,勿令泄气。【用法】外用。用时每取此散 10 克,以白酒调敷患处(气海穴处),每日换药 1 次。必要时可加服本散,每次 1.5～3 克,每日 2 次。【功能】破瘀消症、活络止痛。【主治】宫外孕包块型[胚胎已死尿试验阴性(一)]。【附记】引自《临床验方集》。程爵棠家传秘方。多年使用,确有良效。

20. 五灵当归散

【组成】五灵脂 12 克,白芍 12 克,熟地黄 12 克,水蛭 2 条,蜈蚣 1 条,党参 24 克,白术 9 克,茯苓 9 克,生蒲黄 9 克,甘草 6 克,川芎 6 克,当归 15 克。【制法】散剂。上药共研极细末,和匀,贮瓶备用。【用法】口服。每次 30 克,每日 2 次,空腹用沸水冲泡服。【功能】补益气血、化瘀消积。【主治】葡萄胎。【附记】引自《集验中成药》。临床屡用,疗效满意。待排出囊性葡萄物后,再改用归脾汤加熟地黄、枸杞子,调理善后。

21. 花粉引产丸

【组成】天花粉 3 克,猪牙皂 3 克,牛膝 6 克,麝香 0.45～0.6 克。【制法】药泥丸。将牛膝开水泡软,捣成泥状,与天花粉、猪牙皂之细粉调和丸(上药为每丸含量),麝香为衣,备用。【用法】外用。每次用 1 丸,以消毒纱布包裹,用线扎紧,线头留在外,用卵圆钳送入阴道底部,接近宫颈口即可。一般 24 小时即可取出。【功能】引产。【主治】难产。或中止妊娠。【附记】引自《集验中成药》。用上药引产 184 例,效果满意,全部自然排出,无胎盘滞留现象。上药后,少数有恶寒、发热、全身瘙痒等反应经 1～2 天多自行消失,反应严重者,可服少量镇静剂。

22. 归芪口服液

【组成】黄芪 30 克,当归尾 30 克,丹参 15 克,益母草 15 克,红花 15 克,川芎 12 克,川厚朴 12 克,桃仁 12 克,牛膝 12 克。【制法】浓缩液。上药加水煎煮 3 次,滤汁去渣,合并滤液,加热浓缩成口服液。每毫升含生药 2 克。贮瓶备用。【用法】口服。每次 25 毫升,每日 3 次。每日 1 剂,3 天为 1 个疗程。【功能】益气活血。【主治】引产。【附记】引自《集验百病良方》。屡用效佳。引产成功率可达 92％以上。

四、妇 科 杂 病

（一）宫 颈 炎

1. 复方人参膏胶囊

【组成】人参膏干粉（人参膏系由参场蒸制加工人参后的蒸液浓缩而得）、蛤蚧粉、黄连素、乳香、没药、儿茶、冰片、铅丹（依次按5∶2∶0.2∶0.2∶0.2∶0.3∶0.1∶2的比例配制）。【制法】胶囊。上药共研极细末，和匀，装入胶囊，每粒重0.5克。备用。【用法】外用。于经净后每次取胶囊2粒塞入阴道后穹窿处。隔日1次，4次为1个疗程。【功能】清热解毒、祛腐生新、活血止痛。【主治】子宫颈糜烂。【附记】引自胡熙明《中国中医秘方大全》。王明淑方。治疗331例，治愈291例，好转16例。总有效率为92.7％。一般1～4个疗程即愈。

2. 宫颈炎散（一）

【组成】①白及15克，红牡丹3克，枯矾15克，露蜂房3克，儿茶30克，乌药4克，五倍子15克。②黄柏15克，黄芩10克，黄连10克，冰片3克，乳香10克，没药10克，雄黄10克，蛤粉30克，樟丹10克，阴阳莲10克，珍珠10克。【制法】散剂。上列两方，各共研极细末，和匀。贮瓶备用，勿令泄气。【用法】外用。先用鱼腥草煎水冲洗阴道，后用消毒棉球蘸①号药0.5～1克，撒于宫颈糜烂处,每日 1 次;使用 2 天后改用②号药,每日 1 次,或隔日 1 次直至痊愈止。经期停用,经后 3 天始用。【功能】清热解毒、活血消肿、祛瘀生新。【主治】子宫颈炎。【附记】引自胡熙明《中国中医秘方大全》。王勇方。治疗 208 例,痊愈 188 例,好转 14 例。总有效率为 97%。一般 10～14 天即可治愈。

3. 四 妙 丸

【组成】苍术、黄柏、牛膝、薏苡仁各等份。【制法】水丸。上药共研细末,和匀,水泛为丸,如梧桐子大,晒干,贮瓶备用。【用法】口服。每次 6～9 丸,每日 2 次,温开水送服。【功能】清热利湿。【主治】慢性宫颈炎(湿热下注型)。【加减】若阴户灼热、小便短赤、舌红苔黄、属热偏重者,酌加金银花、连翘、蒲公英、红藤、败酱草;胸胁胀痛、头痛口苦、烦躁易怒、大便干结者,酌加龙胆、栀子、大黄、木通、车前子;阴户痒甚者,酌加苦参、蛇床子、地肤子。【附记】引自清代《成方便读》。本方为治湿热所致诸症之妙方。用治宫颈炎,效果颇佳。

4. 芩术樗皮丸

【组成】黄芩 10 克,白术 10 克,樗白皮 7.5 克,白芍 7.5 克,山茱萸 7.5 克,白芷 6 克,黄连 6 克,黄柏 4.5 克。【制法】糊丸。上药共研细末,和匀,酒糊为丸,如梧桐子大。贮瓶备用。【用法】口服。每次 6 克,每日 2 次,温酒送服。【功能】清热燥湿、泻火解毒。【主治】慢性宫颈炎(或宫颈糜烂)。症见赤白带下、味臭难闻、阴道瘙痒、口干苦、小腹部刺痛、大便难、小便黄赤。【附记】引自明代《医学入门》。屡用颇验。

5. 固 经 丸

【组成】黄柏 30 克,炒香附 30 克,焦山栀子 60 克,苦参 15 克,白术 22.5 克,白芍(酒炒)22.5 克,贝母 6 克,炒干姜 6 克,龟甲

（酒炙）60克,山茱萸15克,椿白皮（酒炒）15克。【制法】糊丸。上药共研细末,和匀,酒糊为丸,如梧桐子大。贮瓶备用。【用法】口服。每次80丸,每日2次,空腹时用温开水送服。【功能】清热利湿。【主治】慢性宫颈炎（湿热下注型）。【附记】引自明代龚廷贤《万病回春》。屡用神效。

6. 治 糜 灵

【组成】儿茶25克,苦参25克,黄柏25克,枯矾20克,冰片5克。【制法】散剂。上药共研极细末,和匀,贮瓶备用。【用法】外用。用带线棉球蘸已调好的药糊放在清洗后的糜烂面上,24小时后取出。每隔2天上药1次,10次为1个疗程。【功能】清热燥湿、祛腐生肌。【主治】宫颈糜烂。【附记】引自《临床妇科治疗学》。屡用效佳。

7. 宫颈炎散（二）

【组成】青黛9克,青果核6克,月石60克,炉甘石90克,人中白90克,黄柏24克,西瓜霜30克,甘草30克,石膏150克,冰片0.9克,黄连0.9克,硼砂0.9克。【制法】散剂。上药共研极细末,和匀。贮瓶备用,勿令泄气。【用法】外用。先清洗子宫颈口,再将药粉喷于糜烂处。每日或隔日1次,10次为1个疗程。【功能】解毒化腐、清热生肌。【主治】慢性子宫颈炎。【附记】引自《中医妇科治疗学》。屡用效佳。治疗期间禁止性生活。

8. 养阴生肌散

【组成】黄柏0.6克（一作0.3克）,蒲黄0.6克（一作0.3克）,甘草0.6克,雄黄0.6克,薄荷0.3克,龙胆0.3克,青黛0.9克（一作0.5克）,冰片0.9克（一作0.6克）,生石膏3克,珍珠粉0.1克（一用西牛黄）。【制法】散剂。上药共研极细末,和匀。贮瓶备用,勿令泄气。【用法】外用。暴露宫颈后,先用0.1%新洁尔灭液清洗阴道及宫颈范围内的分泌物,然后用喉头喷粉器将药粉均匀喷于糜烂处(患处)。每日 1 次,7 天为 1 个疗程。【功能】清热燥湿、养阴生肌。【主治】宫颈糜烂。【附记】引自《江西中医药》。用本方治疗已婚妇女宫颈糜烂 30 例,其中治愈 4 例,显效 17 例,有效 9 例。总有效率达 100%。

9. 黄柏矾倍散

【组成】黄柏 60 克,枯矾 60 克,炒五倍子 60 克,雄黄 15 克,冰片 3 克,乳香 3 克。【制法】散剂。上药共研极细末,和匀,贮瓶备用。【用法】外用。先用 1:5000 高锰酸钾溶液进行阴道灌洗,然后扩开阴道,将带线棉球放入 1:5000 高锰酸钾内浸湿。再蘸药末,送入阴道,紧紧贴敷子宫颈上,次日取出,再如上法治疗。为巩固疗效,常在宫颈糜烂面脱落后,改用柏冰散(黄柏 60 克,冰片 3 克)再如上法治疗 1~2 次。【功能】清热燥湿、祛腐生肌。【主治】宫颈糜烂。【附记】引自《江苏中医杂志》。用本方治疗已婚妇女宫颈糜烂 108 例,年龄 22-25 岁。结果:痊愈者 98%,好转者 2%。

10. 琥 珀 散

【组成】虎杖、土黄柏、川黄连、青黛、煅龙骨、煅牡蛎、琥珀各等份。【制法】散剂。上药共研极细末,和匀,贮瓶备用。【用法】外用。先冲洗阴道,再取药散少许喷于患处(糜烂面上),隔日 1 次,5 次为 1 个疗程。月经前后 3 天禁用。【功能】清热解毒、生肌敛疮。【主治】宫颈糜烂。【附记】引自《集验中成药》。用本方经阴道内上药,治疗宫颈糜烂 158 例,其中:中度 90 例,轻度 25 例,重度 43 例。结果:治愈 123 例,好转 32 例,无效 3 例。总有效率为 98.1%。用药时间为 1~3 个疗程。

11. 樗 白 皮 丸

【组成】樗白皮 15 克,山茱萸 15 克,苦参 15 克,香附 15 克,龟甲 60 克,山栀子 60 克,黄柏 30 克,干姜 6 克,贝母 6 克,白术 22.5 克,白芍 22.5 克,白葵花子 15 克。【制法】糊丸。上药共研细末,和匀,酒糊为丸,如梧桐子大,阴干,贮瓶备用。【用法】口服。每次 70～80 丸,每日 2 次,空腹时用温开水送服。【功能】清热燥湿、养阴健脾。【主治】慢性宫颈炎(脾虚湿热下注型)。【附记】引自清代《仁术便览》。屡用神效。

12. 儿茶软膏

【组成】儿茶 15 克,白枯矾 10 克,黄柏 5 克,冰片 3 克。【制法】药膏。上药共研极细末,和匀,加适量香油或豆油或甘油调成软膏状,装罐备用。或用时调制。【用法】外用。先将阴道宫颈常规消毒后,再将软膏涂患处,每次取软膏 1 克。如合并湿热下注的阴道炎症(如阴道炎、滴虫性阴道炎)采用六药汤(百部 30 克,苦参 30 克,蛇床子 50 克,艾叶 20 克,白矾 15 克,防风 15 克)煎水,趁热先熏后洗再坐浴后上药。【功能】消炎活血、收敛生肌。【主治】宫颈糜烂。【附记】引自程爵棠、程功文《单方验方治百病》。临床屡用,疗效满意。治愈率达 92％以上。

13. 矾 倍 散

【组成】白矾 20 克,儿茶 20 克,五倍子 20 克,白及 20 克,冰片 1.5 克。【制法】散剂。上药共研极细末,过筛和匀,贮瓶密封备用。【用法】外用。先将阴道常规消毒后,再用消毒带线棉球蘸药粉贴于宫颈糜烂面,次日取出棉球,隔日冲洗换药。1 周为 1 个疗程。若 2 个疗程未见效则更方治疗。【功能】收敛生肌。【主治】宫颈糜烂。【加减】白带量多,秽味明显者,加黄柏、黄连、苦参;糜烂面较深者,加蛤壳、煅石膏;宫颈充血明显伴小腹及阴道灼热者,加青黛。【附记】引自程爵棠、程功文《单方验方治百病》。屡用效佳。据临床观察,显效率为 92％以上。

14. 青 黄 散

【组成】孩儿茶 3 克,川黄柏 30 克,川黄连 30 克,青黛 9 克,冰片 1.5 克,红粉 23 克,乳香 15 克,没药 15 克,炉甘石 15 克。【制法】散剂。上药共研极细末,和匀。贮瓶备用,勿令泄气。【用法】外用。用时先以 0.02%呋喃西林溶液冲洗外阴及阴道,再用阴道窥器撑开阴道、暴露宫颈,拭净宫颈及阴道内分泌物,用棉签蘸药粉涂于子宫颈糜烂面上。每日用药 1 次,10 天为 1 个疗程。经期忌用。【功能】清热燥湿、祛腐生肌。【主治】慢性宫颈炎。【附记】引自《集验中成药》。有人用本方治疗 86 例,结果痊愈 74 例,显效 11 例,好转 1 例。总有效率达 100%,痊愈率为 86%。治疗期间禁止性生活。忌食生冷及辛辣之物。

15. 宫糜散(一)

【组成】冰片 21 克,煅龙骨 168 克,青黛 210 克,桔梗 63 克,儿茶 63 克,青皮 210 克,白芷 63 克,延胡索 210 克,海螵蛸 84 克,血竭 84 克,黄柏 84 克。【制法】散剂。将上药分别研成细末,过筛,混合,消毒后,再混入冰片,和匀。贮瓶备用,勿令泄气。【用法】外用。用时先用 1:1000 高锰酸钾溶液冲洗宫颈,喷药粉(约为 0.3克)于子宫颈糜烂面上,隔日 1 次,10 次为 1 个疗程。【功能】清热解毒、收敛生肌。【主治】子宫颈糜烂。【附记】引自《程氏医学笔记》。广东省中医院方。多年应用,治验甚多,疗效满意。一般Ⅰ~Ⅱ度糜烂 1 个疗程治愈,Ⅲ度糜烂 1~2 个疗程治愈。

16. 治 糜 散

【组成】川黄柏 100 克,紫草 100 克,儿茶 100 克,五倍子 100克,白及 100 克,上冰片 10 克。【制法】散剂。上药共研极细末,过120 目筛,消毒贮瓶密封备用。【用法】外用。用时以消毒带线棉球蘸药粉贴于宫颈糜烂面上,第二天取出棉球,隔日冲洗换药。7

次为 1 个疗程。治疗 2 个疗程未见明显好转则更方治疗。【功能】清热凉血、收敛生肌。【主治】宫颈糜烂。【加减】若白带量多、秽味明显者,加苦参、白头翁各 50 克;若宫颈糜烂面较深者,加煅石膏、蛤粉、三七粉各 50 克;若宫颈充血明显及伴小腹及阴道灼热者,加青黛、鱼腥草各 50 克。【附记】引自《集验中成药》。屡用效佳。一般 1～2 个疗程即愈或显效。

17. 乳 没 膏

【组成】乳香 15 克,没药 15 克,儿茶 15 克,铜绿 15 克,樟丹 9 克,轻粉 6 克,冰片 3 克。【制法】药膏。上药共研极细末,和匀,用液体石蜡调和成软膏状。收贮备用。【用法】外用。先用 1∶1000 新洁尔灭液棉球消毒宫颈,用带线棉球蘸药膏塞入糜烂面处,6 小时后牵出棉球。每日 1 次。【功能】活血消炎、化腐生肌。【主治】宫颈糜烂。【附记】引自程爵棠《百病中医膏散疗法》。吉林医专临床医院方。屡用效佳。一般用药不超过 5 次即可治愈。

18. 黄 蜈 散

【组成】①黄柏 64％,轻粉 12％,蜈蚣 7％,冰片 3％,麝香 0.7％,雄黄 12.3％。②即①方去麝香。③即①方去轻粉。④硼砂 19.74％,硇砂 6.58％,朱砂 19.74％,炉甘石 19.74％,冰片 32.88％,麝香 0.66％,珍珠 0.66 克。【制法】散剂。将上述各药去杂质,黄柏、蜈蚣烘干,分别研成细末,按上四方剂量各混合共研极细末,贮瓶备用。勿令泄气。【用法】外用。将蘸药粉的带线棉球贴敷于宫颈糜烂面上,24 小时后取出。轻者每周 1 次,重者每周 2～3 次。【功能】清热解毒、化腐生肌。【主治】宫颈糜烂(有核异质细胞者用①方;一般症状者用②方;轻粉过敏者用③方;少数颗粒及乳头大糜烂面边缘清晰者用④方)。【附记】引自程爵棠《百病中医膏散疗法》。于载畿方。治疗 970 例,治愈 625 例,基本治愈 292 例,好转 43 例,无效 10 例。总有效率为 99.0％。治疗期间应尽量避免性生活,遇月经来潮和妊娠期间停止用药。对重度糜烂及乳头型和颗粒型患者,治愈后继续上药3～5次,以巩固疗效。

19. 黄 柏 粉

【组成】黄柏9克,冰片15克,枯矾3克,五倍子6克。【制法】散剂。上药共研细末,和匀,贮瓶备用。【用法】外用。用栓塞棉球上入宫颈糜烂处,6～8小时后取出,每3天用药1次。【功能】清热解毒、祛腐生肌。【主治】宫颈糜烂、带下。【附记】引自《名医治验良方》。刘云鹏方。屡用效佳。

20. 榆 柏 散

【组成】地榆120克,黄柏120克。【制法】散剂。上药共研极细末,和匀,贮瓶备用。【用法】外用。用时直接将药粉喷入宫颈表面。每日1次,10次为1个疗程。【功能】清湿热、祛湿毒。【主治】宫颈糜烂。【附记】引自《名医治验良方》。裘笑梅方。本方药味简单,应用方便,疗效显著,符合简便廉验要求。

21. 矾 柏 散

【组成】黄柏、枯矾、青黛各等份。【制法】散剂。上药共研极细末,和匀,贮瓶备用。【用法】外用。以消毒棉球蘸饱药粉,用线系住,纳于阴道宫颈糜烂面。晚上用药,次晨取出。如能用喷撒器喷撒患处尤佳。【功能】解毒消炎、燥湿止痒。【主治】宫颈糜烂。【附记】引自《名医治验良方》。哈荔田方。屡用效佳。重糜亦可配合内服药治疗。又单以黄柏15克,青黛5克。制成片剂,纳入阴道内。用于化脓性阴道炎、宫颈癌患者及阴道炎性反应,以防止粘连,效果较好。

22. 子 宫 丸

【组成】①阴道部子宫丸:白矾58.5克,樟丹46克,钟乳石13克,雄黄13克,儿茶12克,乳香10克,没药9克,血竭7克,蛇床子4克,硇砂1.5克,麝香1.25克,硼砂1.25克,冰片1克。②宫颈口子宫丸:上方中血竭加至8.25克,硇砂加至2.75克,麝香加至2.5克。【制法】片剂。①阴道部子宫丸。先将乳香、没药、硼砂、硇砂、儿茶、雄黄、蛇床子、钟乳石,按定量各研成细面。定量的冰片、麝香,研成细面,另放备用。血竭、樟丹各另包备用。将白矾熬化,以适当量水,约50毫升,以用匙舀上即能看到牵丝为宜(这样方可去掉白矾的刺激性)。在白矾液中依次放入上八味药,血竭,使其融化,樟丹,待熬成黏稠浆状后,再加入麝香、冰片。药熬好后标准为,药锅表面呈金亮色,豆腐皮状,鼓出大泡,覆盖表面为止。将锅内药浆滴于大理石表面,即成药片。干燥,放凉贮存于密闭之磨口瓶中,避免漏气。②宫颈口子宫丸,制①方药片待锅黑药液料约1/3时,将血竭、硇砂、麝香细面(所加量)撒入药锅中,熬浆制片贮存。【用法】外用。①方用于宫颈周围及阴道穹隆部。②方用于子宫颈外口。一般每周用药一二次,第1次用药仅能上1片,如无不良反应,复诊时根据病情,最多每次可上2片。【功能】①方解毒杀虫、燥湿敛疮、活血化瘀、行气通窍、疏经通络、化腐生肌、消肿止痛。②方加强①方活血散瘀、芳香通窍、软坚消肿的作用。【主治】①方主治膀胱炎、尿道炎、子宫骶骨韧带炎、附件炎等。②方主治宫口小紧、宫颈糜烂等宫颈局部病变者。【附记】引自杨思澍《中国现代名医验方荟海》。王志敏方。①疗效:屡用效佳。通过临床观察,子宫丸有促进鳞状上皮增生、角化及消肿的作用。同时亦有灭滴虫的作用。②禁忌证:有不规则子宫出血、月经过多、带经日久、月经频至及有性交出血病史者。有休克病史者。有溃疡病、胃痛、呕血、便血者。子宫肌瘤、盆腔肿瘤、宫颈息肉、宫颈肥大、外翻、极度充血、血管外露、组织脆而极易出血者。有皮肤过敏及其他过敏史者。手术后或身体虚弱者。重度高血压及严重心脏病患者。③注意事项：治疗期间禁止同房，停止用药 1 周后方可。忌食鱼、虾、蟹等海味，鸡、鸭、蛋类、饮酒及一切辛辣有刺激性食物。避免剧烈运动、重体力劳动及长途步行。月经期及月经前后各 3 天均需暂停上药。用药后最好先休息 5 分钟，再离开诊室。治疗期间如出现粉带者，应暂停用药。用药后可能有阴道轻微胀痛、阴道流水，脱落出白色片、块状物或小便黄赤灼热、矢气多、腹胀等现象，乃药物发挥作用，而非病态，故无须停药。④不良反应及其处理方法：个别出现过敏反应者，立即取出药片，或擦去药渣。但不易取或拭去者，不可强行，这种患者改用外阴粉（生蛤粉 30克，冰片 1 克。研细面），或外阴膏（外阴粉调香油）。

23. 虎　胆　散

【组成】①虎杖、枯矾、猪胆汁（新鲜者更佳）各等份。②上①方中加天南星等份。【制法】散剂。①方制法：先将枯矾磨成细粉，与猪胆汁混合，再将虎杖浸膏放入混合后，烘干磨粉，过 100 目筛，和匀，贮瓶备用。②方与①方，制法相同，备用。【用法】外用。用时先用窥阴器暴露宫颈后，用 0.1% 新洁尔灭棉球擦去宫颈内分泌物，再用干棉球擦干，将带尾棉球蘸少许 0.1% 新洁尔灭液后，再蘸取"虎胆散"药粉上于宫颈处，去掉窥阴器，24 小时后自行取出。每 3 天用药 1 次。【功能】清热利湿、活血化瘀、祛腐生新。②方加强了燥湿胜湿之功。【主治】子宫颈炎（Ⅰ、Ⅱ度用①方，Ⅲ度用②方）。【附记】引自胡熙明《中国中医秘方大全》。湖北省松滋县第二人民医院妇产科方。治疗 781 例，痊愈 434 例（其中Ⅰ度 342例治愈 244 侧，Ⅱ度 335 例治愈 167 例，Ⅲ度 104 例治愈 23 例），显效 331 例（其中Ⅰ度 96 例，Ⅱ度 163 例，Ⅲ度 72 例）。总有效率为 98%。本药在经净 3 天后用药 1 次，一般上药 3～4 次即可见效。

24. 地槐胶囊

【组成】生地榆 60 克,生槐花 60 克,明矾 30 克,龙骨 15 克。【制法】胶囊。将上药晒干,除去杂质,共研细末,和匀,分装于空心胶囊中,每粒重 0.5 克。分装备用。【用法】外用。患者于晚间先用 1∶1000 高锰酸钾溶液将阴道冲洗干净,以中、食指挟胶囊塞入阴道最底部。每次 2 粒,隔日 1 次,4 次为 1 个疗程。疗程间隔 5天再行下 1 个疗程。月经期前后各停用 5 天。【功能】凉血解毒、燥湿敛疮。【主治】宫颈糜烂。【附记】引自《集验中成药》。山东省昌邑县卫生局方。治疗 573 例,痊愈 212 例,显效 92 例,有效 191例,无效 78 例。总有效率为 86.39%。

25. 宫 颈 膏

【组成】猪苦胆(约 30 克)5～10 个吹干,石榴皮 60 克。【制法】药膏。上药共研细末,和匀,用适量花生油或菜油,调成糊。贮瓶备用。【用法】外用。先用桉树叶的蒸馏液清洗患部,擦干宫颈分泌物,再用有尾棉球蘸药液塞入宫颈糜烂处。每日 1 次。【功能】解毒、杀虫、生肌。【主治】宫颈糜烂。【附记】引自《集验中成药》。屡用效佳。一般轻、中度糜烂 2～5 次即可治愈。据临床观察,显效痊愈率可达 96% 以上。

26. 宫颈炎散(三)

【组成】墓头回 60 克,连翘 60 克,枯矾 30 克,苦参 15 克,冰片5 克。【制法】散剂。上药共研极细末,和匀。贮瓶备用,勿令泄气。【用法】外用。先按常规清洁宫颈处,阴道给药,每次根据糜烂面的大小,分别用药粉 1 克左右,每隔 2 天用药 1 次,3 次为 1 个疗程。【功能】清热解毒、燥湿疗带。【主治】宫颈炎。【附记】引自《集验中成药》。屡用效佳。总有效率可达 98% 以上。

27. 地 胎 胶 囊

【组成】胎盘(烤干)、紫花地丁(干)、蒲公英(干)各 500 克,苦参 15 克,冰片 5 克。【制法】胶囊。上药共研细末,和匀,装入胶囊,每粒重 0.25 克,备用。【用法】外用。先用 1∶5000 高锰酸钾溶液冲洗阴道,然后取胶囊 2 粒塞入阴道深处。每日 1 次,7 次为 1 个疗程。【功能】扶正补虚、清热解毒。【主治】重、中、轻度宫颈炎。【附记】引自《程氏医学笔记》。临床屡用,疗效满意。一般用药 1 个疗程,重度 2 个疗程即可治愈或显效。

28. 藤 黄 膏

【组成】藤黄 50 克,硼砂 15 克,冰片 5 克。【制法】药膏。上药共轧为细粉,和匀,过筛后,以香油调为糊状。收贮备用。【用法】外用。先用消毒干棉球拭净宫颈表面分泌物,用干棉签蘸藤黄糊剂,涂于宫颈糜烂面处。再用棉球或小纱布块,浸湿藤黄糊剂,贴敷宫颈糜烂面,最后再压棉球。每 1～3 天用药 1 次。【功能】消肿解毒、止血杀虫、祛腐生新。【主治】宫颈糜烂。【附记】引自《集验中成药》。雷秋模方。屡用效佳。一般用药最少 3 次,最多 10 次即愈。上药后 1 个月统计,在 478 例中,痊愈 237 例,好转 221 例。总有效率为 95.82%。

29. 妇女白带膏

【组成】母丁香 25 粒,白古月 30 粒,雄黄 30 克,银杏 25 粒,白牡丹 10 克,石榴皮 5.1 克,麝香 1.8 克,海螵蛸 4.5 克。【制法】药膏。上药混合共研细末,和匀,同武威粉底膏 300 克搅匀,分摊 10 张备用。【用法】外用。用时取药膏贴于腰骶部。【功能】清热解毒、祛腐敛疮。【主治】宫颈糜烂(妇女白带)。【附记】引自《集验中成药》。甘肃武威王蛤蟆膏药方。屡用神效。

30. 当 归 丸

【组成】炒黄连 15 克,侧柏叶(酒蒸)15 克,炒黄柏 15 克,香附(醋炒)30 克,当归 30 克,白芍 30 克,白术 30 克,炒椿白皮 60 克,白芷 6 克。【制法】水丸。上药共研极细末,和匀,水泛为丸,如梧桐子大,晒干,贮瓶备用。【用法】口服。每次 6 克,每日 3 次,温开水送服。【功能】清热利湿、疏肝解郁。【主治】慢性宫颈炎(肝郁气滞、湿热下注型)。症见腹部掣痛、阴道分泌物量多、色黄兼绿、质黏稠如豆渣,或似泡沫、气秽臭阴户灼热瘙痒、小便短赤,舌质红、苔黄腻、脉濡数。【附记】引自元代朱丹溪《丹溪心法》。屡用神验。

31. 牛 膝 散

【组成】牛膝 30 克,炒大黄 30 克,炒当归 15 克,川芎 30 克,醋炙鳖甲 30 克,芒硝 60 克,桂心 15 克,赤芍 15 克,桃仁 15 克,槟榔 15 克,青皮 15 克。【制法】散剂。上药共研为末,和匀,贮瓶备用。【用法】口服。每次 12 克,煎水 300 毫升,加生姜 3 克,煎至 180 毫升,去渣,食前稍热服。每日 1～2 次。【功能】行气、活血、止痛。【主治】妇女血气留滞、积聚成块、小腹疼痛、阴道流出血水、臭秽难闻、不思饮食。【附记】引自宋代《太平圣惠方》。屡用颇验。

32. 琥 珀 丸

【组成】琥珀 90 克,牛膝 90 克,乳香 90 克,没药 90 克,苍术 90 克,黄柏 90 克,当归 90 克,萹蓄 150 克,瞿麦 150 克,车前子 150 克,生黄芪 120 克,党参 120 克,白术 120 克,柴胡 70 克,陈皮 70 克,炒山药 180 克,海螵蛸 180 克,肉桂 30 克,甘草 60 克。【制法】蜜丸。上药共研细末,和匀过筛,炼蜜为丸,如梧桐子大。贮瓶备用。【用法】口服。每次 6 克,以土茯苓 30 克煎汤送服,每日 3 次。1 个月为 1 个疗程。【功能】活血化瘀、补气利湿。【主治】慢性宫颈炎。【附记】引自《湖北中医杂志》。治疗慢性宫颈炎 30 例,年龄

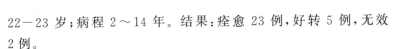

22－23 岁;病程 2～14 年。结果:痊愈 23 例,好转 5 例,无效 2 例。

33. 白马蹄丸

【组成】白马蹄 15 克,鳖甲 15 克,鲤鱼鳞 15 克,龟甲 15 克,蜀椒 15 克,磁石 30 克,甘草 30 克,杜仲 30 克,当归 30 克,川芎 30 克,禹余粮 30 克,桑耳 30 克,附子 30 克。【制法】蜜丸。上药共研细末,和匀,炼蜜为丸,如梧桐子大。贮瓶备用。【用法】口服。每次 10 丸,酒送服。加至 30 丸,每日 3 次。【功能】补阳益阴、祛腐燥湿。【主治】下焦寒湿蕴毒、赤白带下、绵绵不止、奇臭难闻、外阴瘙痒。【附记】引自唐代孙思邈《备急千金要方》。屡用神效。

34. 珠粉丸

【组成】椿白皮 20 克,黑干姜 6 克,蛤粉 10 克,黄柏 10 克,滑石 10 克,神曲 10 克,青黛 3 克。【制法】水丸。上药共研细末,和匀,水泛为丸,如梧桐子大,晒干,贮瓶备用。【用法】口服。每次 20～30 丸,每日 2 次,温开水送服。【功能】清热利湿、化腐生肌。【主治】慢性宫颈炎(痰湿蕴毒型)。症见带下绵绵、奇臭难闻、阴道刺痛或剧痛难忍、小腹坠胀、阴道瘙痒。【附记】引自清代《医家四要》。屡用神效。

35. 消炎生肌散

【组成】枯矾、五倍子、金银花、儿茶、甘草各等份。【制法】散剂。上药共研细末,和匀,贮瓶备用。【用法】外用。先用常规清洁阴道后,再用带线棉球蘸药末放在清洗后的宫颈糜烂面上,24 小时后取出。每隔 2 天用药 1 次。5 次为 1 个疗程。【功能】消炎生肌。【主治】宫颈糜烂。【附记】引自《集验中成药》。用本方治疗宫颈糜烂 52 例,结果:痊愈 48 例,好转 4 例。总有效率为 100%。在治疗期间,除月经期外,不得间断上药,并避免性生活。

36. 解 毒 丹

【组成】当归 30 克,赤小豆芽(用赤小豆发出芽,约 0.35 厘米长即可,晒干)90 克,肉苁蓉(酒洗)90 克,山茱萸 30 克,川牛膝茱(酒炒)30 克,香附(醋)30 克,土茯苓 30 克,金银花 30 克,金银花叶 30 克。【制法】蜜丸。上药共研细末,和匀,炼蜜为丸,如梧桐子大,阴干,贮瓶备用。或每丸重 9 克。【用法】口服。每次 9 克(或 1 丸),每日 2 次,大丸细嚼,温开水送服。【功能】清热利湿、滋补肝肾。【主治】宫颈糜烂、结成肿块。【附记】引自《蒲辅周医疗经验》。屡用效佳。

37. 枯 矾 散

【组成】枯矾 10 克,儿茶 15 克,五倍子 9 克,白及 10 克。【制法】散剂。上药共研极细末,和匀,贮瓶备用。【用法】外用。阴道给药。将带线棉球蘸药粉塞入阴道,紧贴宫颈糜烂面上。每日或隔日用药 1 次。5 次为 1 个疗程。【功能】清热燥湿、收敛化腐、清洁创面。【主治】宫颈红肿糜烂(湿热型)。【附记】引自《名医治验良方》。夏桂成方。屡用效佳。

38. 蛤 香 散

【组成】蛤粉 30 克,樟丹 15 克,雄黄 15 克,冰片 2.4 克,硼砂 15 克,硇砂 0.6 克,乳香 10 克,没药 10 克,儿茶 10 克。【制法】散剂。上药共研极细末,和匀。贮瓶备用,勿令泄气。【用法】外用。阴道给药。先将带线棉球蘸药粉塞入阴道,紧贴糜烂面处。每日或隔日用药 1 次。5 次为 1 个疗程。【功能】化腐解毒、活血生新。【主治】宫颈糜烂(乳头状和颗粒状的血瘀型)。【附记】引自《名医治验良方》。夏桂成方。屡用效佳。

39. 蛤 龟 散

【组成】蛤粉 30 克,冰片 15 克,樟丹 15 克,雄黄 15 克,乳香 6 克,没药 6 克,龟甲粉 15 克,钟乳石 24 克。【制法】散剂。上药共研极细末,和匀,贮瓶备用,勿令泄气。【用法】外用。阴道给药。将带线棉球蘸药粉塞入阴道,紧贴糜烂面处。每日或隔日用药 1 次。5 次为 1 个疗程。【功能】养阴清热、祛腐活血。【主治】宫颈糜烂(湿热阴虚型)。【加减】对糜烂面腐肉少呈光红者,加二黄散 15 克(黄柏、黄芩各等份,共研细末)。【附记】引自《名医治验良方》。夏桂成方。屡用效佳。

40. 贼 骨 散

【组成】海螵蛸 30 克,雄黄 15 克,五倍子 10 克,冰片 18 克,龟甲 15 克。【制法】散剂。上药共研极细末,和匀。贮瓶备用,勿令泄气。【用法】外用。阴道给药。将带线棉球蘸药粉塞入阴道,紧贴糜烂面处。每日或隔日用药 1 次。5 次为 1 个疗程。【功能】收敛止血、清热养阴。【主治】宫颈糜烂(阴虚火旺型)。症见宫颈呈光红、易出血或接触性出血者。【附记】引自《名医治验良方》。夏桂成方。屡用效佳。

41. 宫糜散(二)

【组成】珍珠粉 30 克,枯矾 30 克,乳香 20 克,没药 20 克,蛇床子 30 克,雄黄 30 克,硼砂 15 克,儿茶 30 克,血竭 15 克,梅片 15 克,麝香 1.5 克。【制法】散剂。上药共研极细末,和匀,贮瓶备用。【用法】外用。隔日喷撒宫颈(糜烂面)1 次,每次 1～1.5 克。【功能】消炎活血、化腐生肌。【主治】重度宫颈糜烂,久不受孕。【附记】引自《名医治验良方》。哈荔田方。屡用效佳。哈氏认为,为提高宫颈糜烂治愈率的措施有以下三方面:其一,注意上药前消毒阴道与宫颈,可做阴道灌洗及用新洁尔灭溶液棉球消毒宫颈。其二,注意药物的制作,应尽量研成极细末,以减少药物对局部的不良刺激,利于药物的吸收。其三,优化中药配方。此外,本方原无剂量,本剂量系笔者临证时拟订。用之临床,效果亦佳。

42.分 清 散

【组成】制大黄 6 克,黄连 1.5 克,黄柏 4.5 克,红藤 30 克,车前草 30 克,牡丹皮 9 克,金银花 9 克,贯众炭 9 克,苦参 12 克,川萆薢 12 克,槐米炭 12 克,生甘草 6 克。【制法】散剂。上药共研极细末,和匀,贮瓶备用。【用法】口服。每次 9～15 克,每日 2 次,空腹沸水冲泡服用。【功能】清热解毒、凉血、分清赤白。【主治】重度宫颈糜烂,范围广,有接触性出血、带下红白间杂者。【加减】有腹痛者,加延胡索 9 克,川楝子 12 克;腰酸明显者,加狗脊 12 克,川续断 15 克;胃纳呆者,加陈皮 4.5 克,竹茹 9 克。【附记】引自《名医治验良方》。何子淮方。屡用效佳。

43.消 糜 丸

【组成】红藤 30 克,土茯苓 30 克,鱼腥草 30 克,白蔹 30 克,蒲公英 30 克,墓头回 9 克,牡丹皮 9 克,臭椿皮 9 克,白槿花 9 克,炒扁豆花 12 克,制大黄 6 克,生甘草 6 克。【制法】水丸。上药共研细末,和匀,水泛为丸,如梧桐子大,晒干,贮瓶备用。【用法】口服。每次 6～9 克,每日 3 次,空腹时温开水送服。【功能】祛湿解毒、化腐生肌。【主治】轻、中度宫颈糜烂,或重度糜烂经治疗后转为中、轻度糜烂。临床以带多色黄、味臭秽为主要表现者。【附记】引自《名医治验良方》。何子淮方。屡用效佳。

44.四 神 丸

【组成】香附(酒、醋、童便各浸 80 克,浸三日,炒)240 克,炒砂仁 60 克,苍术(米泔水浸,牡蛎粉炒)60 克,椿根白皮(蜜水炒)60 克。【制法】糊丸。上药共研细末,和匀,黄米煮饭为丸,如梧桐子大,阴干,贮瓶备用。【用法】口服。每次 50～60 丸,每日 1～2 次,空腹时黄酒送服。【功能】健脾燥湿、行气止痛。【主治】湿袭冲任、经气滞涩、带脉不能收引、白带溢淫、小腹疼痛。可用于慢性宫颈炎。【附记】引自清代《古今医鉴》。屡用神验。

45. 樗 皮 丸

【组成】樗白皮(米泔水洗,晒干,酒洗)、陈皮、茯苓、半夏、香附、川芎、苍术、黄柏、炮干姜、地榆、牡蛎各等份。【制法】糊丸。上药共研细末,和匀,醋糊为丸,如梧桐子大。贮瓶备用。【用法】口服。每次 6 克,每日 2 次,温开水送服。【功能】健脾燥湿、行气化痰。【主治】慢性宫颈炎、湿痰下注、带下如顷、头眩呕哕、肌肉肥盛、脉滑者。【附记】引自清代《女科指掌》。屡用效佳。

(二) 盆 腔 炎

1. 复方消炎丸

【组成】当归 20 克,三棱 15 克,莪术 15 克,川楝子 15 克,延胡索 15 克,土茯苓 25 克,丹参 25 克,赤芍 15 克,香附 10 克,山药 30 克,芡实 25 克。【制法】蜜丸。上药共研细末,和匀,炼蜜为丸,每丸重 10 克。分装备用。【用法】口服。每次 1～2 丸,每日 3 次,温开水化服。【功能】活血祛瘀、清热解毒。【主治】子宫内膜炎、输卵管炎、盆腔结缔组织炎等盆腔炎症。【加减】偏热者,加苦参 15 克,川黄柏 15 克;偏寒者,加炮姜 10 克,小茴香 10 克。【附记】引自胡熙明《中国中医秘方大全》。李华方。治疗 70 例,痊愈 20 例,好转 40 例,无效 10 例。总有效率为 85.7%。

2. 妇 炎 康

【组成】当归 25 克,丹参 25 克,赤芍 15 克,延胡索 15 克,川楝子 15 克,三棱 15 克,莪术 15 克,山药 30 克,芡实 52 克(一作 25 克),土茯苓 25 克,香附 10 克。【制法】蜜丸。上药共研细末,和匀,炼蜜为丸,每丸重 10 克。分装备用。【用法】口服。每次 1 丸,每日 3 次,温开水化服。【功能】清热解毒、活血祛瘀、消肿止痛。【主治】子宫肌炎、输卵管卵巢炎、盆腔结缔组织炎等。【加减】湿热瘀结者,加黄柏 15 克,苦参 15 克,以清化湿热为主;寒湿气滞者,加炮姜 10 克,小茴香 10 克,以温中祛寒为主。【附记】引自胡熙明《中国中医秘方大全》。李华方。治疗 446 例,痊愈 247 例,好转 176 例,无效 23 例。总有效率为 94.8%。

3. 解毒口服液

【组成】蒲公英 30 克,土茯苓 30 克,白花蛇舌草 30 克,虎杖 30 克,大黄 9 克,川黄柏 9 克。【制法】口服。上药加水煎煮 3 次,滤汁去渣,合并滤液,加热浓缩成口服液。每毫升含生药 2 克。贮瓶备用。【用法】口服。每次 35 毫升,每日 2 次。10 天为 1 个疗程。【功能】清热解毒、利湿消肿。【主治】急性盆腔炎(湿热型)。【加减】另取本方 1 剂,煎水泡足。上药加水 1500 毫升,煎沸 10 分钟,将药液倒入脚盆内,先趁热坐盆上熏之,待温再浸双足。每日浸泡 1 次,每次 30 分钟,10 次为 1 个疗程。每剂药可用 2 次。【附记】引自程爵棠、程功文《足底疗法治百病》。笔者家传秘方。屡用效佳。内外并治,可提高疗效。

4. 消 癥 散

【组成】莪术 50 克,三棱 50 克,桃仁 50 克,丹参 100 克,延胡索 50 克。【制法】散剂。上药共研极细末,和匀,贮瓶备用。【用法】口服。每次 6～9 克,每日 3 次,用土茯苓、川黄柏各 15 克,煎汤送服。30 天为 1 个疗程。【功能】活血破瘀、消癥。慢性多属包块型。散结、清热利湿。【主治】慢性盆腔炎(包块型)。【附记】引自程爵棠《民间秘方治百病》。屡用效佳。

5. 鳖 橘 散

【组成】橘核 12 克,鳖甲 12 克,海蛤粉 12 克,昆布 10 克,海藻 10 克,夏枯草 10 克,当归 10 克,赤芍 10 克,川楝子 10 克,延胡索 10 克,茯苓 10 克,白英 15 克,香附 6 克。【制法】散剂。上药共研极细末,和匀,贮瓶备用。【用法】口服。每次 9 克,每日 3 次,温开水冲服。或每日 1 剂,水煎服。【功能】理气活血、软坚散结。【主治】盆腔炎性包块(瘀滞型)。【附记】引自《名医治验良方》。李衡友方。用本方治疗盆腔炎包块有独特效果。李氏自 1960 年自拟此方后,曾医治盆腔炎包块 200 余例,效果良好。曾总结中医治疗慢性盆腔炎 50 例,有效率达 98%,炎性包块消失和基本消失者达 88.88%。

6. 清盆散结散

【组成】大黄 6 克,黄柏 6 克,姜黄 6 克,白芷 6 克,陈皮 3 克,川厚朴 3 克,苍术 6 克,炒艾叶 12 克,红花 3 克,透骨草 12 克,红藤 6 克,防风 3 克,乌头 15 克,泽兰 12 克,没药 3 克,乳香 3 克,丹参 9 克,天花粉 15 克,香附 3 克。【制法】散剂。上药共研极细末,和匀,贮瓶备用。【用法】外用。取上药散(一料)用热开水,并加 1/3 白酒调和成糊状,装入布袋内,外敷于患处,并再加一热水袋,使之保持一定的温度,每日敷 1 次,敷半小时至 6 小时,每袋可敷用 3~4 次。【功能】清热解毒、理气活血、散结止痛。【主治】输卵管卵巢炎、盆腔结缔组织炎、子宫肌炎等。【附记】引自胡熙明《中国中医秘方大全》。贵州省贵阳中医学院妇科方。用本方治疗 50 例,痊愈 16 例,显效 25 例,好转 9 例。总有效率达 100%。皮肤溃疡及月经期禁用。

7. 止 带 丸

【组成】当归(酒洗)、川芎、白术、人参、山药、杜仲(姜汁酒炒去丝)、香附、补骨脂(酒炒)、牡蛎(火煅)、椿根皮(酒炒)、川续断各等份,青黛减半。【制法】蜜丸。上药共研细末,和匀,炼蜜为丸,如梧桐子大,阴干,贮瓶备用。【用法】口服。每次6~9克,每日2~3次,温开水送服。【功能】补气调血、益肾止带。【主治】气血不足、脾肾两虚、带下缠绵清稀、神疲面㿠、腰膝酸软者。可用于慢性盆腔炎、阴道炎、宫颈糜烂等症。【加减】原书加减法:"腹痛,加延胡索、小茴香;肥人,加姜半夏;瘦人,加酒炒黄柏;冬月,加炮姜少许,夏月,加黄柏。"【附记】引自清代武之望《济阴纲目》。屡用神效。

8. 归海养阴散

【组成】当归9克,山海螺15克,鳖甲9克,丹参9克,百部12克,怀牛膝9克,功劳叶20克,生地黄9克,熟女贞子9克,鱼腥草9克。【制法】散剂。上药共研极细末,和匀,贮瓶备用。【用法】口服。每次9克,每日3次,温开水冲服。1个月为1个疗程。【功能】养阴和营。【主治】结核性盆腔炎。常伴有颧红咽燥、手足心热、午后潮热、夜寐盗汗、月经失调、量少色红、甚至闭经,舌质红、脉细而数。【加减】若潮软甚者,加银柴胡4.5克,地骨皮9克;内热便秘者,加知母9克,火麻仁9克;盗汗者,加柏子仁丸(吞服)12克。【附记】引自《名医治验良方》。蔡小荪方。屡用效佳。治疗本症疗程较长,获效不易。蔡氏主张定期观察治疗,经来期间,可用四物汤为主,养血调经、扶正补虚、随症加味。

9. 理气化瘀丸

【组成】茯苓12克,桂枝2.5克,赤芍9克,牡丹皮9克,桃仁9克,败酱草20克,红藤20克,金铃子9克,延胡索9克,制香附9克,紫草根20克。【制法】水丸。上药共研细末,和匀,水泛为丸,如梧桐子大,晒干,贮瓶备用。【用法】口服。每次9克,每日2次,温开水送服。【功能】理气化瘀。【主治】慢性盆腔炎。症见少腹两侧隐痛、坠胀、喜暖喜按、经来前后较甚,有时低热、腰骶酸楚、带下色黄、月经失调、痛经或不孕。【加减】如黄带多者,加椿根皮 12 克,鸡冠花 12 克;腰酸者,加川续断 9 克,狗脊 9 克;气虚者,加党参 9～12 克,白术 9 克,茯苓 12 克,生甘草 3 克;血虚者,加当归 9 克,生地黄 9 克,川芎 4.5 克,白芍 9 克;便秘者,加生大黄 2.5 克,全瓜蒌 12 克。【附记】引自《名医治验良方》。蔡小苏方。屡用效佳。

10. 急盆口服液

【组成】败酱草 30 克,红藤 30 克,鸭跖草 20 克,赤芍 12 克,牡丹皮 12 克,金铃子 9 克,延胡索 12 克,柴胡梢 6 克,生薏苡仁 30 克,制乳香 6 克,制没药 6 克,连翘 9 克,黑山栀子 9 克。【制法】浓缩液。上药加水煎煮 3 次,滤汁去渣,合并 3 次滤液,加热浓缩成口服液。每毫升含生药 2 克。贮瓶备用。【用法】口服。每次 30 毫升,每日 3 次。10 天为 1 个疗程。【功能】清热泻火、化湿祛瘀。【主治】急性盆腔炎。症见下腹剧痛拒按、发热恶寒,甚至满腹压痛或反跳痛、带下色黄或呈脓性,大便或溏、时伴尿急、尿频,舌质红、苔黄腻、脉弦或滑数。【加减】大便秘结者,加生大黄 4.5～6 克,玄明粉 4.5 克;尿急者,加泽泻 9 克,淡竹叶 9 克;带黄如脓者,加川黄柏 9 克,椿根皮 12 克,木槿花 12 克;便溏臭秽者,加川黄连 3 克,条芩 9 克;腹胀气滞者,加制香附 9 克,乌药 9 克;瘀滞者,加丹参 12 克,川牛膝 9 克。【附记】引自《名医治验良方》。蔡小苏方。屡用效佳。热退痛止后,还须清热化瘀,适当调治,以巩固疗效,以防转为慢性炎症。

11. 止痛化癥胶囊

【组成】黄芪、党参、白术、山药、丹参、芡实、鸡血藤、三棱、莪术、当归、全蝎、䗪虫、蜈蚣、鱼腥草、败酱草、延胡索、川楝子、肉桂、炮姜各适量(可随症酌定)。【制法】胶囊。上药煎煮后提取制成胶囊剂,每粒重 0.3 克。分装备用。【用法】口服。每次 6 粒,每日 3

次,温开水送服。连服 4 周为 1 个疗程。【功能】益气活血化瘀、软坚散结、消癥止痛。【主治】慢性盆腔炎,有下腹坠痛、腰骶酸痛、月经量多、带下增多、痛经或性交痛等症状;妇科检查子宫后位,活动受限,附件或子宫两旁明显增厚或粘连,有大小及形状不等的肿块,活动不佳、有触痛,或有后穹隆触痛。【附记】引自《名医治验良方》。王耀庭方。屡用效佳。

12. 芪竭颗粒

【组成】黄芪、血竭、当归、桂枝、茯苓、红藤、败酱草、熟大黄、没药、芍药、甘草各适量。【制法】冲剂。上药依法加工制成颗粒冲剂,每包装 3 克,备用。【用法】口服。每次 2 包(6 克),每日 2 次,温开水冲服。【功能】益气养血、温经化瘀、利湿解毒。【主治】慢性盆腔炎。【附记】引自《名医治验良方》。何少山方。屡用效佳。本方系何氏根据几十年的临床经验,以"久病多虚、久病多瘀"的理论为依据,提出慢性盆腔炎应抓住"虚、瘀、寒、湿"为侧重点,以气虚血瘀论治为辨证思路,总结出益气健脾、温经散瘀为主的芪竭颗粒治疗本病,取得了良好效果。本方既能减轻临床症状及体征,又能增强免疫调节功能,提高免疫力。

13. 归 香 散

【组成】当归 9 克,赤芍 9 克,牡丹皮 9 克,枳壳 9 克,香附 9 克,郁金 9 克,丹参 12 克,广木香 6 克。【制法】散剂。上药共研极细末,和匀,贮瓶备用。【用法】口服。每次 9 克,每日 3 次,温开水送服。15 天为 1 个疗程。【功能】理气行滞、活血化瘀。【主治】慢性盆腔炎(气滞血瘀型)。症见腹痛、月经下有血块、块下痛减、舌有瘀点或瘀斑等。且病程长、易反复等特点。【附记】引自《集验中成药》。李茜芸方。屡用效佳。

14. 忍 柏 散

【组成】忍冬藤 20 克,生薏苡仁 20 克,车前子 15 克,豆蔻仁 6 克,萆薢 9 克,川厚朴 9 克,泽兰 9 克,川黄柏 9 克,苍术 9 克。【制法】散剂。上药共研极细末,和匀,贮瓶备用。【用法】口服。每次 9 克,每次 3 次,温开水冲服。15 天为 1 个疗程。【功能】消热化浊、兼以利湿。【主治】盆腔炎(湿热蕴结型)。症见带下色黄、小便黄、苔厚腻等症。【附记】引自《集验中成药》。李莳芸方。屡用效佳。

15. 消 炎 片

【组成】①柴胡 9 克,黄芩 9 克,赤芍 9 克,薏苡仁 12 克,败酱草 18 克,川楝子 9 克,陈皮 6 克。②当归 12 克,白芍(原为白药)6 克,赤芍 12 克,乳香 3 克,肉桂 3 克,香附 6 克。③苍术 9 克,茯苓 12 克,草豆蔻 6 克,半夏 9 克,香附 6 克,丹参 15 克,赤芍 9 克。【制法】片剂。上列三方,各依法加工,压制成片,每片重 0.35 克。贮瓶备用。【用法】口服。随症选方用药。每次 6~8 粒,每日 3 次,温开水送服。【功能】清热解毒、理气化湿、温经化痰、祛瘀止痛。【主治】输卵管卵巢炎、盆腔结缔组织炎、子宫内膜炎等(湿热型用方①,寒凝气滞型用方②,痰湿型用方③)。【加减】湿热重者,加蒲公英 15 克;偏脾虚者,加白术 15 克,党参 15 克,茯苓 15 克;肾虚者,加川续断 15 克,狗脊 9 克。同时配合外治方治疗:①外用灌肠药:败酱草 15~30 克,黄芩 9 克,赤芍 9 克,川楝子 9 克,柴胡 9 克。加减:有包块加三棱 6 克,莪术 9 克;囊性包块,加冬葵子 9 克;因寒湿者,去败酱草、黄芩,加肉桂 3 克,乌药 6 克。煎水 150 毫升,保留灌肠。②坐药方:钟乳石 30 克,乳香 3 克,没药 3 克,海螵蛸 30 克,雄黄 15 克,儿茶 15 克,冰片 1.5 克。上药共研极细末后,分次撒入穹隆处,1 周 2 次。【附记】引自胡熙明《中国中医秘方大全》。北京中医研究院(现中国中医科学院)西苑医院妇科方。

治疗 310 例,其中内服药组 232 例,痊愈 38 例,显效 100 例,进步 88 例;灌肠组 78 例,痊愈 27 例,显效 27 例,进步 20 例。总有效率为 96.77%。一般在 3 个月内治愈。

16. 黄精当归丸

【组成】制黄精 30 克,肥玉竹 18 克,云茯苓 12 克,生橘核 12 克,冬瓜子 15 克,滑石粉 12 克,龙胆 4.5 克,当归 12 克,焦白术 9 克,丝瓜络 9 克,肉苁蓉 12 克,砂蔻衣 9 克,柴胡 3 克,竹叶 9 克,川楝子肉 9 克,炒山栀子 9 克。【制法】蜜丸。上药共研细末,和匀,炼蜜为丸,每丸重 9 克。分装备用。【用法】口服。每次 1 丸,每日 2 次,温开水化服。【功能】益气健脾、清热利湿、活血散结。【主治】慢性盆腔炎。【附记】引自《名医治验良方》。马龙伯方。屡用效佳。

17. 当归寄生丸

【组成】桑寄生 18 克,川续断 12 克,秦当归 15 克,制香附 9 克,生橘核 15 克,川楝子 4.5 克,云茯苓 12 克,云茯苓皮 9 克,小茴香 4.5 克,炙甘草 4.5 克,大豆蔻 4.5 克,藏红花 1 克。【制法】蜜丸。上药以 3 倍量共研细末,和匀,炼蜜为丸,如梧桐子大。贮瓶备用。【用法】口服。每次 9 克,每日 2 次,温开水送服。【功能】补益肝肾、理气化痰、散寒利湿、活血调经。【主治】慢性盆腔炎并右侧输卵管粘连、月经不调,尤以性交时腹痛最为苦恼。【附记】引自《名医治验良方》。马龙伯方。屡用效佳。

18. 双藤归芍丸

【组成】首乌藤 30 克,秦当归 15 克,杭白芍 24 克,丝瓜络 15 克,忍冬藤 15 克,辽细辛 9 克,朱茯神 30 克,熟酸枣仁 30 克,西秦芄 9 克,嫩桂枝 12 克,砂蔻仁 9 克,生橘核 30 克,川芎 9 克,六味面 30 克,川楝子 15 克,厚朴 9 克,川乌 9 克。【制法】蜜丸。上药共研细末,和匀,炼蜜为丸,如梧桐子大,阴干,朱砂为衣。贮瓶备用。【用法】口服。每次6克,每日1次,于临睡前白水送服。【功能】温经散寒、养血安神、活血通络、消炎散结。【主治】慢性盆腔炎。平素头晕、少腹有冷感、眠差梦多、易惊惧。【附记】引自《名医治验良方》。马龙伯方。屡用效佳。

19. 妇科七号片

【组成】柴胡25千克,黄芩18.75千克,败酱草50千克,赤芍18.75千克,生薏苡仁12.5千克,川楝子18.75千克。【制法】片剂。取生薏苡仁7.5千克(生薏苡仁全量的3/5)研成细粉;剩下生薏苡仁与其余诸药,加水煎煮3次(生黄芪要等水沸后加入),第一次加8倍水,煮沸1.5小时;第二次加6倍水,煮沸1小时;第三次加4倍水,煮沸1小时。全部滤液合并静置12小时以上,吸取上清液,浓缩至稠膏状,以薏苡仁米面垫盘,烘干,再研细粉,加入干膏细粉重量的20%饴糖搅拌均匀(饴糖要用约等量的70%乙醇稀释后搅匀),烘干后粉成细面,以85%乙醇适量(约干粉的28%)做湿润剂做成软材,制成颗粒,自然干燥后,整粒,加入0.5%硬脂酸镁(做润滑剂)和匀,压片,每片重0.5克。贮瓶备用。【用法】口服。每次5~10片,每日2次,温开水送服。【功能】清热凉血、解郁消炎。【主治】盆腔炎、附件炎。【附记】引自曹春林《中药制剂汇编》。屡用效佳。

20. 坤 蜜 片

【组成】海藻12千克,败酱草10千克,车前子5千克,当归3千克,川芎3千克,丹参3千克,红花3千克,柴胡3千克,炮姜3千克,桃仁3千克,香附(细粉)3千克,赤芍(细粉)3千克,砂糖1千克,硬脂酸镁(按颗粒重1%)。【制法】片剂。取当归、川芎粗粉碎,加75%乙醇,按渗滤法提取,回收乙醇后备用。将上述当归和川芎药渣和其他各药共同煮提3次,合并煎液,浓缩至1∶1浓度,加 1.3 倍 95％乙醇,放置过夜,减压回收乙醇,和上列醇浸膏合并,浓缩成稠膏,趁热加蔗糖,使溶化,再与赤芍、香附细粉混合,制成软材,制成小块,烘干,粉碎,用 90％乙醇制粒,晾干,整粒,加硬脂酸镁,混匀,压片,每片重 0.3 克。贮瓶备用。【用法】口服。每次 2～4 片,每日 3 次,温开水送服。【功能】活血散瘀消炎。【主治】慢性盆腔炎。【附记】引自首都医科大学附属北京友谊医院《制剂手册》。屡用效佳。

21. 解毒利湿膏

【组成】金银花 300 克,连翘 200 克,红藤 300 克,败酱草 150克,蒲公英 300 克,紫花地丁 300 克,茵陈 200 克,延胡索 150 克,生蒲黄 150 克,香附 100 克,椿根皮 200 克,琥珀粉 20 克,生鳖甲300 克,玄参 150 克,生甘草 50 克。【制法】膏滋。上药除琥珀外,余药加水煎煮 3 次,滤汁去渣,合并滤液,加热浓缩为清膏后,加入琥珀粉调匀,再加白砂糖 300 克,收膏即成。贮瓶备用。【用法】口服。每次 15～30 克,每日 2 次,温开水调服。【功能】清热解毒利湿、理气活血养阴。【主治】慢性盆腔炎(湿热蕴结型)。多表现为少腹隐痛、低热起伏、带多秽臭、色黄等症。【加减】如带下量多、色黄黏稠者。加土茯苓 150 克,茯苓 200 克,萆薢 200 克;如尿痛不畅、小便短赤者,加金钱草 300 克,滑石 200 克,瞿麦 150 克;如腹痛胀痛明显者,加枳实 100 克,大腹皮 150 克。【附记】引自汪文娟、庄燕鸿、陈保华《中医膏方指南》。屡用效佳。

22. 化瘀止痛膏

【组成】桃仁 200 克,红花 100 克,当归 150 克,川芎 60 克,赤芍 150 克,丹参 300 克,生地黄 200 克,乳香 60 克,没药 60 克,柴胡 100 克,青皮 90 克,陈皮 60 克,川楝子 200 克,延胡索 150 克,甘草 30 克,蜂蜜 300 克。【制法】膏滋。上药加水煎煮 3 次,滤汁去渣,合并滤液,加热浓缩为清膏,再加蜂蜜 300 克,收膏即成。贮瓶备用。【用法】口服。每次 15～30 克,每日 2 次,温开水调服。【功能】活血化瘀、理气止痛。【主治】慢性盆腔炎(气滞血瘀型)。多表现为少腹刺痛、胀痛拒按、性交痛、白带增多,月经失调等。【加减】如带下量多、色黄者,加墓回头 150 克,白芷 100 克,白术 150 克;如腹部有包块、刺痛者,加三棱 150 克,莪术 150 克,穿山甲(代)100 克;如乳房胀满疼痛者,加八月札 100 克,娑罗子 100 克。【附记】引自汪文娟、庄燕鸿、陈保华《中医膏方指南》。屡用效佳。

23. 补益肝肾膏

【组成】熟地黄 200 克,怀山药 300 克,山茱萸 150 克。菟丝子 150 克,杜仲 100 克,茯苓 300 克,丹参 200 克,当归 100 克,川芎 30 克,白芍 150 克,枸杞子 150 克,龟甲胶 250 克。【制法】膏滋。上药除龟甲胶外,余药加水煎煮 3 次,滤汁去渣,合并滤液,加热浓缩为清膏,再将龟甲胶加适量黄酒浸泡后隔水炖烊,冲入清膏和匀,然后加蜂蜜 300 克收膏即成。贮瓶备用。【用法】口服。每次 15～30 克,每日 2 次,温开水调服。【功能】补益肝肾。【主治】慢性盆腔炎(肝肾不足型)。多表现为少腹酸痛、腰膝酸软、带多质稀等。【加减】如带下量多、色白者,加鸡冠花 150 克,芡实 200 克,白果 150 克;如腹痛绵绵、喜按者,加延胡索 100 克,徐长卿 150 克,鸡血藤 300 克;如腹部有包块,胀痛明显者,加三棱 150 克,莪术 150 克。【附记】引自汪文娟、庄燕鸿、陈保华《中医膏方指南》。屡用效佳。在内治同时,若能配合中药保留灌肠,特别是盆腔有包块者,更应内外并治,才能达到事半功倍的功效。同时还要注意:①要注意外阴部的卫生。②禁止经期同房。③注意适当休息、避免过度劳累。

24. 消 化 膏

【组成】炒干姜 30 克,红花 24 克,肉桂 15 克,白芥子 18 克,麻黄 21 克,胆南星 18 克,生半夏 21 克,生附子 21 克,红娘子 3 克,红芽大戟 3 克,香油 2500 毫升,樟丹 240 克,麝香 4 克,藤黄面 30 克。【制法】膏药。先将前十味药用香油炸枯,滤油去渣,然后按 500 克药油兑入樟丹 240 克,即成膏油,再按每 750 毫升膏油兑入麝香 4 克,藤黄面 30 克搅匀,摊成膏药。大膏药每张重 6 克,小膏药每张重 3 克,收贮备用。【用法】外用。单用本膏外敷治疗。以下腹部疼痛为主者,用小膏药微火温化后,外贴归来、水道穴,两侧交替使用;以腰痛为主者,外贴命门、肾俞、气海俞、阳关穴;以腰骶坠痛为主者,外贴关元俞、膀胱俞、上髎、次髎穴;有炎性包块者,用大膏药贴敷局部皮肤上。在夏季,一般每 12 小时换药 1 次,冬季每 2 天换药 1 次。12 次为 1 个疗程。月经期停用。【功能】温经散寒、化痰消瘀、攻坚散结、通络止痛。【主治】慢性盆腔炎。【附记】引自程爵棠《百病中医膏散疗法》。刘琨方。治疗 301 例,近期治愈 81 例,显效 130 例,好转 71 例,无效 16 例。总有效率为 93.68%。追访 1 年,本膏药止痛效果显著。大部分病例平均用药 10 天左右,下腹部疼痛、腰痛即明显好转。43 例炎性包块者,治疗后,18 例完全消失,25 例明显缩小;继发性不孕 50 例,治疗后 16 例妊娠。原发性不孕 11 例,4 例妊娠。月经周期紊乱 78 例,治疗后 49 例恢复正常。127 例白细胞数异常,49 例分类异常者,治疗后分别有 123 例、43 例恢复正常。

25. 阿魏化痞膏

【组成】阿魏 10 克,苏合香 10 克,羌活 3 克,独活 3 克,玄参 3 克,肉桂 3 克,木鳖子(去皮)10 克,赤芍 3 克,大黄 3 克,白芷 3 克,天麻 3 克,红花 3 克,朴硝 3 克,血余 30 克,没药 3 克,生地黄 3 克,穿山甲(代)3 克,麝香 1 克,麻油 1200 毫升,黄丹 12 克。【制法】膏药。上药除麝香(研细,待膏熬成兑入)外,将其余药入麻油内浸泡一昼夜,放入铁锅内用文火熬至药枯,滤油去渣。再称准净药油(按一丹二油之比)下丹,用槐枝(鲜)搅拌,以滴水成珠为度,放入水内 24 小时去火毒后,方可应用。【用法】外用。将膏药放入温水内待其软化后,摊于棉布上,外贴敷患处。每隔 2～3 天换药 1 次。【功能】化坚破瘀、消化肿块。【主治】血瘀癥瘕、肿块。可用于慢性盆腔炎包块、子宫肌瘤等。【附记】引自《中国当代中医名人志》。李迁来家传秘方。屡用特效。

26. 盆腔炎膏

【组成】当归 500 克,白芍 500 克,红花 500 克,生地黄 240 克,益母草 240 克,川芎 120 克,牛膝 120 克,丹参 120 克,桂枝 120 克,黄柏 120 克,黄芩 120 克,刘寄奴 120 克,蒲黄 120 克,桃仁 120 克,郁金 90 克,艾叶 90 克,乳香 90 克,没药 90 克,血竭 90 克,冰片 9 克,香油 5 千克,红丹 3.5 千克。【制法】膏药。上药除乳香、没药、血竭、冰片、红丹外,其余药物均放入香油内浸泡 2 小时,置文火煎熬,炸枯后,滤油去渣,再加入研细的乳香、没药、血竭、冰片和匀,再炼至滴水成珠时,加入红丹,搅匀,摊膏备用。【用法】外用。用时将膏药温热化开后,令患者平卧,以净温水擦净小腹部,先涂香油,再将膏药趁热贴敷小腹部(以不烫伤皮肤为原则),凉后再换热膏药,反复 4 次(约 1 小时),热敷后再换 1 张膏药留贴腹部。每日 1 次,10 次为 1 个疗程。【功能】活血散瘀、消炎止痛。【主治】盆腔炎。【附记】引自程爵棠《百病中医膏散疗法》。秦继章方。临床屡用,效果甚佳。

27. 败酱口服液

【组成】败酱草 30 克,丹参 20 克,赤芍 12 克,木香 10 克,夏枯草 30 克,薏苡仁 30 克,延胡索 12 克。【制法】浓缩液。上药加水煎煮 3 次,滤汁去渣,合并滤液,加热浓缩成口服液,约至 500 毫升即可。贮瓶备用。【用法】口服。每次 50 毫升,每日 2 次。15 次为 1 个疗程。【功能】清热解毒、活血化瘀、行气利湿。【主治】子宫肌炎、子宫内膜炎、输卵管炎等盆腔炎症。【附记】引自胡熙明《中国中医秘方大全》。董世华方。治疗50例,痊愈15例,好转33例,无效2例。总有效率为96%。月经期停服本方,则改用生化汤(当归、川芎、桃仁、炮姜、甘草)。

28. 沙蒿子散

【组成】沙蒿子60克,蒲公英30克,夏枯草15克,透骨草15克,川楝子15克,赤芍12克,三棱10克,莪术10克,乳香10克,没药10克,红花10克,炙白芷10克,土鳖虫10克。【制法】散剂。上药共研极细末,和匀,贮瓶备用。【用法】外用。用时取此散15～30克,以冷开水调和成糊状,外敷于下腹部,约3小时,如变干,取下再调再敷,可反复使用。每日换药1次,直至痊愈为止。10天为1个疗程。【功能】活血化瘀、清热化痰、理气止痛、软坚散结。【主治】慢性盆腔炎。【加减】如有寒象者,去蒲公英,加桂枝10克,小茴香9克。同时配用内服方:败酱草15克,红藤15克,黄芪15克,丹参15克,赤芍15克,延胡索10克,紫花地丁10克,土茯苓10克,香附9克,当归12克。每日1剂,水煎服。加减:热重者,加蒲公英;气滞血瘀重者,加红花、桃仁、川楝子;湿热重者,加黄柏、薏苡仁;有包块者,加海藻、夏枯草;冷痛者,去紫花地丁、红藤,加桂枝、乌药。【附记】引自《集验中成药》。王艳兰方。治疗52例,经内外并治后,结果:痊愈18例,显效22例,好转12例。总有效率达100%。

29. 蒲归丹参散

【组成】蒲公英20克,延胡索20克,败酱草20克,黄柏20克,刘寄奴20克,威灵仙20克,千年健15克,艾叶15克,透骨草15克,赤芍15克,独活15克,川芎15克,红花15克,当归15克,乳香15克,没药12克,白芷12克,姜黄12克,血竭12克,丹参30克。【制法】散剂。将上药加工成粗粉,喷湿后装入布袋(布袋由纱布缝成20厘米×12厘米长方形,一边封口,一边约可收缩拉紧的开口),隔水蒸 20 分钟即可。备用。【用法】外用。取上药袋,趁热外敷腹部(脐以下至耻骨联合之间腹部为宜)。须注意温度,以免烫伤,若烫可在药袋下加一棉布,尽量让药袋直接接触腹部,以利药物渗透于腹肌,当药袋温度不够时,可加热水袋,使热敷时间延长,增加疗效。药袋凉后取下,置于阴凉或冰箱冷藏,第二天再用。1 剂中药可连用 7 天,每日 1～2 次,每次 30～60 分钟。14 天为 1 个疗程。经期停用。【功能】清热解毒、行气活血、祛瘀止痛。【主治】慢性盆腔炎。【附记】引自《集验中成药》。赵莅明方。治疗 30 例,其中附件炎 9 例,附件炎性包块 2 例,子宫内膜炎 19 例;年龄 27－43 岁。结果:治愈 12 例,好转 16 例,无效 2 例。总有效率为 93.33%。治疗期间忌辛辣燥热及肥甘厚味食品,饮食清淡,注意个人卫生,避免性生活不节、不洁,劳逸结合,保持心情舒畅。

30. 五 藤 散

【组成】金银花藤 30 克,红藤 30 克,鸡血藤 30 克,鸡矢藤 30 克,安痛藤 30 克,透骨草 30 克,败酱草 30 克,蒲公英 30 克,乳香 10 克,没药 10 克,水蛭 10 克。【制法】散剂。上药共研为末,和匀,装入布袋,封口,冷水浸泡,以湿透为度,备用。【用法】外用。将上药袋隔水蒸 30 分钟,外敷患处,每日 1 次,1 剂药可连用 7 天。14 天为 1 个疗程。【功能】活血理气、软坚散结。【主治】慢性盆腔炎。【附记】引自《集验中成药》。郑纯方。治疗 226 例,痊愈 78 例,显效 76 例,有效 60 例,无效 12 例。总有效率为 94.7%。

31. 蒲酱口服液

【组成】败酱草 50 克,蒲公英 25 克,连翘 25 克,白芍 25 克,紫花地丁 15 克,赤芍 15 克,香附 15 克,鸡血藤 35 克,丹参 20 克,木香 5 克。【制法】浓缩液。上药加水煎煮 3 次,滤汁去渣,合并滤液,加热浓缩成口服液。每毫升含生药 2 克。贮瓶备用。【用法】口服。每次 20 毫升,每日 2 次。15 天为 1 个疗程。【功能】清热

解毒、活血化瘀。【主治】盆腔炎(瘀热蕴结型)。【加减】若夹热或
白细胞偏高者,加牡丹皮 25 克,山栀子 20 克,川黄柏 15 克;兼湿
热者,加苍术 15 克,龙胆 30 克;痛甚者,加延胡索 15 克,五灵脂
15 克;有炎性包块者,加三棱 15 克,莪术 15 克,皂角刺 10 克。
【附记】引自《集验百病良方》。临床屡用,常获卓效。

32. 苓桂茴香散

【组成】桂枝 6 克,云茯苓 12 克,赤芍 12 克,桃仁 9 克,牡丹皮
9 克,香附 9 克,炒小茴香 6 克,丹参 24 克。【制法】散剂。上药共
研极细末,和匀,贮瓶备用。【用法】口服。每次 9 克,每日 3 次,温
开水冲服,加酒少许为引。【功能】温经散寒、理气化瘀。【主治】盆
腔炎(寒凝血瘀型)。症见小腹胀痛、有冷感、腰骶酸痛、经行后期、
量少有块、保温则舒、白带多而清稀、舌淡有瘀斑、苔白腻、脉沉迟。
【附记】引自《集验中成药》。屡用效佳。

33. 理 冲 散

【组成】生黄芪 15 克,党参 15 克,白术 15 克,知母 20 克,生山
药 15 克,天花粉 20 克,三棱 15 克,莪术 20~40 克(一般用 15
克),生鸡内金 15 克。【制法】散剂。上药共研极细末,和匀,贮瓶
备用。【用法】口服。每次 9 克,每日 2 次,温开水冲服。【功能】益
气扶正、活血化瘀。【主治】慢性盆腔炎(盆腔结缔组织炎和输卵管
卵巢炎)。【加减】腹痛畏寒者,加干姜 10 克,桂枝 10 克;胸胁少腹
胀痛者,加延胡索 15 克,郁金 20 克;腹泻者,去知母,加白芍 20
克;发热、带多,色黄发臭者,加白蔹 50 克,败酱草 50 克;病程长有
包块坚硬者,加土鳖虫 2.5 克,水蛭 2.5 克;内热口干者,加生地黄
25 克,天冬 25 克。【附记】引自《名医治验良方》。王耀庭方。观
察治疗 51 例,治愈 18 例,显效 20 例,好转 11 例,无效 2 例。总有
效率为 96.08%。

34. 加味六妙丸

【组成】黄柏 12 克,苍术 12 克,生薏苡仁米 30 克,香附 12 克,红藤 30 克,败酱草 30 克,白芍 20 克,甘草 8 克。【制法】水丸。上药共研细末,和匀,水泛为丸,如梧桐子大。贮瓶备用。【用法】口服。每次 9 克,每日 2～3 次,温开水送服。【功能】清热燥湿、活血清滞。【主治】慢性盆腔炎。【附记】引自《程氏医学笔记》。屡用效佳。用本方随症加减,对于治疗输卵管炎、子宫内膜炎、急慢性宫颈炎等妇科疾病,临床实践证明,也均能收到较好的疗效。

35. 新定斑龙丸

【组成】鹿角霜 9 克,补骨脂 9 克,桑螵蛸 9 克,锁阳 9 克,龙骨 9 克,砂仁末 3 克,熟地黄 20 克,茯神 9 克,山茱萸 9 克,菟丝子 9 克,炒白芍 6 克,煅牡蛎 30 克。【制法】水丸。上药共研细末,和匀,水泛为丸,如梧桐子大,晒干,贮瓶备用。【用法】口服。每次 9 克,每日 2 次,温开水送服。半个月为 1 个疗程。【功能】温煦督带。【主治】附件炎。【附记】引自《名医治验良方》。徐荣斋方。屡用效佳。

36. 银归口服液

【组成】金银花 30 克,连翘 15 克,蒲公英 15 克,当归 9 克,川芎 6 克,赤芍 12 克,香附 12 克,牡丹皮 12 克,柴胡 9 克,黄芩 12 克,丹参 30 克,紫花地丁 15 克,甘草 4.5 克。【制法】浓缩液。上药加水煎煮 3 次,滤汁去渣,合并滤液,加热浓缩成口服液。每毫升内含生药 2 克。贮瓶备用。【用法】口服。每次 20～30 毫升,每日 2 次。【功能】清热解毒、凉血化瘀。【主治】急性或亚急性盆腔炎(热毒壅盛型)。症见发热恶寒、腹痛拒按、带下色黄质稠、口干苦、尿黄、舌红苔白、脉弦数有力。【加减】若恶风发热者,加荆芥 4.5 克,防风 4.5 克,薄荷 9 克;腹痛者,加延胡索 9 克,制乳香 6

克,制没药 6 克,炒五灵脂 9 克,炒蒲黄 9 克;腹胀者,加川厚朴 9
克,青皮 9 克,乌药 6 克,香附 12 克,木香 6 克;有包块者,加三棱 9
克,莪术 9 克,鸡内金 25 克,山楂核 15 克;脓形成者,加败酱草 12
克,瓜蒌 12 克,野菊花 15 克,薏苡仁 30 克,冬瓜仁 12 克;大便干
者,加酒大黄 6 克,芒硝 6 克。【附记】引自《程氏医学笔记》。贾东
鲁方。屡用效佳。

37. 莪　棱　散

【组成】三棱 15 克,莪术 15 克,知母 15 克,山药 30 克,天花粉
20 克,鸡内金 9 克,鸡血藤 50 克。【制法】散剂。上药共研极细
末,和匀,贮瓶备用。【用法】口服。每次 9 克,每日 2 次,温开水冲
服。或水煎服。【功能】养血扶正、破瘀消癥。【主治】慢性盆腔炎。
【加减】湿热甚者,加黄柏 20 克,连翘 20 克,金银花 40 克;血瘀兼
寒者,加党参 25 克,黄芪 25 克,肉桂 15 克,白术 20 克。【附记】引
自《程氏医学笔记》。杨锦瑞方。用本方治疗 135 例,痊愈 86 例,
有效 45 例,无效 4 例。笔者应用,用治慢性盆腔炎有包块者,常依
本方加土鳖虫 15 克,如上法散剂用之,治疗 30 例,痊愈 15 例,显
效 10 例,有效 3 例,无效 2 例。证明效果尚属满意。

38. 盆腔清口服液

【组成】蒲公英 15 克,金银花 25 克,生地黄 15 克,紫花地丁
15 克,赤芍 12 克,川芎 6 克,栀子 6 克,青皮 6 克,枳壳 6 克,没药
6 克,白芷 6 克,当归 10 克,牛膝 10 克,黄芩 10 克,橘核 10 克,贝
母 10 克,黄连 5 克。【制法】浓缩液。上药加水煎煮 3 次。滤汁去
渣,合并滤液,加热浓缩成口服液。每毫升内含生药 2 克。贮瓶备
用。【用法】口服。每次 20 毫升,每日 2 次。10 天为 1 个疗程。
只要方症相符,就要守方迭进,不可中断,直至治愈方止。【功能】
清热解毒、凉血活血、燥湿化痰、理气散结。【主治】急、慢性盆腔
炎。【加减】头痛、发热者,加荆芥 10 克,并加重金银花、黄芩之用

量;兼尿痛、尿频者,加瞿麦 15 克,萹蓄 15 克;白带多者,酌加苍术
10 克,白术 10 克,黄柏 6 克,龙骨 20 克,牡蛎 20 克,山药 20 克;兼
阴道不规则出血者,加荆芥炭 10 克,侧柏炭 10 克,地榆炭 15 克;
下腹坠痛,有包块或条索状物者,加大黄 5 克,牡丹皮 10 克,桃仁
10 克,冬瓜仁 20 克。【附记】引自《集验中成药》。黎思方方。临
床应用 30 年,治验甚多,疗效满意。

39. 伏 龙 肝 散

【组成】灶心土 30 克,炙甘草 15 克,赤石脂 30 克,川芎 23 克,
桂心 15 克,当归 23 克,熟地黄 60 克,艾叶 60 克,麦冬(去心,焙)
45 克,干姜 23 克。【制法】散剂。上药共研为末,和匀,贮瓶备用。
【用法】口服。每次 12 克,用水 180 毫升,加大枣 3 枚,煎至 110 毫
升,去渣温服。不拘时候。【功能】暖宫散寒、活血养阴。【主治】慢
性盆腔炎(气血虚劳、冲任不足型)。症见崩漏下血、带下五色、经
久不止、黄瘦口干、饮食减少、四肢无力、虚烦惊悸。【附记】引自宋
代《太平圣惠方》。屡用神效。

40. 消积通经丸

【组成】南香附(醋炒)300 克,艾叶(醋炒)60 克,当归 60 克,川
芎 30 克,赤芍 30 克,生地黄 60 克,桃仁 30 克,红花 30 克,三棱
(醋炒)30 克,莪术(醋炒)30 克,干漆(炒)30 克。【制法】糊丸。上
药共研细末,和匀,醋糊为丸,如梧桐子大。贮瓶备用。【用法】口
服。每次 80 丸,临卧时用淡盐汤送服。【功能】行气解郁、破血通
经。【主治】妇女气滞血瘀、腹有血瘕、脐下胀痛。可用于慢性盆腔
炎有包块者。【附记】引自明代龚廷贤《寿世保元》。屡用神效。

41. 内 灸 丸

【组成】艾叶(用糯米汤浆过焙干,再用米醋拌,炒香)250 克,
炮附子 60 克,当归(酒浸)60 克,白芍 30 克,海螵蛸 30 克,炒丁香

15 克。【制法】糊丸。上药共研细末,和匀,米醋米糊为丸,如梧桐子大。贮瓶备用。【用法】口服。每次 6 克,每日 2 次,空腹时用米汤或醋汤送服。【功能】补暖血海。【主治】白带过多、小腹冷痛。可用于慢性盆腔炎。【附记】引自清代《杨氏家藏方》。屡用颇效。

42. 续 断 散

【组成】川续断、侧柏叶、川芎、禹余粮(醋淬)、炒艾叶(炙)、阿胶、赤石脂、煅牡蛎、生地黄、当归、丹参、鹿茸、醋炙鳖甲、炮山甲(代)、地榆各 60 克。【制法】散剂。上药共研极细末,和匀,贮瓶备用。【用法】口服。每次 6 克,每日 2 次,以米汤或温酒调服。【功能】补肾固涩、温胞止带。【主治】妇女腹部疼痛、带下色白量多、腰膝冷痛。可用于肾阳亏虚型慢性盆腔炎。【附记】引自宋代《圣济总录》。屡用神效。

43. 大 灵 丹

【组成】当归身 120 克,人参 120 克,阿胶 90 克,川芎 54 克,牡蛎 54 克,天麻 54 克,生地黄 60 克,牡丹皮 60 克,川续断 60 克,何首乌(九蒸,九晒)60 克,黑山栀子 60 克,甘草 24 克。【制法】蜜丸。上药共研细末,和匀,炼蜜为丸,如梧桐子大。贮瓶备用。【用法】口服。每次 9 克,每日 2 次,空腹时温开水送服。【功能】补肝肾、清虚热、散风湿、止带下。【主治】慢性盆腔炎(阴虚内热型)。妇女赤白带下。【附记】引自元代《丹台玉案》。屡用颇验。

44. 水陆二仙丸

【组成】巴戟天、肉桂、没药、胡芦巴、琥珀、茴香、川杜仲、川萆薢、黑牵牛子、补骨脂各 30 克。【制法】糊丸。上药共研细末,和匀,以酒糊为丸,如梧桐子大。贮瓶备用。【用法】口服。每次 9 克,每日 2 次,温酒送服。【功能】温肾益肾、引火归元。【主治】妇女肾水不足、相火内动之赤白带下、小腹冷痛、腰膝酸软。可用于慢性盆腔炎。【附记】引自《中国医学大辞典》。屡用效佳。

45. 保 元 丹

【组成】黄芪 3 克,白茯苓 3 克,山药 3 克,独活 3 克,莲子心 3 克,石斛 2.1 克,巴戟天 6 克,人参 6 克,当归身 6 克,骨碎补 6 克,升麻 2.1 克,龙眼肉 9 克,贯众 9 克,黄柏(酒炒)2.4 克,生甘草 0.9 克,杜仲(用小茴香、盐、醋制成汤,浸,炒)4.5 克,丹参 6 克。【制法】散剂。上药共研极细末,和匀,贮瓶备用。【用法】口服。每次 6 克,每日 2 次,温开水冲服(空腹温服),白酒少许为引。【功能】生血固真、补心益肾。【主治】慢性盆腔炎(肾阳亏虚型)。妇女带下、腹痛。【加减】潮热者,加柴胡 2.4 克,黄芩(酒炒)3 克;带下甚者,加荆芥 3 克,黄连(酒炒)2.1 克,地榆 2.1 克;五心烦热而口舌干者,加知母 3 克,麦冬 3 克,地骨皮 2.4 克。【附记】引自《集验中成药》。屡用效佳。

46. 白芍二皮散

【组成】杭白芍 18 克,醋柴胡 6 克,当归身 6 克,艾叶 6 克,盐橘核 6 克,盐荔枝核 6 克,川楝子 9 克,香附 9 克,延胡索 9 克,青皮 9 克,陈皮 9 克,小茴香 3 克。【制法】散剂。上药共研极细末,和匀,贮瓶备用。【用法】口服。每次 6～9 克,每日 2 次,水、酒各半冲服。【功能】疏肝理气、养血活血、温暖下元。【主治】慢性附件炎、盆腔炎。症见下腹痛、腰酸、带下增多。【附记】引自《集验中成药》。屡用效佳。

47. 蒿蒲口服液

【组成】青蒿(后下)12 克,牡丹皮 12 克,黄柏 12 克,蒲公英 30 克,白薇 20 克,丹参 20 克,连翘 20 克,赤芍 15 克,桃仁 15 克,青皮 10 克,川楝子 10 克。【制法】浓缩液。上药加水煎煮 3 次,滤汁去渣,合并滤液,加热浓缩成口服液。每毫升内含生药 2 克。贮瓶备用。【用法】口服。每次 20～30 毫升,每日 2 次。7 天为 1 个疗程。【功能】清热解毒、利气化瘀。【主治】急性盆腔炎。症见壮热恶寒、小腹灼热、腹痛拒按、尿黄便秘、带下增多、色黄质稠而臭秽。【加减】大便秘结不通者,加大黄(研末兑入)12 克;恶心呕吐不欲食者,加鲜竹茹 15 克,藿香 10 克;小便刺痛者,加六一散(兑入)20克。必要时,热毒甚者,尤宜加败酱草 30 克。【附记】引自《名医治验良方》。罗元恺方。屡用效佳。罗氏认为,盆腔炎的治疗大法是行气活血化瘀,而活血化瘀药物的选择,则应因症、因人而异。一般来说,热毒盛时,应着重清热解毒,药物宜用青蒿、黄柏、连翘等清热解毒之品,并宜选用蒲公英、败酱草等既能解毒又能消除痈肿、凉血化瘀之品,而且用量宜稍重。此乃罗氏用药之心得,临床之宝贵经验也。

48. 柴枳败酱散

【组成】柴胡 9 克,枳实 9 克,赤芍 15 克,白芍 15 克,甘草 6克,丹参 15 克,牛膝 9 克,三棱 12 克,莪术 12 克,红藤 15 克,败酱草 30 克,香附 12 克,大黄 9 克。【制法】散剂。上药共研极细末,和匀,贮瓶备用。【用法】口服。每次 9 克,每日 2～3 次,温开水冲服。【功能】清热凉血、行瘀镇痛。【主治】盆腔炎(瘀热内结型)。症见小腹疼痛、黄白带下等症。【加减】若患者系急性发作,当配伍五味清毒饮或选加大、小承气汤等;若头癥瘕久不化者,配加土鳖虫 9 克,鳖甲 15 克;黄白带下有气味者,可选加黄柏 9 克,蒲公英30 克,薏苡仁 30 克;经行腹痛拒按者,加蒲黄 9 克,五灵脂 12 克;经期延长者,加蒲黄炭 9 克,茜草 9 克,炒贯众 15～30 克;气虚者,加党参 15 克,白术 9 克。【附记】引自《名医治验良方》。刘云鹏方。屡用效佳。

49. 盆腔消炎膏

【组成】当归 500 克,白芍 500 克,红花 500 克,生地黄 240 克,

益母草 240 克，川芎 120 克，牛膝 120 克，丹参 120 克，桂枝 120
克，黄柏 120 克，黄芩 120 克，刘寄奴 120 克，蒲黄 120 克，桃仁 120
克，郁金 90 克，艾叶 90 克，乳香 90 克，没药 90 克，血竭 90 克，冰
片 9 克，香油 5000 毫升，红丹 2100 克。【制法】膏药。上药除乳
香、没药、血竭、冰片、红丹外，其余药物放入香油内浸泡 2 小时，置
火上煎熬，炸枯后，滤油去渣，再加入乳香、没药、血竭、冰片（均为
细末），搅匀，熔化再滤在锅内煎熬，待滴水成珠后，再加入红丹，边
加边搅拌均匀，收膏即可。收贮备用。【用法】外用。用时每取本
膏适量加温化开，分作 2 饼。摊于布上，令患者平卧，用温水擦净
肚脐和小腹部或少腹部痛侧，先涂香油或风油精，把膏药趁热贴敷
肚脐上和小腹部或少腹部痛侧上（以不烫伤皮肤为原则），反复 4
次（约 1 小时）热敷后再留贴上述部位。每日 1 次，10 次为 1 个疗
程，至治愈为度。【功能】凉血解毒、活血化瘀、温通消癥。【主治】
急、慢性盆腔炎。【附记】引自程爵棠《百病中医鼻脐疗法》。佚人
验方。临床验证，若能坚持用药，多获良效。

50. 八味消炎膏

【组成】大黄 50 克，黄柏 50 克，侧柏叶 50 克，生地榆 50 克，泽
兰 30 克，薄荷 30 克，金银花 40 克，蒲公英 40 克。【制法】药膏。
上药共研细末，和匀，以炼蜜调和成膏状，备用。【用法】外用。用
时取此膏适量，分作 2 饼，一饼贴脐中，一饼贴下腹部或少腹部痛
侧。外以纱布覆盖，胶布固定。每日换药 1 次，直至治愈为止。
【功能】清热解毒、凉血活血、清利湿热。【主治】急性盆腔炎局部发
热较甚者。【附记】引自程爵棠《百病中医鼻脐疗法》。笔者经验
方。屡用皆效，久用效佳。若能配合内服汤剂，可缩短疗程，提高
疗效。

51. 消 癥 膏

【组成】炒干姜 20 克，川红花 20 克，肉桂 18 克，白芥子 18 克，

胆南星 18 克,三棱 18 克,莪术 18 克,乳香 18 克,没药 18 克,生半夏 20 克,生附子 20 克,红娘子 3 克,红芽大戟 3 克,藤黄面 20 克,川黄柏 20 克,麝香 4.5 克。【制法】药膏。先将前十五味药共研细末,再入麝香同研,和匀,贮瓶备用,勿令泄气。【用法】外用。用时取上药粉 15~20 克,以麻油或米醋调和成膏状,分作 2 饼。一饼贴脐中,一饼贴阿是穴(包块处),外以纱布覆盖,胶布固定。每日或隔日换药 1 次。12 次为 1 个疗程。逢经期时停用。【功能】温肾助阳、活血化瘀、散结消癥。【主治】慢性盆腔炎包块型。【附记】引自程爵棠《百病中医鼻脐疗法》。笔者家传秘方。屡用皆效,久用可获痊愈。

52. 火 通 药 散

【组成】千年健 90 克,钻地风 60 克,川续断 120 克,五加皮 120 克,桑寄生 190 克,川椒 60 克,白芷 90 克,透骨草 250 克,艾叶 250 克,羌活 90 克,独活 90 克,红花 90 克,赤芍 120 克,当归尾 120 克,防风 120 克,乳香 90 克,没药 90 克,丹参 90 克,桃仁 60 克。【制法】散剂。上药共研为末,和匀,贮瓶备用。【用法】外用。用时取上药末 500 克装入纱布袋,封袋口,浸湿,隔水蒸热 20~30 分钟,热敷下腹部 1 次,每次敷 3 分钟。药袋用后放通风处晾干,次日再用,一袋可用 10~15 天。月经期不敷。【功能】祛风除湿、活血化瘀、温经通络。【主治】慢性盆腔炎。【加减】有包块者,应配合内服药治之,可提高治疗效果。【附记】引自《名医治验良方》。李衡友方。屡用效佳。

53. 银 翘 口 服 液

【组成】金银花 24 克,连翘 24 克,丹参 24 克,蒲公英 15 克,土茯苓 15 克,赤芍 10 克,黄芩 10 克,丹参 10 克,车前子 10 克,败酱草 30 克,当归 12 克,甘草 3 克。【制法】浓缩液。上药加水煎煮 3 次,滤汁去渣,合并滤液,加热浓缩成口服液。每毫升内含生药 2

克。贮瓶备用。【用法】口服。每次 20～30 毫升,每日 2 次。【功能】清热解毒、化瘀利湿。【主治】急性盆腔炎(湿热瘀结型)。症见发热、恶寒、小腹胀痛、拒按、带下量多、色黄、质稠、呈脓样有臭气、舌质红苔稍黄或白腻,脉弦滑而数。【加减】兼表证者,加桂枝、防风、川羌各 10 克;大便干结者,加大黄、芒硝(为末兑入)各 10 克;下腹有包块而腹痛甚者,加乳香 10 克,三棱、莪术各 15 克;胃纳不佳者,加神曲、炒麦芽、炒山楂各 15 克;气血虚弱者,加黄芪 24 克,党参 10 克,熟地黄 20 克。【附记】引自《名医治验良方》。秦继章方。屡用效佳。

54. 促 孕 散

【组成】瞿麦 10 克,萹蓄 10 克,车前子 10 克,败酱草 10 克,草河车 10 克,冬葵子 10 克,马鞭草 10 克,萆薢 10 克,通草 3 克,延胡索 6 克,川楝子 6 克。【制法】散剂。上药共研极细末,和匀,贮瓶备用。【用法】口服。每次 9 克,每日 2 次,温开水冲服。经期 1～3 天服药,如有月经周期者,于 11～13 天再服 3 天;如无月经周期可再服 3 天。每个月服 6～9 天。妊娠后停服。【功能】清热解毒、行血利湿、消肿散结、理气促孕。【主治】盆腔炎。症见腹痛拒按、尿短灼痛,或胸闷腹胀、赤白带稠、气味臭秽、癥瘕痞块。【加减】若有低热、包块增厚者,加鳖甲 15 克,穿山甲(代)、青蒿、地骨皮各 10 克;若血瘀血经量少者,加牡丹皮、丹参、益母草、五灵脂、蒲黄各 10 克;若赤褐带下多者,加茜草、蒲黄炭各 6 克;若白带多者,加椿根白皮、鱼腥草各 10 克;若输卵管不通者,加王不留行、路路通、皂角刺、地龙、土鳖虫各 10 克;若盆腔脓肿或炎性包块疼痛者,加西黄丸 3 克(中成药),或活血消炎丸 1 袋(分 2 次服)。【附记】引自《名医治验良方》。赵松泉方。屡用效佳。

55. 银茵口服液

【组成】金银花 25 克,绵茵陈 25 克,丹参 25 克,蒲公英 30 克,车前草 30 克,败酱草 30 克,牡丹皮 12 克,黄柏 12 克,山栀子 10 克,乌药 15 克,桃仁 15 克,延胡索 15 克。【制法】浓缩液。上药加水煎煮 3 次,滤汁去渣,合并滤液,加热浓缩成口服液。每毫升内含生药 2 克。贮瓶备用。【用法】口服。每次 20～30 毫升,每日 2 次。【功能】清热化湿、活血凉血、行气止痛。【主治】急性盆腔炎,往往突然发病。症见发热、恶寒或寒战、头重痛、下腹胀痛、拒按、按之有反跳痛、压痛点多在耻骨联合上缘、两侧,肠鸣者减弱或消失、腰胀坠痛、带下量增多、色黄、质稠有臭秽气。【加减】高热者,加青蒿(后下)12 克,白薇 30 克;有寒战者,再加防风 9 克;月经量多者,加益母草 30 克,蒲黄 9 克;化脓者,加冬瓜仁 30 克,生薏苡仁 30 克;大便干结者,加生地黄 20 克,大黄(后下)10 克;腹胀严重者,加广木香(后下)10 克,大腹皮 20 克;尿痛者,加滑石 25 克,甘草梢 6 克。【附记】引自《名医治验良方》。罗元恺方。屡用效佳。

56. 哈氏白矾丸

【组成】白矾 57 克,乳香 9 克,没药 9 克,蛇床子 4.5 克,钟乳石 13.5 克,雄黄 13.5 克,硼砂 1.2 克,硇砂 0.9 克,儿茶 10.5 克,血竭 7.5 克,樟丹 16.5 克,上梅片 10.5 克,黄柏 9 克,麝香 1.2 克。【制法】丸剂。以水两碗,煮白矾至沸,使略呈稠糊状,再入过 80 目细筛的乳香、没药、蛇床子、钟乳石、雄黄、硼砂、硇砂、儿茶、黄柏等药,并加水 3～5 匙,煮沸入樟丹、血竭细粉,复加水二匙,煮沸入麝香、冰片,搅拌制成直径 1.5 厘米、厚 2 厘米之药锭,备用。【用法】外用。用时取药锭,宫颈炎患者,可纳入阴道,贴在宫颈上,再以消毒的带线棉球固定之;盆腔炎患者则纳入左右穹隆部。每 2 天更换 1 次。如制成粉剂,用喷撒器将药直接喷撒宫颈及穹隆部效果尤佳。用药前先以温水坐浴。【功能】燥湿解毒、敛疮生肌。【主治】宫颈炎、盆腔炎。【附记】引自《名医治验良方》。哈荔田方。屡用效佳。

57. 透香开结散

【组成】透骨草 30 克，艾叶 30 克，香附 15 克，当归 15 克。【制法】散剂。上药共研极细末，和匀，贮瓶备用。【用法】外用。取上药末，加适量食醋调匀，放入砂锅内炒热，用布袋将药包裹，热敷小腹肿块处。每日 1～2 次。【功能】理气活血、破结消癥。【主治】慢性盆腔炎有包块者。【加减】以本方辅助汤剂以消癥积，内外并治，效果尤佳。【附记】引自《名医治验良方》。郑长松方。屡用效佳。盆腔炎早期失治，或治未痊愈而中止，均可迁延成为慢性。此类患者，多有癥积存在，治疗颇为棘手，绝非汤剂朝夕所能奏功。郑氏以内外治并用而取事半功倍之效。

(三)外阴白色病变

1. 消 斑 丸

【组成】黄芪 3 克，丹参 3 克，当归 3 克，白鲜皮 4 克，菟丝子 3 克，淫羊藿 3 克，蒺藜 3 克，木香 0.2 克。【制法】蜜丸。上药共研细末，和匀，炼蜜为丸，如梧桐子大。备用。【用法】口服。每次 9～15 克，每日 3 次，温开水送服。【功能】养血补肾、祛风止痒、清热利湿。【主治】硬化性萎缩性苔藓、外阴皮炎、不典型增生等。【加减】同时配用消斑膏外涂患部。【附记】引自胡熙明《中国中医秘方大全》。马苗娟方。治疗 82 例，痊愈 18 例，显效 40 例，好转 9 例。总有效率为 82%。

2. 消 斑 膏

【组成】①补骨脂 9 克，生狼毒 9 克，淫羊藿 9 克，白藓皮 6 克，蛇床子 15 克，徐长卿 15 克，薄荷 1 克。②即 1 号消斑膏去薄荷，加 0.1% 泼尼松粉拌匀而成。③即 1 号消斑膏去狼毒、薄荷，加白花蛇舌草30克,一枝黄花30克。④即1号消斑膏去薄荷,加丙酸睾酮,制成0.2%的霜剂。【锚法】药膏。方①用其乙醇浸出液,回收浓缩后制成霜剂。方②加泼尼松拌匀而成。方③按方①制法用乙醇浸液,浓缩而成。方④加丙酸睾酮,制成0.2%的霜剂。【用法】外用。随症选用,取少许涂擦于局部。每日1～2次。3个月为1个疗程。【功能】养血补肾、祛风止痒、清热利湿。【主治】硬化性萎缩性苔藓、外阴皮炎、不典型增生等(无溃破者用方①;用方①有过敏者用方②;局部有感染、溃破、皲裂者用方③;外阴萎缩或有粘连者用方④)。【加减】同时配合内服消斑丸(即上方)。【附记】引自胡熙明《中国中医秘方大全》。马苗娟方。多年应用,内外并治,效果甚佳。

3. 治 白 膏

【组成】①血竭40%,马齿苋20%,生蒲黄20%,樟丹10%,延胡索5%,枯矾5%。②血竭20%,生蒲黄50%,樟丹10%,蛤粉10%,白芷5%,铜绿5%。【制法】药膏。上列两方,各共研极细末,制成软膏,备用。【用法】外用。随症选用,外涂患处(局部),每日1次。【功能】活血化瘀、生新止痒。【主治】硬化性萎缩性苔藓、非特异性女阴炎、不典型增生、女阴神经性发炎、女外湿疹等(皮肤粗厚者用方①,皮肤黏膜菲薄者用方②)。【加减】同时配合内服方及外洗方。①内服方:丹参30克,当归15克,赤芍15克,紫苏15克,白芷15克,巴戟天15克,淫羊藿15克,鸡血藤45克,牡丹皮20克,桂枝15克。水煎服。功能温肾壮阳、活血化瘀、祛风止痒、温经通络。加减:少气无力、头晕自汗、局部萎缩明显者,加黄芪30克,陈皮10克;口干舌燥、手足心热者,加女贞子15克,墨旱莲15克,枸杞子15克;局部肥厚、角化较甚者,加三棱10克,莪术10克;阴痒甚、带下多者,加土茯苓15克,薏苡仁15克。②外洗方:马齿苋30克,艾叶10克,川椒10克,硼砂10克。水煎,外洗患处。每日1次。先外洗,后涂药。加减:阴痒甚,加生蒲黄15克,

当归 15 克。【附记】引自胡熙明《中国中医秘方大全》。山西省中
医研究所方。治疗 214 例,治愈 19 例,显效 57 例,好转 102 例。
总有效率为 83.2％。平均疗程约半年。

4. 双蜕一虫散

【组成】蛇蜕 250 克,蝉蜕 250 克,蜈蚣 25 克。【制法】散剂。
上药共研极细末,和匀,贮瓶备用。【用法】口服。每次 10 克,每日
2 次,晚用白开水送服。【功能】祛风止痒、灭蛊解毒。【主治】外阴
白斑。【附记】引自李文亮、齐强《千家妙方》。王乐善方。屡用效
佳。本病多因肾主二阴、肾阴不足、虚热内伤、复感风毒所致。用
本方多年治疗,疗效颇佳。

5. 青 黛 散

【组成】青黛 3 克,冰片 0.3 克,黄柏 3 克。【制法】散剂。先将
黄柏研为细末,与青黛、冰片共研极细末,和匀。贮瓶备用,勿令泄
气。【用法】外用。用时取此散适量。加油调搽患处。每日 2～3
次。【功能】清热、解毒、燥湿。【主治】婴儿湿疹、女阴白斑、皮肤湿
疹。【附记】引自《王渭川临床经验选》。王渭川方。屡用特效。

6. 外用白斑膏

【组成】枯矾 30 克,硼砂 0.3 克,槟榔 30 克,硇砂 0.3 克,雄黄
9 克,香油 80 毫升,冰片 1.5 克,凡士林 80 克。【制法】药膏。先
将上列固体药物研成细粉,过 120 目筛,和匀,再与香油研匀,再入
凡士林研匀,即得。香油与凡士林的用量比例,可根据需要稠度适
当调节而成。贮瓶备用。【用法】外用。用时取药膏适量,涂敷患
部,每日 1～2 次。【功能】燥湿、解毒、消斑。【主治】外阴白斑、皮
肤发白、肥厚粗糙及萎缩瘙痒等。【附记】引自曹春林《中药制剂汇
编》。屡用效佳。用此药涂搽后如有过敏反应,可用"外阴粉五
号":生蛤粉 20 克,生石膏 20 克,冰片 1 克。共研细末,过 120 目

筛,混匀。贮瓶备用,勿令泄气。外用。

7. 白 斑 散

【组成】荆芥 4 克,防风 2 克,蒺藜 4 克,百部 4 克,蛇床子 4 克,苦参 4 克,地肤子 2 克,白矾 1.2 克,硼砂 1.2 克,青矾 1.2 克。【制法】散剂。先将白矾、硼砂、青矾匀烘,余药干燥后,加入后三味药混合研成细粉,过 100 目筛,和匀,贮瓶备用。【用法】外用。用时每取此散少许,干撒患处。【功能】清热解毒、祛风杀虫、止痒。【主治】外阴湿疹、白斑。【附记】引自程爵棠《百病中医膏散疗法》。容佐朝方。屡用效佳。

8. 白 斑 膏

【组成】白斑散 100 克(见上方 7),凡士林 900 克,石蜡 20 毫升。【制法】药膏。先将凡士林热熔后,加入白斑散、石蜡油,搅拌均匀即成。收贮备用。【用法】外用。用时取此膏涂敷患处。【功能】清热解毒、祛风杀虫、止痒。【主治】外阴白斑、湿疹。【附记】引自《集验中成药》。宋钦兰方。屡用效佳。

9. 阴蚀黄连膏

【组成】乳香粉 50 克,青黛面 50 克,黄连膏 400 克。【制法】药膏。将上药混合均匀,调和成膏,收贮备用。【用法】外用。用时取药膏适量,外敷患处。【功能】清热解毒、生肌止痛。【主治】女阴溃疡(阴蚀)、过敏性阴茎部溃疡。【附记】引自北京中医医院《赵炳南临床经验集》。屡用效佳。

10. 收干生肌药粉

【组成】乳香面 50 克,没药面 50 克,琥珀面 10 克,血竭面 20 克,儿茶面 25 克,甘石面(水飞)35 克。【制法】散剂。上药混合均匀。贮瓶备用。【用法】外用。将上药薄敷于疮面,或制成药捻用。

【功能】收敛止痛、固皮生肌。【主治】烫灼伤、女阴溃疡（阴蚀）、小腿慢性溃疡（臁疮）、疮面脓毒已尽者均可用之。【附记】引自北京中医医院《赵炳南临床经验集》。屡用效佳。凡痈、疥疮面脓毒未净者慎用。

11. 水 火 丹

【组成】生石膏 500 克，熟石膏 500 克，冰片 25 克，黄连 100 克，黄丹适量。【制法】散剂。先将黄连用开水 3000 毫升，浸泡 3 天，再将生石膏、熟石膏共研细末后混匀，用黄连水飞后阴干，再加黄丹至桃红色为度，最后加入冰片粉共研细末，和匀。贮瓶备用，勿令泄气。【用法】外用。局部常规消毒，或用清热解毒的中药外洗后，将药粉直接撒在溃疡面上。每日 2 次。【功能】清热、收敛、生肌。【主治】急性女阴溃疡。【加减】同时，内服龙胆泻肝汤加牡丹皮、黄柏、蛇床子，溃疡面结痂用三妙散加鹤虱、苦参、蛇床子。每日用药渣水洗患处。【附记】引自胡熙明《中国中医秘方大全》。龚桂烈方。治疗 38 例女阴溃疡患者，全部治愈。治愈天数 6～24 天，平均 11 天。

12. 阴 疹 散

【组成】地锦草 100 克，地稔 100 克，川黄柏 50 克，生川大黄（焙黄）50 克，五倍子 50 克，雄黄 20 克，密陀僧 20 克，青黛 20 克，冰片 8 克，炉甘石 10 克，轻粉 10 克。【制法】散剂。上药共研极细末，过 120 目筛，和匀。贮瓶备用，勿令泄气。【用法】外用。用时取药末适量，加入蜂蜜调和成稀糊状，涂搽局部，每日 2～3 次，5 天为 1 个疗程。必要时包扎，直至痊愈为止。【功能】清热燥湿、敛疮生肌。【主治】外阴湿疹。【附记】引自《集验中成药》。屡用效佳。总有效率达 100％。

13. 元 明 散

【组成】玄明粉 100 克,雄黄 7 克。【制法】散剂。上药共研极细末,和匀,贮瓶备用。【用法】外用。将此散(全量)放入搪瓷盆内,加开水两大碗冲化后,趁热先熏后洗外阴 5 分钟左右。每日早、晚各 1 次。再用再烧开。【功能】清热解毒、消肿止痒。【主治】妇女外阴灼热或红肿,或有小丘疹、疖,或痛痒者。【附记】引自《中国当代中医名人志》。黄惠卿师传秘方,连用 3 天即愈,效佳。

14. 地菊口服液

【组成】枸杞子 25 克,菊花 25 克,生地黄 40 克,怀山药 20 克,山茱萸 20 克,川续断 20 克,泽泻 15 克,牡丹皮 15 克,云茯苓 15 克。【制法】浓缩液。上药加水煎煮 3 次,滤汁去渣,合并滤液,加热浓缩成口服液。每毫升内含生药 2 克。贮瓶备用。【用法】口服。每次 20 毫升,每日 2 次。15 天为 1 个疗程。【功能】滋补肝肾。【主治】外阴白色病变(肝肾阴虚型)。症见头目眩晕、视物昏花、枯涩眼睛、腰酸膝软、耳鸣、耳聋、自汗、盗汗、外阴皮肤变薄、干枯而糙、奇痒、容易裂开出血、灼痛、口干而渴、舌燥、苔薄而干、脉细数。【加减】若阴虚火旺潮热者,加延胡索 15 克,知母 20 克,黄柏 15 克。同时配用外洗方:淫羊藿 50 克,蒺藜 25 克,当归 25 克,川续断 25 克,白鲜皮 25 克,硼砂 15 克,白花蛇舌草 50 克,水煎。先熏后洗 10~20 分钟。【附记】引自《集验百病良方》。傅美玉方。屡用效佳。

15. 祛 白 散

【组成】龙胆 20 克,栀子 15 克,黄芩 15 克,柴胡 10 克,车前子 15 克,云茯苓 15 克,生甘草 5 克。【制法】散剂。上药共研极细末,和匀,贮瓶备用。【用法】口服。每次 9 克,每日 2~3 次,温开水冲服。【功能】清泻肝经湿热。【主治】外阴白色病变(肝经湿热型)。症见胁痛、口苦、目赤、耳鸣、小便淋浊、阴肿、阴痒、白带增多、舌体胖、苔厚腻、脉弦。【加减】同时配用外洗方:马齿苋 30 克,艾叶 10 克,川椒 10 克,硼砂 10 克,生蒲黄 15 克,当归 15 克。水煎,熏洗 10～15 分钟。每日 2 次。【附记】引自《集验中成药》。傅美玉方。屡用效佳。

16. 参地口服液

【组成】熟地黄 50 克,当归 15 克,人参 15 克,白术 15 克,白芍 15 克,五味子 15 克,远志 15 克,枸杞子 15 克,云茯苓 10 克,肉桂 10 克,甘草 10 克,生姜 3 片,大枣 3 枚。【制法】浓缩液。上药加水煎煮 3 次,滤汁去渣,合并滤液,加热浓缩成口服液。每毫升内含生药 2 克。贮瓶备用。【用法】口服。每次 20 毫升,每日 2 次。15 天为 1 个疗程。【功能】补益气血。【主治】外阴白色病变(气血两虚型)。症见倦怠少食、形体瘦弱、眩晕、虚惊、咽干唇燥、月经后期、烦躁而渴、五心烦热、舌红少苔、脉细数。【加减】同时配用外洗方:当归 50 克,川续断 50 克,白花蛇舌草 50 克,防风 15 克,大青叶 15 克,补骨脂 25 克。水煎,熏洗 10～15 分钟。每日 2 次。【附记】引自《集验百病良方》。傅美玉方。屡用效佳。

17. 黑白和营散

【组成】黑芝麻 30 克,黑大豆 30 克,白鲜皮 12 克,白芍 12 克,当归 12 克,女贞子 12 克,墨旱莲 12 克,生何首乌 15 克,黄芪 15 克,防风 6 克,白术 9 克,牡丹皮 9 克,生甘草 3 克。【制法】散剂。上药共研极细末,和匀,贮瓶备用。【用法】口服。每次 9 克,每日 3 次,温开水冲服。15 天为 1 个疗程。【功能】益气养血、和营润肤。【主治】外阴白色病变(气血虚弱型)。病见外阴有硬化性苔藓、萎缩性改变、头晕目眩、面色萎黄、心悸乏力。【附记】引自《名医治验良方》。胡国华方。屡用效佳。

18. 活血通精丸

【组成】全当归20克,鸡血藤15克,川牛膝15克,制何首乌30克,益母草30克,补骨脂20克,肉苁蓉30克,黑芝麻30克。【制法】水丸。上药共研细末,和匀,水泛为丸,如梧桐子大,晒干,贮瓶备用。【用法】口服。每次9克,每日2次,温开水送服。半个月为1个疗程。【功能】活血通精、柔筋正色。【主治】妇女外阴白色病变。【加减】月经中血块多者,加生蒲黄10克,五灵脂10克。【附记】引自《名医治验良方》。华良才方。屡用效佳。治疗期间需禁房事;忌食辛辣刺激性食物、无鳞鱼类、醋及忌烟酒。

19. 千 金 散

【组成】杏仁15克,雄黄15克,明矾6克,麝香2克,赤石脂10克。【制法】散剂。先研杏仁如泥,以手捻之无颗粒为度。再研余药极细,与杏仁泥混合拌匀,贮瓷瓶中,封紧口,勿使挥发;以免减少药效。【用法】外用。用时视阴部痒烂面大,以消毒棉签将药粉涂患处。【功能】解毒、杀虫、消斑、补肾。【主治】阴蚀证(外阴白斑)。【加减】同时还应配合服用内服药方:若湿痒淋漓者,服龙胆泻肝汤;若溃破甚者,服逍遥散加金银花10克,连翘10克;若子宫脱垂者,服补中益气汤加山栀子9克,牡丹皮9克。若肿疡湿痒、顽烂浸淫、口干内热、饮食无味、体倦发热、胸膈不利、少腹痞胀、带下赤白症,服四物汤加延胡索9克,桃仁9克,砂仁6克,红花9克,香附10克,茯苓6克。【附记】引自《名医治验良方》。高濯风方。屡用效佳。

20. 外阴白斑膏

【组成】绿矾0.6克,白砒0.6克,轻粉0.6克,补骨脂1.2克,五灵脂1.18克,密陀僧0.6克。【制法】药膏。上药共研极细末,和匀,用凡士林30克调和成软膏状,收贮备用。【用法】外用。每晚涂搽局部(阴部),止痒作用强。【功能】解毒杀虫止痒。【主治】外阴白斑。【附记】引自《名医治验良方》。夏桂成方。屡用效佳。禁止内服。

21. 消 白 膏

【组成】血竭 30 克,生蒲黄 20 克,樟丹 15 克,延胡索 15 克,枯矾 9 克,蛇床子 30 克,狼毒 30 克,蒲公英 30 克,黄柏 20 克,苦参 20 克,白花蛇舌草 15 克,冰片 1.5 克。【制法】药膏。先将蛇床子至白花蛇舌草等六味药加水煎煮 3 次,3 汁合并用文火浓缩成流浸膏;再将前五味药和冰片共研极细末,和入浸膏中拌匀即成。贮瓶备用。【用法】外用。用时取膏涂于患部(阴部),每日 2 次。【功能】清热解毒、活血散瘀、燥湿止痒。【主治】外阴白斑。【附记】引自程爵棠《百病中医诸窍疗法》。笔者家传验方。屡用效佳。总有效率达 95.8%。

22. 紫 荆 散

【组成】紫荆皮、川黄柏各等份。【制法】散剂。上药共研极细末,和匀,贮瓶备用。【用法】外用。用时取药末适量,用香油调和成糊状,摊在布上,贴敷于患处。每日 2 次。【功能】消肿解毒、活血止痛、止痒。【主治】外阴炎(湿疹)、外阴瘙痒、溃疡流水。【附记】引自《名医治验良方》。哈荔田方。屡用效佳。若外阴炎搔破流水,也可取此散撒敷。改本方为煎剂,熏洗坐浴,而后以朱黄散(成药)香油调如糊状,摊在布上敷患处,效果亦佳。

23. 青马一四膏

【组成】青黛 30 克,鲜马齿苋 120 克。【制法】药膏。先将马齿苋捣烂,入青黛加麻油和匀,备用。【用法】外用。用时取膏外涂患处,每日 2 次。【功能】清热解毒、祛湿止痒。【主治】外阴瘙痒、湿疹。【附记】引自《名医治验良方》。裘笑梅方。屡用效佳。

24. 宁　坤　锭

【组成】雄黄 150 克,冰片 150 克,青盐 150 克,五倍子 150 克。
【制法】糊丸。先将雄黄、冰片分别研为细末,青盐、五倍子共轧为
细粉,和匀,过 80～100 目筛。再将雄黄细粉置乳钵内,陆续与冰
片细粉研匀,再与青盐、五倍子细粉用套色法配研均匀,过筛。另
取大枣 3000 克煮烂,去核取肉,与上药粉搓揉均匀,分坨、搓条、制
丸,每丸重 6 克。阴干,备用。【用法】外用。用白绸 3～4 厘米方
块,做成袋,将药丸装入袋内,以白线扎紧。用时将药袋纳入阴道
肉,留线在外。每 3 天更换 1 次,每次 1 丸。【功能】祛湿止痒。
【主治】由湿热下注引起的妇人阴痒、带下等症。【附记】引自《吉林
省中药成药集》。屡用效佳。外用药品,切勿内服。

25. 阴　奄　膏

【组成】米粉 1 酒杯,芍药 25 克,黄芩 25 克,牡蛎 25 克,附子
25 克,白芷 25 克。【制法】药膏。上六味药,以不入水猪脂 500 克
煎熬之,微火上,三上三下,候白芷色黄、去渣收膏,备用。【用法】
外用。取膏涂敷患部(阴部)。每日 2 次。【功能】清热燥湿、祛风
止痒。【主治】男女阴部湿疹。【附记】引自王光清《中国膏药学》。
屡用有效。

26. 苏甲马鞭散

【组成】苏木 15 克,炙鳖甲 15 克,生地黄 30 克,马鞭草 15 克,
龙胆 9 克,萆薢 15 克,黄柏 10 克,六一散 10 克,泽泻 12 克,茵陈
10 克,地肤子 12 克。【制法】散剂。上药共研极细末,和匀,贮瓶
备用。【用法】口服。每次 9 克,每日 2 次,温开水冲服。【功能】清
热除湿、消斑止痒。【主治】外阴奇痒难忍(湿热下注型)。伴阴部
皮肤湿润浸渍、带黄、尿急痛。【附记】引自《名医治验良方》。胡国
华方。屡用效佳。

27. 去白口服液

【组成】三棱 30～40 克,莪术 30～40 克,白鲜皮 30 克,苦参 30 克,蛇床子 30 克,何首乌 40 克,补骨脂 30～40 克,红花 30 克,大黄 30 克,白芷 15 克,益母草 30 克。【制法】浓缩液。上药除蛇床子外,余药加水煎煮 2 次,滤汁去渣,合并滤液,加热浓缩成口服液。每毫升内含生药 2 克。贮瓶备用。【用法】口服。每次 20 毫升,每日 2 次。同时取上药渣第三次与蛇床子,加水 1500 毫升煎煮 30～40 分钟,将药液倒入盆内,趁热先熏后洗患处。每日 2 次,每次 30 分钟。【功能】活血化瘀、养血祛风、去白止痒。【主治】外阴瘙痒、外阴皮肤变白、上皮角化的外阴白色病变,包括增生型、萎缩型或混合型均可应用。【附记】引自《名医治验良方》。陈玉琦方。屡用效佳。内外并治,效果尤佳。本法简便可靠,无痛苦,一般 7～15 天即可达到止痒目的,增生、萎缩、变白者亦可恢复到正常,病程长者需坚持治疗可得到痊愈。

28. 花皮仙灵散

【组成】一枝黄花 15 克,艾叶 15 克,泽漆 15 克,白鲜皮 30 克,苦参 15 克,花椒 10 克,鸡血藤 30 克,淫羊藿 30 克,土槿皮 30 克,野菊花 10 克,冰片 1 克。【制法】散剂。上药共研为末,和匀,贮瓶备用。【用法】外用。用时取此散 30 克,用 1500 毫升沸水冲泡片刻趁热熏洗患部(阴部),每日 2 次,每次 30 分钟。【功能】清热利湿、祛风止痒、活血消斑。【主治】外阴白斑。【附记】引自《名医治验良方》。夏桂成方。屡用效佳。

29. 消 斑 散

【组成】青蒿 9 克,夏枯花 12 克,白菊花 12 克,土茯苓 12 克,浮萍 12 克,地肤子 12 克,蛇床子 12 克,吴茱萸 9 克,乌梅 9 克,一枝莲 15 克,玄参 12 克,六谷根 30 克,墨旱莲 12 克,地龙 15 克,桑椹 30 克,苦参 30 克,无花果 30 克,千里光 30 克。【制法】散剂。上药共研为末,和匀,贮瓶备用。【用法】外用。用时取此散 30 克,用 1500 毫升沸水冲泡片刻,趁热先熏后洗患处(阴部),每日 2 次,每次 30 分钟。【功能】清热养阴、祛风除湿、消斑止痒。【主治】外阴白斑。【附记】引自《名医治验良方》。王渭川方。屡用效佳。

30. 外阴白色病损胶囊

【组成】五灵脂 18 克,补骨脂 12 克,绿矾、轻粉、密陀僧、白砒各 0.6 克。【制法】药膏。上药共研细末,和匀,用凡士林 30 克调匀成油膏,备用。【用法】外用。每晚涂搽局部薄薄的一层。连用 7～10 天为 1 个疗程。【功能】燥湿化痰、杀虫止痒。【主治】外阴白色病损及外阴顽固性奇痒等病症。【附记】引自《程氏医学笔记》。周宝宽方。屡用效佳。老年性阴道炎阴痒者不宜。严禁口服及手指等直接接触。

(四)子宫内膜异位症

1. 复方大黄片

【组成】生大黄(醋制)6 克,桃仁 9 克,鳖甲 15 克,琥珀粉 1 克。【制法】片剂。上药共研细末,和匀,依法制成片剂,每片重 0.35 克。贮瓶备用。【用法】口服。每次 4～6 片,每日 3 次,温开水送服。【功能】化瘀通腑、软坚消癥。【主治】子宫内膜异位症。【加减】偏寒者,加肉桂 3 克,吴茱萸 3 克,小茴香 3 克;偏热者,加红藤 15 克,败酱草 15 克,丹参 9 克;偏痛者,加炙乳香 3～4.5 克,炙没药 3～4.5 克,炒五灵脂 9 克,参三七片(分 2 次吞服)5 片;气虚者,加黄芪 15 克,党参 9 克,白术 9 克;气滞者,加延胡索 9 克,川楝子 9 克,枳壳 9 克;肛门坠胀、里急后重感者,加黄芪 15 克,木香 9 克;软坚消瘤,加三棱 9 克,莪术 9 克,海藻 9 克,生牡蛎 30

克,夏枯草 15 克,木馒头 9 克。【附记】引自《名医治验良方》。王大增方。屡用效佳。

2. 内异止痛散

【组成】钩藤 15 克,紫贝齿 10 克,当归 10 克,赤芍 10 克,五灵脂 10 克,延胡索 10 克,莪术 10 克,肉桂 3 克,全蝎粉 15 克,蜈蚣粉 15 克,广木香 5 克,川续断 10 克。【制法】散剂。上药共研极细末,和匀,贮瓶备用。【用法】口服。每次 9 克,每日 3 次,温开水冲服。于经前 1～2 天开始服用,至经净后停服。【功能】平肝息风、活血化瘀、理气止痛。【主治】血瘀痛经剧烈症。【附记】引自《名医治验良方》。夏桂成方。屡用效佳。

3. 内异止血散

【组成】生黄芪 20 克,制大黄 10 克,龙胆 9 克,牡丹皮 15 克,半枝莲 10 克,川黄连炭 5 克,川柏炭 5 克,荠菜花 12 克,马齿苋 12 克,蒲公英 15 克,鱼腥草 20 克,生甘草 6 克,瓜蒌仁 12 克,地锦草 15 克,莲房炭 10 克。【制法】散剂。上药共研极细末,和匀,贮瓶备用。【用法】口服。每次 9 克,每日 3 次,温开水冲服。【功能】清热解毒、清泄腑热、荡涤实邪、平复胞宫、凉血止血。【主治】子宫内膜异位症的出血阶段。【加减】有块者,加血余炭 10 克;痛者,加红藤 20 克。【附记】引自《名医治验良方》。何子淮方。屡用效佳。

4. 内异消散丸

【组成】桂枝 9 克,赤芍 12 克,牡丹皮 12 克,桃仁 9 克,昆布 12 克,三棱 12 克,莪术 12 克,炙鳖甲 15 克,茯苓 15 克,锁阳 15 克,淫羊藿 30 克,土鳖虫 15 克,王不留行 12 克,逍遥丸(中成药)12 克。【制法】水丸。上药共研细末,和匀,水泛为丸,如梧桐子大,晒干,贮瓶备用。【用法】口服。每次 9 克,每日 3 次,温开水送服。于经净后连服 10 天。【功能】活血化瘀、软坚温肾。【主治】子宫内膜异位症引起的痛经、肛门坠痛、性交痛、不孕等症。【加减】随经期变化,另设经前方和经期方:①经前方:生蒲黄12克,五灵脂12克,丹参12克,川牛膝12克,制乳香9克,制没药9克,三棱9克,莪术9克,刘寄奴15克,参三七片(吞)2片。水煎服,月经前服5～7剂。②经期方:蒲黄炭(包)12克,五灵脂12克,炒川黄柏12克,花蕊石30克,香附炭9克,炒乌药9克,炒川芎6克,大黄炭6克,炙黄连15克,肉桂3克。水煎服,月经期服5～7剂,气虚者,上三方中(即经前方)、经期方和经后方(即上方)均可加黄芪、党参各15～30克;阴虚者,经期方中去肉桂,加侧柏、地榆各12克,经后方中(即主方)去桂枝、淫羊藿、锁阳,加玄参12克,麦冬9克,桑枝9克;便秘者,加生大黄(后下)3克,瓜蒌仁(打碎)15克;包块明显者,加花蕊石30克,或皂角刺15克。本方(即主方)为寒凝血瘀而设,至于气虚血瘀或阴虚血瘀者均可按上方随症加减。【附记】引自《名医治验良方》。刘德傅方。治疗60例,结果显效29例,好转18例,反复(治疗后好转,停药后发作)11例,无效2例。总有效率为78.33%。

5. 异 位 粉

【组成】地龙、虻虫、䗪虫、蜈蚣、水蛭各等份。【制法】散剂。上药共研极细末,和匀,贮瓶备用。【用法】口服。每次3克,每日2～3次,用异位汤送服。【功能】活血化瘀、疏肝理气。【主治】子宫内膜异位症(肝气郁结者)。【附记】引自胡熙明《中国中医秘方大全》。邵公权方。治疗156例,显效89例,有效39例,无效28例。总有效率为82.05%。

附异位汤:三棱9克,莪术9克,皂角刺9克,制香附9克,柴胡9克,当归9克,蒲黄12克,五灵脂12克。每日1剂,水煎服(送服异位粉)。加减:气虚血瘀者,去柴胡、香附,加党参12克,炙绵芪12克,炙升麻9克;怕冷加桂枝6～9克;兼有阴道出血加川椒3克;便秘加大黄(后下)3～6克;经量多者,于经前去三棱、莪术,加紫丹参 12 克,刘寄奴 12 克。少数患者,可合用丹参注射液静脉滴注。

6. 内异散(一)

【组成】炒当归 9 克,丹参 12 克,赤芍 9 克,制香附 9 克,血竭 3 克,川牛膝 9 克,桂枝 9 克,炙山甲片(代)9 克,皂角刺 9 克,干漆 4.5 克,莪术 12 克,海藻 9 克。【制法】散剂。上药共研极细末,和匀,贮瓶备用。【用法】口服。每次 9 克,每日 2 次。用温开水冲服,于经净后服用。【功能】行气破瘀、软坚消症。【主治】子宫内膜异位症。【加减】痛经剧烈者,去炙山甲片、皂角刺、莪术、海藻、干漆,加延胡索 9 克,没药 4.5 克,失笑散 15 克;月经过多者,去炙山甲片、皂角刺、莪术、海藻、干漆、桂枝、川牛膝改为怀牛膝、丹参减为 6 克,加白芍 9 克,花蕊石 15 克,熟大黄炭 9 克,震灵丹 12 克。此两方均于行经前 2～3 天起服用。经净后服用基本方(主方)。肝郁气滞者,加柴胡 4.5 克,川楝子 9 克,丹参 9 克,乌药 9 克;肛门坠痛者,加槟榔 9 克,枳壳 6 克;气虚者,加党参 12 克,黄芪 12 克;阴虚者,加生地黄 12 克,麦冬 9 克,女贞子 9 克,去桂枝;肾虚者,加杜仲 9 克,狗脊 9 克,桑寄生 9 克;寒凝者,加吴茱萸 3 克,炮姜 4.5 克;湿热者,加败酱草 30 克,鸭跖草 30 克。【附记】引自《名医治验良方》。蔡小荪方。屡用效佳。

7. 内异散(二)

【组成】当归 9 克,丹参 9 克,牛膝 12 克,赤芍 12 克,香附 9 克,川芎 6 克,桂枝 4.5 克,没药 6 克,失笑散 12 克,血竭 3 克。【制法】散剂。上药共研极细末,和匀,贮瓶备用。【用法】口服。每次 9 克,每日 2 次,用温开水冲服。于经前或痛前 3～7 天开始服用,过晚则瘀血形成日渐增加,难收预期功效。【功能】化瘀止痛。【主治】子宫内膜异位症(血瘀痛经)。【附记】引自《名医治验良方》。蔡小荪方。屡用效佳。

8. 内异散(三)

【组成】当归9克,牛膝12克,赤芍12克,香附9克,熟大黄炭12克,生蒲黄15克(或9~60克随症酌定),丹参12克,花蕊石15克,血竭3克,震灵丹(中成药)15克。【制法】散剂。上药共研极细末,和匀,贮瓶备用。【用法】口服。每次9克,每日2次,用温开水冲服。于经前3~5天开始服用。【功能】化瘀、清源、止痛。【主治】子宫内膜异位症致崩漏伴腹痛。【加减】方中还常使用山羊血、三七、茜草等,以加强化瘀止血之功。【附记】引自《名医治验良方》。蔡小荪方。屡用效佳。方中蒲黄一味,常需据崩漏症情,超量用之,多则可过30~60克。蒲黄专入血分,以清香之气,兼行气血,故能导瘀结而专治气血凝滞之痛,且善化瘀止痛,对本症经量多而兼痛经者尤为适宜。经净之后,遂取复旧之法,重在益气生血之品调理,以固其本。

9. 内 异 丸

【组成】炒当归、丹参、制香附、桃仁、牛膝、三七、血竭、莪术、王不留行、桂枝、皂角刺各适量。【制法】水丸。上药共研细末,和匀,水泛为丸,如梧桐子大,晒干,贮瓶备用。【用法】口服。每次9克,每日2次,温开水送服。【功能】活血祛瘀、消瘀止痛。【主治】子宫内膜异位症、腺肌瘤、痛经。【附记】引自《中国当代中医名人志》。陈秀廉方。屡用效佳。

10. 克 痛 丸

【组成】党参15克,赤芍19克,川芎19克,三七粉9克。【制法】水丸。上药共研极细末,和匀,水泛为丸,如梧桐子大,晒干,贮瓶备用。【用法】口服。每次9克,每日3次,1个月后改为每次6克,每日2次,温开水送服。3个月为1个疗程。【功能】活血化瘀、扶正消结。【主治】外在性子宫内膜异位症,兼有痛经、肛坠、不孕、性交痛、妇检宫颈后壁有结节。【加减】月经期加琥珀粉 1 克，经后加黄精 10 克；平时（非行经期）加莪术 10 克，三棱 10 克。【附记】引自《名医治验良方》。许润三方。屡用效佳。

11. 内异散（四）

【组成】云茯苓 12 克，桂枝 4.5 克，桃仁 10 克，赤芍 10 克，牡丹皮 10 克，皂角刺 20 克，鬼箭羽 20 克，石见穿 15 克。【制法】散剂。上药共研极细末，和匀，贮瓶备用。【用法】口服。每次 9 克，每日 2 次，温开水冲服。【功能】活血化瘀。【主治】子宫内膜异位症致瘀血留滞胞中，积瘀化热。【附记】引自《名医治验良方》。蔡小荪方。屡用效佳。

12. 克异止痛丸

【组成】柴胡 10 克，天花粉 15 克，当归 9 克，炮山甲（代）15 克，桃仁 15 克，川红花 6 克，大黄（酒洗）9 克，甘草 3 克，台乌药 15 克，琥珀末 1.5 克。【制法】水丸。上药共研细末，和匀，水泛为丸，如梧桐子大，晒干，贮瓶备用。【用法】口服。每次 9 克，每日 2～3 克，空腹用温开水送服。【功能】活血祛瘀、理气除痛。【主治】子宫内膜异位症或子宫肌瘤等。【加减】经痛剧烈，经中夹血块者，酌加延胡索 15 克，九香虫 12 克；癥块大者，加山楂 12 克，三棱 12 克，丹参 15 克；高热、经红稠者，加金银花藤 30 克（煎水送丸药），或大黄加量，或加黄芩 12 克；低热者，加牡丹皮、毛冬青各 15 克；月经过多、经期延长者，加黄芪 15 克；口渴心烦、舌上少苔者，加太子参、怀山药、麦冬各 15 克；里急不甚、大便无异常者，可去大黄。【附记】引自《名医治验良方》。尤福珍方。屡用效佳。

13. 孕二口服液

【组成】生地黄 15 克，熟地黄 15 克，云茯苓 12 克，石楠叶 10 克，鹿角霜 10 克，淫羊藿 12 克，巴戟天 10 克，肉苁蓉 10 克，墨旱莲 12 克,女贞子 10 克,怀牛膝 12 克。【制法】浓缩液。上药加水煎煮 3 次,滤汁去渣,合并滤液,加热浓缩成口服液。每毫升内含生药 2 克。贮瓶备用。【用法】口服。每次 20 毫升,每日 2 次,排卵后至经前 3～7 天服用。【功能】育肾温煦。【主治】内膜异位症致不孕。【附记】引自《名医治验良方》。蔡小荪方。屡用效佳。

14. 孕一口服液

【组成】云茯苓 12 克,石楠叶 10 克,熟地黄 15 克,桂枝 2.4 克,仙茅 10 克,淫羊藿 12 克,路路通 10 克,公丁香 2.4 克,川牛膝 10 克。【制法】浓缩液。上药加水煎煮 3 次,滤汁去渣,合并滤液,加热浓缩成口服液。每毫升内含生药 2 克。贮瓶备用。【用法】口服。每次 20 毫升,每日 2 次。于月经净后至排卵期服用。【功能】育肾通络。【主治】子宫内膜异位症致不孕。【附记】引自《名医治验良方》。蔡小荪方。屡用效佳。

15. 寄生异位丸

【组成】桑寄生 15 克,赤芍 10 克,白芍 10 克,淫羊藿 10 克,川续断 10 克,补骨脂 10 克,菟丝子 12 克,丹参 15 克,水蛭 10 克,延胡索 10 克。【制法】水丸。上药共研细末,和匀,水泛为丸,如梧桐子大,晒干,贮瓶备用。【用法】口服。每次 9 克,每日 2 次,空腹温开水送服。【功能】补肾益精、活血化瘀。【主治】子宫内膜异位症、盆腔瘀血症、肾虚血瘀为主者。【加减】气虚者,加党参、黄芪;月经过多者,去丹参、赤芍、水蛭,加炒蒲黄、大蓟、小蓟、茜草、仙鹤草、阿胶珠、生龙骨、生牡蛎;有热象者,加败酱草、蒲公英、黄芩;输卵管阻塞粘连者,加莪术、三棱、冬葵子、土鳖虫、穿山甲(代)、路路通、王不留行等。以上药物,根据患者具体情况,适当选择加减应用。【附记】引自《名医治验良方》。赵树仪方。屡用效佳。

16. 失笑归竭散

【组成】炒蒲黄8克,五灵脂12克,血竭3克,田七粉1.5克,当归10克。【制法】散剂。上药共研极细末,和匀,贮瓶备用。【用法】口服。每次6～9克,每日2次,温开水冲服。于经潮前3天开始服用。【功能】活血止痛、化瘀消癥。【主治】子宫内膜异位症。【加减】经血过多者,加阿胶10克,京墨8克;经血过少者,加益母草15克,青皮5克;伴见盆腔炎症而有热象者,加金银花15克,丹参10克;病程过久而有虚寒见症者,加党参15克,白术10克,巴戟天10克。【附记】引自《名医治验良方》。林君玉方。屡用效佳。痊愈显效率可达93%以上。

17. 经前内异丸

【组成】丹参30克,赤芍10克,五灵脂10克,蒲黄10克,三棱8克,莪术8克,牛膝10克,香附10克。【制法】水丸。上药共研细末,和匀,水泛为丸,如梧桐子大,晒干,贮瓶备用。【用法】口服。每次6～9克,每日2次,温开水送服。于经前3～5天始服。【功能】活血祛瘀、通络止痛。【主治】子宫内膜异位症、下焦瘀血致腹痛。【加减】小腹疼痛较甚者,加血竭6克,土鳖虫10克;经行少腹胀重于痛者,加乌药15克;月经量多夹血块者,加茜草15克。【附记】引自《名医治验良方》。王法昌方。屡用效佳。

18. 经后内异散

【组成】淫羊藿10克,巴戟天10克,桑寄生15克,桂枝10克,桃仁10克,茯苓15克,当归10克,赤芍10克,丹参30克。【制法】散剂。上药共研极细末,和匀,贮瓶备用。【用法】口服。每次9克,每日2次,空腹用温开水冲服。于经净后开始服用。【功能】补肾祛瘀。【主治】子宫内膜异位症、肾气虚损、冲任胞脉空虚、气血瘀滞阻络而致腹痛。【附记】引自《名医治验良方》。王法昌方。

屡用效佳。

19. 加味失笑散

【组成】五灵脂 10 克,蒲黄 6 克,大蓟 15 克,茜草根 10 克,九香虫 10 克,台乌药 12 克,广木香 6 克,益母草 25 克,岗稔根 30 克。【制法】散剂。上药共研极细末,和匀,贮瓶备用。【用法】口服。每次 9 克,每日 2 次,温开水冲服。【功能】活血化瘀、行气止痛。【主治】气滞血瘀、阻滞胞中、恶血久积、冲任失调之痛经属内膜异位症者。【加减】若痛甚者,可加白芍 30 克,甘草 9 克,以缓急止痛。【附记】引自《名医治验良方》。罗元恺方。屡用效佳:待瘀消痛止后,以扶脾养血而善其后,使气调血旺而无留瘀之弊。

20. 痛 经 散

【组成】当归 10 克,白芍 10 克,牡丹皮 10 克,红花 10 克,郁金 10 克,香附 10 克,川楝子 10 克,莪术 10 克,乌药 10 克,延胡索 10 克,川芎 5 克。【制法】散剂。上药共研极细末,和匀,贮瓶备用。【用法】口服。每次 9 克,每日 2 次,温开水冲服,于经前 3～5 天开始服用,连服 10 天。或每日 1 剂,水煎服。【功能】理气活血、逐瘀止痛。【主治】子宫内膜异位症。【加减】病甚者,加乳香 5 克,没药 5 克,生蒲黄 10 克;经量多者加陈棕榈炭 10 克,红蚤休 10 克;有热象者,加黄芩 10 克,山栀子 10 克;有寒者,加白芥子 10 克,炮姜 3 克;盆腔包块者,加三棱 10 克,橘核 10 克。【附记】引自《名医治验良方》。徐志华方。治疗 32 例,经治疗 6 个月经周期后,显效 9 例,好转 18 例,无效 5 例。

21. 朱氏内异丸

【组成】蒲黄 12 克,刘寄奴 12 克,山楂肉 12 克,五灵脂 9 克,赤芍 9 克,青皮 6 克,血竭粉 1.5 克,三七粉 1.5 克,大黄炭 4.5 克,炮姜炭 4.5 克。【制法】水丸。上药共研细末,和匀,水泛为丸,

如梧桐子大,晒干,贮瓶备用。【用法】口服。每次 6～9 克,每日 2
次,空腹温开水送服。【功能】疏肝理气、活血化瘀。【主治】气滞血
瘀型子宫内膜异位症和膜样痛经。【加减】经量过少者,加当归 9
克,乳香 3 克,没药 3 克;经量过多者,加仙鹤草 12 克,益母草 12
克;有热象者,加蒲公英 12 克,红藤 12 克,石见穿 9 克;伴便溏者,
加牛角腮(黄牛角中的坚骨)12 克;出血经久、经量减少,出现虚寒
现象者,加小茴香、胡芦巴、党参、白术。【附记】引自《名医治验良
方》。朱南孙方。屡用效佳。

22. 田氏内异丸

【组成】巴戟天 9 克,淫羊藿 12 克,川续断 12 克,菟丝子 9 克,
党参 9 克,黄芪 9 克,牡丹皮 9 克,桃仁 9 克,红花 6 克,生蒲黄 12
克,茜草 12 克,赤芍 9 克,香附 9 克,乳香 4.5 克,没药 4.5 克。
【制法】水丸。上药共研细末,和匀,水泛为丸,如梧桐子大,晒干,
贮瓶备用。【用法】口服。每次 9 克,每日 2 次,空腹温开水送服。
【功能】补肾益气、活血化瘀。【主治】子宫内膜异位症。【附记】引
自《名医治验良方》。田映碧方。屡用效佳。总有效率可达 92%
以上。

(五)不 孕 症

1. 种 子 丸

【组成】制附片 15 克,白及 15 克,细辛 15 克,石菖蒲 50 克,当
归 50 克,生西参 50 克,五灵脂 15 克,山茱萸 155 克,白蔹 155 克,
炒白术 50 克,制香附 30 克,陈莲蓬(烧存性)50 克。【制法】蜜丸。
上药共研细末,和匀,炼蜜为丸,如梧桐子大。贮瓶备用。【用法】
口服。每次 20 粒,每日 2 次,用糯米酒送服。每于经净后服用。
【功能】温肾暖宫、补气化瘀。【主治】宫寒肾虚、血瘀之不孕。【加

减】自汗腰酸者,加鹿角胶;阴虚者,去附片,加生地黄、石斛;性欲淡漠者,加淫羊藿;经行腹痛者,加益母草;食欲不振者,加枸杞子;30 岁以上需加覆盆子、菟丝子。【附记】引自胡熙明《中国中医秘方大全》。章庸宽方。治疗 893 例,年龄最小者 21 岁,最大者 39 岁,病程 2~19 年,其中治愈 439 例,有效率占 49.16%。方中附片、白及、白蔹相伍,人参、五灵脂同用,历来都被违忌,但章氏能以反畏药配伍治疗不孕症,颇见特色。

2. 十全济阴丸

【组成】当归身(酒洗)120 克,熟地黄 120 克,香附(童便煮)120 克,干山药 75 克,白术 75 克,枸杞子 60 克,人参 60 克,艾叶(同香附用陈醋、老酒煮,捣烂焙干)60 克,川芎 45 克,白芍 45 克,牡丹皮 45 克,紫石英 45 克,泽兰 30 克,炙甘草 30 克,紫河车 1 具。【制法】蜜丸。紫河车入砂锅内,用陈老酒 3 碗、陈米醋 1 碗、清白童便 1 碗,米泔水数碗和匀,倾入锅内,浮于药二指高,如尚少,再加适量米泔水,以锅盖盖密,勿令透气,桑柴火慢煮,以紫河车融化,汁干为度,同药俱取出,在石臼内捣极烂,捻作饼子,日晒夜露三昼夜,宜在月满之时,以受月精月华,焙干为细末,和匀,炼蜜为丸,如梧桐子大。贮瓶备用。【用法】口服。每次 50 丸,渐加至 80~90 丸,空腹淡盐汤送服。【功能】调经养血、顺气开郁。【主治】月经不调、子宫寒冷不孕。【附记】引自明代武之望《济阴纲目》。屡用屡验,效佳。忌食生萝卜。

3. 七 子 丸

【组成】五味子 30 克,菟丝子 30 克,韭菜子 30 克,覆盆子 30 克,黑附子 30 克,原蚕蛾 30 克,肉苁蓉 30 克,鹿茸 30 克,益智仁 30 克,阳起石 30 克,熟地黄 30 克,煅沉香 15 克,黄芪 15 克,远志 15 克,蛇床子 15 克,白茯苓 15 克。【制法】糊丸。上药共研细末,和匀,酒煮糯米糊为丸,如梧桐子大。贮瓶备用。【用法】口服。每次 60～70 丸,空腹盐酒或盐汤送服。每日 2 次。【功能】补肾助阳、顺气安神。【主治】妇女不孕。【附记】引自宋代《普济方》引《便产须知》。屡有颇验。

4. 女科白凤丹

【组成】白丝毛雌鸡 1 只,川石斛 120 克,香青蒿 120 克,人参 30 克,北沙参 30 克,麦冬 30 克,生地黄 30 克,熟地黄 30 克,丹参 30 克,白术 30 克,茯苓 30 克,黄芪 30 克,当归 30 克,牛膝 30 克,秦艽 30 克,鳖甲胶 30 克,艾叶 30 克,地骨皮 30 克,川贝母 30 克,川芎 30 克,川黄连 30 克,牡丹皮 30 克,银柴胡 30 克。【制法】糊丸。白丝毛雌鸡依法加工,与上诸药共研细末,和匀,用米粉打糊为丸,如梧桐子大。阴干,贮瓶备用。【用法】口服。每次 6 克,每日 2 次,温开水送服。【功能】补虚益劳、调经种子。【主治】妇女骨蒸内热、面黄肌瘦、浊淋带下、子宫寒冷、月事参差、难于生育者。【附记】引自清代《饲鹤亭集方》。屡用有效,久服效佳。

5. 益子口服液

【组成】黄芪 20 克,全当归 20 克,覆盆子 15 克,菟丝子 15 克,枸杞子 15 克,泽兰 15 克,香附 15 克,益母草 30 克,五灵脂 10 克,蒲黄 10 克,柴胡 10 克,王不留行 10 克,白芍 10 克,焦白术 10 克,沉香 5 克,生甘草 5 克。【制法】浓缩液。上药加水煎煮 3 次,滤汁去渣,合并滤液,加热浓缩成口服液。每毫升内含生药 2 克。贮瓶备用。【用法】口服。每次 20 毫升,每日 2 次温服。【功能】补气血、益肝肾、解气郁、化瘀血、调经种子。【主治】妇女不孕。【附记】引自《程氏医学笔记》。屡用效佳。治愈率可达 97％以上。

6. 归母种子膏

【组成】当归 150 克,生地黄 150 克,川楝子 150 克,延胡索 150 克,川芎 150 克,佛手 150 克,黄芪 150 克,青皮 100 克,台乌

100克,淫羊藿100克,仙茅100克,鸡血藤100克,陈皮100克,益母草200克,丹参200克,菟丝子200克。【制法】膏滋。上药加水煎煮3次,滤汁去渣,合并3次滤液,加热浓缩为清膏,再加蜂蜜200克,赤砂糖100克,和匀收膏即成。贮瓶备用。【用法】口服。每次15～30克,每日2次,开水调服。【功能】益肾理气、调经种子。【主治】妇女不孕症。【附记】引自《程氏医学笔记》。多年应用,疗效满意。一般在服药4～8个月均可妊娠。

7. 鹿甲通行散

【组成】鹿角霜20克,当归身20克,炮山甲(代)20克,延胡索20克,制香附20克,路路通20克,鸡血藤20克,王不留行20克,白芍15克,赤芍15克,怀牛膝10克,青皮10克,肉苁蓉10克,女贞子10克,柴胡10克,郁金10克。【制法】散剂。上药共研极细末,和匀,贮瓶备用。【用法】口服。每次9克,每日2～3次,温开水冲服。每于月经干净后第4天开始服药。【功能】补肾助阳、理气活血、通经种子。【主治】妇女不孕症。【加减】若经前胸胁、乳房胀痛者,加蒲公英15克,枳壳15克,桔梗15克;若经潮少腹胀痛者,加丹参10克,泽兰10克,广木香10克。【附记】引自《集验中成药》。屡用效佳,治愈率可达95％以上。服药期间应注意:如下次月经来潮时肝郁症状消失或基本消失者,可停药观察,如未完全消失可如前再服。可连服3个月经周期。

8. 复孕散(一)

【组成】制川乌9克,制草乌9克,细辛3克,丹参15克,益母草15克。【制法】散剂。上药除细辛外,均需用文火焙焦,然后与细辛共研极细末,分作3包,备用。【用法】口服。每次1包,每日3次,白酒为引送服。于月经来潮后1周左右服用。连服2料为1个疗程。如未奏效,可于下次月经来潮时如法服用。【功能】祛风除湿、活血化瘀、温经通络。【主治】不孕症。临床伴有腰膝冷痛、手足欠温、遇寒则腹痛加剧，或痛而有块，或兼有阵痛如锥者，皆可应用。【附记】引自程爵棠《民间秘方治百病》。屡用效佳。

9. 促宫发育丸

【组成】当归 15 克，川芎 15 克，生蒲黄 15 克，五灵脂 15 克，淫羊藿 15 克，茺蔚子 20 克，巴戟天 15 克。【制法】水丸。上药共研细末，和匀，水泛为丸，如梧桐子大，晒干，贮瓶备用。【用法】口服。每次 6～9 克，每日 2 次，温开水送服。【功能】补肾助阳、促子宫发育。【主治】子宫发育不良性不孕症。【加减】经前有乳房胀痛、乳头发痒者，加川楝子 15 克，香附 20 克，路路通 15 克；少腹寒凉胀痛者，加炮姜 15 克，肉桂 10 克，小茴香 15 克。【附记】引自《名医治验良方》。徐向春方。屡用效佳。

10. 温经口服液

【组成】吴茱萸 6 克，全当归 10 克，川芎 6 克，酒白芍 12 克，西党参 12 克，川桂枝 10 克，阿胶 12 克，鲜生姜 3 片，炙甘草 6 克，牡丹皮 10 克，麦冬 12 克，法半夏 10 克。【制法】浓缩液。上药加水煎煮 3 次，滤汁去渣，合并滤液，加热浓缩成口服液。每毫升内含生药 2 克。贮瓶备用。【用法】口服。每次 20 毫升，每日 2 次。【功能】温阳散寒、益气和胃、活血补血。【主治】子宫发育不良性不孕症。【附记】引自《名医治验良方》。言庚孚引《金匮要略》方。屡用效佳。因上药合而用之，遂使胞暖、寒湿除、虚得补、瘀血祛、气血和、冲任调、阴阳交，故能孕也。

11. 复孕散（二）

【组成】鹿衔草 60 克，熟附子 9 克，吴茱萸 9 克，高良姜 9 克，槟榔 10 克，当归 10 克，细辛 5 克。多备生姜适量，艾炷。【制法】散剂。上药共研极细末，和匀，贮瓶备用。【用法】外用。用时先取药末 20 克，以生姜汁调和成膏状，外敷于两足心涌泉穴上，上盖敷料,胶布固定。每日换药1次。同时取药末5～10克,填入脐孔内,按紧,上放生姜片,将艾炷放在生姜片上点燃,连灸7壮。每日1次,10次为1个疗程。【功能】温经散寒复孕。【主治】不孕症(寒凝胞宫型)。【附记】引自程爵棠、程功文《足底疗法治百病》。笔者经验方。屡用效佳。

12. 补肾疏郁散

【组成】鹿角霜10克,巴戟天10克,肉苁蓉10克,川续断10克,王不留行10克,女贞子10克,枸杞子10克,红花10克,白芍10克,怀山药30克,炙枳壳5克,柴胡5克,生甘草5克。【制法】散剂。上药共研极细末,和匀,贮瓶备用。【用法】口服。每次9克,每日3次,温开水冲服。自月经周期第10天开始服到经停,每个月经周期为1个疗程。【功能】补肾疏郁促孕。【主治】黄体性不孕。【附记】引自《集验中成药》。屡用效佳。

13. 人参养血丸

【组成】人参30克,白茯苓30克,白术30克,川芎30克,白薇30克,藁本头30克,粉甘草30克,川厚朴30克,川白芷30克,牡丹皮30克,炮姜30克,延胡索30克,没药30克,赤石脂30克,木香30克,白芍30克,当归30克,大艾(烧灰)12克。【制法】蜜丸。上药共研极细末,和匀,炼蜜为丸,30克做4丸,如弹子大,备用。【用法】口服。每次4丸,温酒嚼服。妇女不孕,浓煎大枣汤送服;妇女常服,有孕能保胎气。【功能】养血安胎、顺气催生、暖宫散寒。【主治】妇女诸虚不足及不孕、产后血晕。【附记】引自宋代《普济方》。屡用有效。

14. 人参蛤蚧丸

【组成】人参30克,胡桃(取紫衣者)60克,补骨脂60克,菟丝子60克,芡实60克,龙骨30克,牡蛎30克,益智仁30克,川椒30

克,何首乌 90 克,山茱萸 90 克,山药 90 克,鹿鞭(横切)1 条,雀脑(煮)50 个,蛤蚧(去浮鳞、头、足,浸一日,洗净,炙用)1 对。【制法】药丸。先将胡桃、雀脑捣碎,再入余药末(均研为细末)和匀,溶鹿胶为丸,如梧桐子大,阴干,贮瓶备用。【用法】口服。每次 6 克,每日 2 次,温开水送服。【功能】补益气血、益肾摄精、固涩止遗。【主治】妇女气血不足、胞宫虚冷、精滑不能受孕;男性衰滑易遗。【附记】引自清代《医级》。屡用皆验。

15. 种 子 金 丹

【组成】广木香 30 克,当归 30 克,赤芍 30 克,白芍 30 克,羌活 30 克,菟丝子 30 克,五味子 30 克,枸杞子 30 克,覆盆子 30 克,车前子 30 克,女贞子 30 克,韭菜子 30 克,蛇床子 30 克,紫河车 60 克,川续断 60 克,肉苁蓉 60 克,制何首乌 60 克,生地黄 60 克,熟地黄 60 克,益母草 90 克。【制法】蜜丸。上药共研细末,和匀,炼蜜为丸,每丸重 10 克。分装备用。【用法】口服。每次 1 丸,每日早、晚各 1 次,温开水化服。月经期停服,经净再服。服完 1 料为 1 个疗程,有效者,继续服第 2 个疗程。【功能】调补精血、滋养肝肾、疏通胞脉。【主治】肾虚冲任亏损,或兼夹瘀夹湿不孕。【加减】冲任亏损严重者,酌加八子剂量;并加怀山药、山茱萸、杜仲;偏于肾阴虚者,加肉桂、附子、阳起石;偏于肾阳虚者,加川牛膝、鹿角胶、龟甲胶;子宫发育不良者,加仙茅、淫羊藿、海马、海螵蛸、龟甲;夹瘀滞者,加炮山甲(代)、花蕊石、桃仁、红花;夹痰湿者,加茯苓、半夏、陈皮、石菖蒲。【附记】引自《名医治验良方》。祝谌予方。临床应用数十载,均收到满意效果。祝氏诊疗此症。凡属肾气不足、冲任亏损者,均用种子金丹治疗。

16. 滋 阴 抑 抗 散

【组成】炒当归 10 克,赤芍 10 克,白芍 10 克,怀山药 10 克,山茱萸 9 克,甘草 6 克,牡丹皮 10 克,钩藤 15 克,干地黄 10 克。【制法】散剂。上药共研极细末，和匀，贮瓶备用。【用法】口服。每次9克，每日2次，温开水冲服。于月经干净后开始服药。至排卵后再加川续断、菟丝子、鹿角片各10克，续服7天。【功能】滋阴降火、调肝宁神。【主治】不孕症（阴虚火旺型）。症见月经先期或正常，量偏少或多、色红有小血块、头晕耳鸣、心悸失眠、腰腿酸软、烦躁内热、口干，舌质红、苔黄腻、脉细弦数。【加减】兼湿热者，伴少腹痛、带下量多、色黄白者，加败酱草15克，薏苡仁15克，碧玉散10克；兼脾胃薄弱者（伴大便溏、腹胀矢气），上方去当归、地黄，加炒白术10克，砂仁3克，炮木香5克；兼心肝郁火者（伴乳房胀痛、胸闷忧郁），加炒柴胡5克，黑山栀子9克，合欢皮9克，绿萼梅3克。【附记】引自《名医治验良方》。夏桂成方。屡用效佳。夏氏云："阴虚者，应本着'酸甘化阴'原则，选用赤白芍、山萸肉、当归、甘草为最好。经试用确为要药，用之有验。"

17. 黑 豆 丸

【组成】当归30克，熟地黄30克，白芍30克，川芎30克，肉苁蓉30克，枸杞子30克，白术30克，茯苓30克，补骨脂30克，杜仲30克，川续断30克，川椒30克，巴戟天30克，青皮30克，陈皮30克，黄芩60克，生地黄60克，菊花60克，青盐（另包）60克，红花15克，小黑豆（另包）1000克。此为1个疗程用量。【制法】药豆丸。上药除青盐、小黑豆外，余药共合一处，加水3500毫升，浸泡4小时左右倒入大砂锅内，用桑木柴烧火煎煮，先武火，后文火，煎取药液1500毫升。第二煎：药渣加水2500毫升，煎取药液1000毫升。第三煎：药渣加水2000毫升，煎取药液1000毫升。其药渣内所含的药液，也应挤出。将上3次所取出的药液同小黑豆、青盐共合一处，浸泡2小时后，放入砂锅内，用桑木柴火烧煮，煮至豆熟水尽，又无煎焦粘锅底为度。取出药豆晒干，贮瓶密封为度。【用法】口服。每次20克，渐渐加至30克，每日早、晚各1次。服时慢慢嘴嚼呷呷服下。服完1料为1个疗程。【功能】益肾生精、调补冲任。【主治】肾虚精少、冲任虚寒之不孕。【附记】引自《名医治验良方》。王景州方。屡用效佳。凡脾胃虚弱,患有急慢性肠炎、结肠炎的患者忌用或慎用。

18. 经验种子济阴丹

【组成】洋参(人参更胜)50 克,茯苓(乳汁拌)75 克,白术(土炒)75 克,甘草(炙)50 克,熟地黄(另搅)50 克,当归(酒洗)100 克,川芎(酒炒)75 克,白芍(酒炒)75 克,陈皮(四制)50 克,阿胶(蒲黄炒珠)50 克,艾叶(醋炙)50 克,杜仲(姜汁炙)50 克,川续断(酒炒)100 克,菟丝子(酒炒)200 克,茺蔚子(炒)75 克,鹿角霜(火煅,鹿茸更胜)100 克,香附子(去毛,用童便,盐水,姜汁各制一次,晾干)200 克。【制法】蜜丸。上药共研极细末,和匀,炼蜜为丸,如梧桐子大,阴干,贮瓶备用。【用法】口服。每次 10 克,每日早、晚各 1 次,用米汤或滚汤送服。【功能】双补气血、调经种子。【主治】妇人气血两虚、血海空虚、子宫寒冷、带下崩漏、腹痛腰酸、瘦弱不孕;或产后失调、隔久不孕等症。即无病者亦可用此方种子。【加减】如血热经早者,再加牡丹皮 25 克,益母草 25 克;如素寒经迟腹痛者,再加吴茱萸、小茴香、干姜、肉桂等适量。【附记】引自《中医必读》。李岛三方。多年应用,屡试屡验,效佳。

19. 补肾种子丸

【组成】金樱子 18～30 克,菟丝子 24 克,党参 24 克,熟地黄 24 克,桑寄生 30 克,何首乌 30 克,淫羊藿叶 9 克,枸杞子 15 克,砂仁 3 克。【制法】水丸。上药共研细末,和匀,水泛为丸,如梧桐子大,晒干,贮瓶备用。【用法】口服。每次 6～9 克,每日 2 次,温开水送服。【功能】补肾、益气、补血。【主治】子宫发育不良、月经不调,或不排卵、不生育者。尤对气血虚弱、久不生育者适宜。【附记】引自《名医治验良方》。罗元恺方。屡用效佳。

20. 艾附暖宫丸

【组成】香附(醋制)60 克,艾叶 30 克,当归(酒洗)30 克,黄芪 20 克,吴茱萸 20 克,川芎 20 克,白芍 20 克,地黄(酒蒸)10 克,肉桂 5 克,川续断 15 克。【制法】糊丸。上药共研细末,和匀,醋糊为丸,如梧桐子大。贮瓶备用。【用法】口服。每次 6～9 克,每日 2 次,温开水送服。【功能】温经暖宫、益气补血。【主治】子宫虚冷、经脉不调、肚腹时痛、婚久不孕、带下白淫、面色萎黄、四肢疼痛、倦怠无力者。可用于不孕症、痛经、月经过多(崩漏)、带下、习惯性流产、输卵管囊肿以及泄泻、腹痛、尿频等病症。【加减】若见寒重者,加附子、细辛等;气滞者,加郁金、青皮、橘核等;肾阳不足者,加五灵脂、淫羊藿;气血不足者,加党参、何首乌、鸡血藤;血瘀明显者,去熟地黄,加丹参、红花、益母草;痰湿重者,加制半夏、陈皮、茯苓;崩中漏下者,加陈棕榈炭、炮姜炭等。【附记】引自宋代杨士瀛《仁斋直指方论》。屡用颇验。

21. 育 麟 珠

【组成】当归 60 克,枸杞子 30 克,鹿角胶 30 克,川芎 30 克,白芍 60 克,党参 30 克,杜仲 30 克,巴戟天 30 克,淫羊藿 30 克,桑寄生 30 克,菟丝子 30 克,紫河车 60 克,鸡血藤膏 120 克。【制法】蜜丸。上药共研细末,和匀,炼蜜为丸,如梧桐子大。贮瓶备用。【用法】口服。每次 9 克,每日早、中、晚各 1 次,温开水送服。【功能】益肾助阳、活血种子。【主治】妇女不孕。【附记】引自《王渭川临床经验选》。王渭川方。屡用效佳。

22. 妇宝胜金丹

【组成】香附 1000 克,熟地黄 270 克,白薇 240 克,人参 90 克,当归 90 克,赤芍 90 克,白芍 90 克,川芎 90 克,白芷 90 克,茯苓 90 克,桂心 90 克,牛膝 90 克,牡丹皮 90 克,藁本 90 克,赤石脂 60

克,白石脂 60 克,乳香 60 克,没药 60 克,粉甘草 45 克,血珀 30 克,朱砂(飞)30 克。【制法】蜜丸。先将赤石脂、白石脂醋浸三日炭火上煅 7 次,再淬,醋干为度,研为细末,统将各药用黄酒浸,春五、夏三、秋七、冬十二日,晒干,共研为细末,和匀,炼蜜为丸,如梧桐子大。贮瓶备用。【用法】口服。每次 6～9 克,每日 2～3 次,米汤送服。【功能】益肾解郁、活血调经。【主治】妇女不孕症。【附记】引自中医研究院(现中国中医科学院)《岳美中医案集》。屡用效佳。

23. 不孕症效方

【组成】益母草 150 克,当归 120 克,川芎 15 克,白芍 60 克,熟地黄 60 克,砂仁 10 克,白术 60 克,茯苓 30 克,扁豆 60 克,山药 60 克,吴茱萸 60 克,肉桂 60 克,附子 60 克,丹参 60 克,延胡索 30 克,木香 15 克,厚朴 10 克,柴胡 10 克,炙甘草 10 克,牛膝 10 克。【制法】蜜丸。上药共研细末,和匀,炼蜜为丸,每丸重 10 克。分装备用。【用法】口服。每次 1 丸,每日 2 次,空腹温黄酒送服。【功能】温补脾肾、理气活血、暖宫种子。【主治】脾肾阳虚、小腹冷、痛经、白带多、宫寒不孕。【附记】引自《中国当代中医名人志》。刘瑞堂方。屡用效佳,三月即孕(1～3 个月)。禁忌:少房事、食温,忌生冷。

24. 通卵种玉丹

【组成】当归 9 克,炒蒲黄 9 克,五灵脂 9 克,荔枝核 6 克,干姜 3 克,川芎 6 克,延胡索 6 克,赤芍 6 克,官桂 3 克,炒小茴香 3 克。【制法】散剂。上药共研极细末,和匀,贮瓶备用。【用法】口服。每次 6～9 克,每日 2 次,空腹温黄酒冲服。【功能】温脾固肾、舒气暖宫。【主治】妇人不孕,且经常小腹迫痛、经行时更甚。脉浮弦、沉牢。【附记】引自《中国当代中医名人志》。韩玉辉方。屡用效佳。

25. 促 孕 丸

【组成】鹿胎 60 克,紫河车 60 克,熟地黄 60 克,枸杞子 60 克,麻雀卵 60 克,罗勒 60 克。【制法】蜜丸。上药共研细末,和匀,炼蜜为丸,每丸重 9 克。分装备用。【用法】口服。于经净后每晚 2 丸,每日 1 次,连服 5 天。一般连服 3 个月,1 年内妊娠。【功能】补肾育胞、阴阳双补、调和冲任、温经散寒。能提高女性激素,使卵细胞成熟,促进排卵助孕。【主治】原发性不孕、继发性不孕。【附记】引自《中国当代中医名人志》。王其飞方。多年应用,疗效满意。

26. 育 阳 丸

【组成】熟地黄 30 克,生山药 30 克,当归 15 克,炒菟丝子 30 克,枸杞子 15 克,覆盆子 15 克,肉苁蓉 15 克,巴戟天 15 克,仙茅 15 克,淫羊藿 15 克,锁阳 15 克,炒补骨脂 15 克,沙苑子 15 克,益母草 15 克,黄牛鞭(焙焦)50 克。【制法】水丸。上药共研细末,和匀,水泛为丸,如梧桐子大,晒干,贮瓶备用。【用法】口服。每次 6 克,每日 2 次,温开水或温黄酒送服。【功能】补肾壮阳助孕。【主治】女子婚后久不受孕,或育儿不健;或月经不调、腰酸腿软、小腹冰冷;或面色萎黄、畏寒肢冷;或带下清稀而多、舌淡、脉沉细。【加减】阳虚甚者,加肉桂 10 克,制附子 10 克;白带多者,加鹿角霜 30 克;性欲淡漠者,加鹿茸 10 克。【附记】引自秦世云《临证要方》。屡用效佳。并云:"上方之功效,实不可言也。既夫妇双方健康,专一求子未有不达其目的者也。"

27. 促 孕 散

【组成】当归 10 克,熟地黄 10 克,白芍 10 克,太子参 10 克,巴戟天 10 克,菟丝子 10 克,枸杞子 10 克,淫羊藿 10 克,山茱萸 10 克,覆盆子 10 克,制何首乌 10 克,怀山药 15 克,紫河车粉 3 克,鹿角霜10克。【制法】散剂。上药共研极细末,和匀,贮瓶备用。【用法】口服。每次9克,每日2次,温开水冲服。【功能】益肾填精、大补冲任。【主治】肾精不足、冲任虚损之不孕。症见月经失调、月经先后不准、血量乍多乍少,不孕。幼稚子宫及卵巢功能低下,久不受孕。【加减】偏气虚者,太子参易党参12克,加黄芪15克;血虚者,加阿胶15克;阳虚者,加附子9克,肉桂1.5克,补骨脂10克,仙茅10克;阴虚内热者,加龟甲15克,生地黄10克,牡丹皮10克,女贞子10克;月经量少者,加益母草12克,鸡血藤10克,川芎10克;月经量多者,加茜草炭6克,海螵蛸15克,侧柏叶10克;白带如水者,加芡实15克,海螵蛸15克。【附记】引自《名医治验良方》。赵松泉方。屡用效佳。

28. 助阳抑抗散

【组成】黄芪15克,党参10克,鹿角片10克,丹参10克,赤芍10克,白芍10克,茯苓10克,川续断10克,山楂10克。【制法】散剂。上药共研极细末,和匀,贮瓶备用。【用法】口服。每次9克,每日2～3次,温开水冲服。一般在排卵期开始服药,至月经来潮停服。同时采用避孕套。【功能】补肾健脾、温阳化瘀。【主治】不孕症(阳虚痰浊型)。症见月经后期或正常、量色质一般、腰腿酸软、小腹有凉感、大便易溏、神疲乏力、小便清长或频数、脉细、舌质淡红、苔白。【加减】兼湿热,伴少腹痛、黄白带下偏多者,加败酱草15克,薏苡仁15克,五灵脂10克;兼脾胃薄弱,伴脘腹痞胀、大便泄泻者,加炒白术10克,砂仁5克,炮姜5克。【附记】引自《名医治验良方》。夏桂成方。屡用效佳。

29. 班氏助孕丸

【组成】熟地黄15克,当归10克,白芍10克,川芎6克,川续断10克,菟丝子20克,鸡血藤20克,益母草10克,炙甘草6克,淫羊藿15克,路路通15克,穿破石20克。【制法】水丸。上药共研细末,和匀,水泛为丸,如梧桐子大,晒干,贮瓶备用。【用法】口服。每次 9 克,每日 2 次,温开水送服。【功能】补益肝肾、养血化瘀。【主治】输卵管不通致不孕(肝肾亏损、胞脉瘀滞型)。【加减】若瘀阻甚者,酌加莪术、王不留行、牛膝、泽兰、桃仁、红花;兼见脾胃虚弱、面黄食少者,加党参、白术;兼见肾虚精亏、耳鸣腰酸楚者,加枸杞子、仙茅、川杜仲、川续断。【附记】引自《名医治验良方》。班秀文方。屡用效佳。

30. 通经促孕口服液

【组成】忍冬藤 30 克,马鞭草 30 克,益母草 30 克,皂角刺 15 克,莪术 15 克,广郁金 15 克,延胡索 15 克。或加生水蛭(研末兑入)10 克。【制法】浓缩液。上药加水煎煮 3 次,滤汁去渣,合并滤液,加热浓缩成口服液。每毫升内含生药 2 克。贮瓶备用。【用法】口服。每次 20 毫升,每日 2 次。另一剂为外用。上药加清水 1000 毫升,水煎取汁,将药汁倒入盆内,趁热先熏后洗双手(或加泡双足),每日 2～3 次,每次 30 分钟。【功能】理气活血、破瘀通经、消炎止痛。【主治】因病而致不孕症(凡气滞血瘀型的子宫内膜异位症、盆腔炎、输卵管积水、输卵管通而久畅、盆腔粘连等引起的不孕症均可用之)。【附记】引自程爵棠、程功文《手部疗法治百病》。笔者经验方。本方原为内治之方。多年应用于临床,只要坚持治疗,效果较为满意。后又加上外用一途——浴手(今又加泡足)。验之临床,不仅缩短了疗程,而且提高了治疗效果。

31. 内补养荣丸

【组成】当归 10 克,艾叶炭 10 克,川芎 10 克,益母草 10 克,熟地黄 16 克,香附(醋炙)16 克,白术(麸炒)2 克,甘草 2 克,白芍 6 克,茯苓 6 克,陈皮 8 克,杜仲炭 4 克,砂仁 4 克,生阿胶 4 克,黄芪(蜜炙)32 克。【制法】蜜丸。上药共研极细末,和匀,炼蜜为丸,每丸重 6 克。分装备用。【用法】口服。每次 2 丸,每日 2 次,温开水送服。【功能】补血养胎、健脾止带。【主治】气虚血亏、气郁结滞所致之经期不准、子宫虚寒、赤白带下、腰腿酸痛、胸满腹胀、面黄食少、久不孕育、胎动不安。【附记】引自清代《胎产心法》。屡用神验。忌食生冷食物。

32. 虚 证 膏

【组成】熟地黄 300 克，当归 100 克，鸡血藤 300 克，白术 150 克，茯苓 150 克，白芍 200 克，枸杞子 200 克，菟丝子 150 克，肉苁蓉 300 克，淫羊藿 150 克，香附 60 克，鳖甲胶 150 克，龟甲胶 150 克，炙甘草 60 克，阿胶 150 克。【制法】膏滋。上药除龟甲胶、鳖甲胶、阿胶外，余药加水煎煮 3 次，滤汁去渣，合并 3 次滤液，加热浓缩为清膏，再将龟甲胶、鳖甲胶、阿胶加适量黄酒浸泡后隔水炖烊，冲入清膏和匀，然后加蜂蜜 300 克，收膏即成。贮瓶备用。【用法】口服。每次 15～30 克，每日 2 次，开水调服。可连服数料膏方。【功能】补益肝肾、助阳健脾、活血调经。【主治】不孕症（虚证）。表现为月经延期、量少色淡、性欲减退、头晕眼花、腰酸腿软等。【加减】若怕冷、手足不温者，加附子 30 克，肉桂 15 克；若五心烦热者，去淫羊藿，加生地黄 150 克，女贞子 150 克，墨旱莲 150 克；若失眠健忘者，加五味子 100 克，酸枣仁 150 克，龙眼肉 60 克；偏阳虚者，去鳖甲胶，加鹿角胶 150 克；若腰酸腿软较重者，加杜仲 150 克，狗脊 100 克，桑寄生 150 克。【附记】引自汪文娟、庄燕鸿、陈保华《中医膏方指南》。屡用效佳。

33. 实 证 膏

【组成】桃仁 150 克，红花 100 克，当归 150 克，白芍 200 克，熟地黄 200 克，川芎 60 克，香附 100 克，茯苓 150 克，川牛膝 150 克，桂枝 50 克，甘草 30 克。【制法】膏滋。上药加水煎煮 3 次，滤汁去渣，合并滤液，加热浓缩为清膏，再加红糖 300 克，收膏即成。贮瓶备用。【用法】口服。每次 15～30 克，每日 2 次，开水调服。【功能】活血化瘀、散寒解郁。【主治】不孕症(实证)。表现为月经先后不定、经色紫暗或有小血块、经期腹痛、精神抑郁,或形体肥胖、胸闷乏力等。【加减】如胁肋胀痛者,去熟地黄,加柴胡60克,川楝子100克,延胡索150克,玫瑰花60克;如形肥困倦者,去熟地黄、白芍,加苍术150克,半夏100克,陈皮60克;如输卵管阻塞者,加穿山甲(代)100克,䗪虫100克,路路通150克;如盆腔炎严重者,加红藤200克,败酱草200克,蒲公英300克。【附记】引自汪文娟、庄燕鸿、陈保华《中医膏方指南》。屡用效佳。同时要注意:要及时检查,辨证求因;要保持心情舒畅,使机体气血调和、疏泄正常;要把握排卵前后1～2天性交,能增加受孕机会,性交太少,不能把握受精机会。

34. 赞 育 丹

【组成】熟地黄240克,白术240克,当归180克,枸杞子180克,杜仲120克,仙茅120克,巴戟天120克,山茱萸120克,淫羊藿120克,肉苁蓉120克,韭菜子120克,蛇床子60克,附子60克,肉桂60克。【制法】蜜丸。上药共研细末,和匀,炼蜜为丸,如梧桐子大。贮瓶备用。【用法】口服。每次6～9克,每日1～2次,温开水送服。【功能】补肾壮阳。【主治】性功能障碍症、不育症、不孕症、月经失调等病症。【加减】气虚阳微者,加人参、鹿茸;小便自遗者,加菟丝子、益智仁;少腹拘急疼痛者,加吴茱萸、茴香;大便溏薄者,加补骨脂、淮山药。【附记】引自明代张介宾《景岳全书》。屡用神验。

35. 毓 麟 珠

【组成】人参60克,白术(土炒)60克,茯苓60克,芍药(酒炒)60克,川芎30克,炙甘草30克,当归120克,熟地黄(蒸捣)120克,菟丝子(制)120克,杜仲(酒炒)60克,鹿角霜60克,川椒60克。【制法】蜜丸。上药共研细末,和匀,炼蜜为丸,如梧桐子大。

贮瓶备用。【用法】口服。每次 6～9 克，每日 2 次，温开水送服。【功能】益气补血、温肾养肝、调补冲任。【主治】妇女气血俱虚、肝肾不足、月经不调、食少体瘦、不孕。【加减】原书加减法："如男子服用，宜加枸杞(子)、胡桃肉、鹿角胶、山药、山茱萸、巴戟天各 60 克；妇女经迟腹痛，宜加酒炒破故纸(补骨脂)、肉桂各 30 克，北五味 15 克，或加龙骨(醋煅用)30 克；如子宫寒甚、或泄或痛，加制附子、炮干姜随宜；如多郁怒，气有不顺而为胀为滞者，宜加酒炒香附 60 克，或甚者再加沉香 15 克；如血热多火、经早内热者，加川续断、地骨皮各 60 克，或另以汤剂暂清其火，而后服此，或以汤引酌宜送下亦可。"【附记】引自明代张介宾《景岳全书》。屡用神效。

36. 天紫红女金胶囊

【组成】黄芪(炙)53 克，党参 53 克，山药(酒炒)53 克，甘草(炙)13 克，熟地黄 53 克，当归 80 克，阿胶(炒珠)53 克，白术 53 克，茯苓 40 克，杜仲(盐炙)40 克，川芎 40 克，陈皮 27 克，香附(醋盐炙)80 克，肉桂 27 克，三七(熟)27 克，砂仁(盐炙)27 克，桑寄生 40 克，益母草 53 克，小茴香(盐炙)13 克，牛膝 13 克，木香 13 克，白芍(酒炒)53 克，丁香 7 克，艾叶(醋炙)80 克，益智仁(盐炙)27 克，延胡索(醋炙)13 克，肉苁蓉 40 克，川续断(酒炙)40 克，地榆(醋炙)53 克，荆芥(醋炙)40 克，酸枣仁(盐炙)53 克，海螵蛸 53 克，麦冬 27 克，椿根白皮 27 克，黄芩(酒炙)53 克，白薇 13 克。【制法】胶囊。将上三十六味药共研极细末，和匀过筛，装入胶囊，每粒 0.35 克。分装备用，密封。【用法】口服。每次 3 粒，每日 2～3 次，温开水送服。【功能】补气养血、调经安胎。【主治】气血两亏、肾虚宫冷、月经不调、崩漏带下、腰膝冷痛、宫冷不孕。【附记】引自《中药成方制剂》。屡用效佳。感冒者忌服。

37. 妇科养荣丸

【组成】当归 200 克，白术 200 克，熟地黄 200 克，川芎 150 克，

白芍(酒炒)150 克,香附(醋制)150 克,益母草 150 克,黄芪 100
克,杜仲 100 克,艾叶(炒)100 克,麦冬 50 克,阿胶 50 克,甘草 50
克,陈皮 50 克,茯苓 50 克,砂仁 10 克。【制法】浓缩丸。上药依法
加工,制成浓缩丸,每 8 丸相当于原药材 3 克。贮瓶密封备用。
【用法】口服。每次 8 丸,每日 3 次,温开水送服。【功能】补养气
血、疏肝解郁、祛瘀调经。【主治】气血不足、肝郁不疏、月经不调、
头晕目眩、血漏、血崩、贫血身弱及不孕症。【附记】引自《中药成方
制剂》。屡用效佳。

38. 温肾助孕散

【组成】当归 10 克,熟地黄 10 克,淫羊藿 10 克,桑寄生 10 克,
白芍 15 克,桑椹 15 克,女贞子 15 克,阳起石 15 克,蛇床子 5 克。
【制法】散剂。上药共研极细末,和匀,贮瓶备用。【用法】口服。每
次 9 克,每日 2～3 次,温开水冲服。连服 10～15 天。【功能】补肾
阳、填肾精、充精血、调冲任。【主治】不孕症(偏肾阳虚型)。症见
婚久不孕、月经后期、量少色淡或月经稀发、闭经、面色晦黯、腰酸
腿软、性欲淡漠、小便清长、大便不实、舌淡苔白、脉沉细或沉迟。
【加减】如宫体发育较差、基础体温呈单相及黄体不足、经行少腹冷
感、隐痛、性欲淡漠者,加鹿角霜 9 克,肉桂 6 克,紫石英 15 克。
【附记】引自《名医治验良方》。陈沛嘉方。屡用效佳。

39. 滋肾助孕丸

【组成】①云茯苓 10 克,生地黄 9 克,熟地黄 9 克,淮牛膝 9
克,路路通 9 克,炙山甲片(代)9 克,公丁香 2.5 克,淫羊藿 12 克,
石楠叶 9 克,制黄精 12 克,桂枝 2.5 克。②云茯苓 12 克,生地黄 9
克,熟地黄 9 克,石楠叶 9 克,紫石英 12 克,熟女贞子 9 克,狗脊 12
克,肉苁蓉 12 克,仙茅 9 克,胡芦巴 9 克,鹿角霜 9 克,淫羊藿 12
克。【制法】水丸。上列两方。各共研细末,和匀,水泛为丸,如梧
桐子大。晒干,贮瓶备用。【用法】口服。每次 9 克,每日 2～3 次,

温开水送服。每于月经净后,即服方①7天,至中期(排卵期)换服方②8天,经行时可随症调治。【功能】滋阴养血、调冲益精。【主治】不孕症(偏肾阴虚型)。症见婚久不孕、月经先期、量少、色红无血块,或月经尚正常,但形体消瘦、腰腿酸软、头昏眼花、心悸失眠、性情急躁、口干、五心烦热、午后低热、舌质偏红、苔少、脉细数。【附记】引自《名医治验良方》。蔡小苏方。屡用效佳。男女交媾,即能成孕。

40. 柴芪易孕散

【组成】醋柴胡10克,香附米10克,赤芍10克,白芍10克,苍术10克,白术10克,青皮10克,陈皮10克,川芎10克,全当归15克,云茯苓15克,芡实12克,炒山药30克,炙黄芪24克,炙甘草6克。【制法】散剂。上药共研极细末,和匀,贮瓶备用。【用法】口服。每次9克,每日3次,温开水冲服。【功能】疏肝理气、健脾化湿。【主治】不孕症(肝郁脾虚型)。症见婚后不孕、带下淋漓不断、色白无臭、情怀舒畅则量少、情郁气滞则量多。或经前易怒、乳房作胀、腰酸腹痛、平素身倦嗜卧、大便时溏。舌淡苔薄、脉弦细。【附记】引自《名医治验良方》。张淑亭方。屡用效佳。

41. 复 孕 膏

【组成】生地黄100克,熟地黄100克,杭白芍100克,当归身100克,陈阿胶100克,炒远志100克,鹿角胶100克,巴戟天100克,醋柴胡50克,酒川芎50克,川杜仲60克,川续断60克,蕲艾叶60克,炒山茱萸120克,肉苁蓉200克,炙甘草30克。【制法】膏滋。上药除阿胶、鹿角胶外,余药加水煎煮3次,滤汁去渣,合并滤液,加热浓缩为清膏,再将阿胶、鹿角胶加适量黄酒浸泡后隔水炖烊,冲入清膏和匀,然后加蜂蜜300克,收膏即成。贮瓶备用。【用法】口服。每次15～30克,每日2次,开水调服。【功能】补益肝肾、养血调经。【主治】肝肾亏损、血海空虚、冲任失调、提摄无力之不孕症。症见经行无定期、时前时后、月经每至经量多,只能睡卧不能行动、时有带下、腰酸、身倦、目眩、耳鸣、睡不安、多噩梦、婚后多年不孕、舌淡、脉沉细而软。【附记】引自《名医治验良方》。施今墨方。屡用效佳。

42. 千金保生丸

【组成】防风 60 克,石膏(煅)60 克,糯米 60 克,川椒(去目,炒出汗)60 克,北黄芩 60 克,秦艽 69 克,川厚朴 60 克,贝母 60 克,北细辛 60 克,石斛 60 克,大豆黄卷 60 克,白姜 30 克,大麻仁 30克,甘草(炙)30 克,熟地黄 60 克,当归 60 克,没药 30 克。【制法】蜜丸。上药共研细末,和匀,炼蜜为丸,如弹子大。分装备用。【用法】口服。每次 2 丸,每日 2 次,空腹用大枣 4 枚煎汤,嚼服。【功能】祛风散寒、滋阴活血、调经促孕。【主治】妇女不孕。【附记】引自宋代《普济方》。屡用神效。本药丸不用酒送服,恐发泄了真气,不能护血。

43. 女 宝 丹

【组成】当归 180 克,生地黄 180 克,白术 180 克,香附(童便、盐、酒、醋四制)180 克,白芍 90 克,川芎 90 克,阿胶 90 克,黄芩(酒炒)120 克,陈皮 60 克,砂仁 60 克。【制法】蜜丸。上药共研为细末,和匀,另将益母草 1250 克煎膏,与药末和炼蜜及阿胶为丸,如梧桐子大。备用。安胎则用白蜜为丸,不用益母膏。【用法】口服。每次 15 克,空腹温开水送服。【功能】调经种子、安胎保孕。【主治】不孕症。【加减】月经后期来者,去黄芩,加姜炭 30 克,蕲艾60 克;肥者,加制半夏 90 克,白茯苓 120 克;有白带者,再加白薇120 克;气虚甚者,加人参 90 克,茯苓 120 克,山药 120 克;腰酸者,加山药 90 克,川杜仲 90 克。【附记】引自清代《医宗说约》。屡用神效。

44. 女科妇宝丹

【组成】当归 90 克,川芎 60 克,艾绒 60 克,白芍 60 克,香附(制)90 克,阿胶 60 克,熟地黄 120 克。【制法】蜜丸。上药共研细末,和匀,阿胶烊化,炼蜜为丸,如梧桐子大,阴干,贮瓶备用。【用法】口服。每次 6 克,每日 2 次,温开水送服。【功能】调经养血。【主治】气血不调、经水愆期、带下淋浊、不能受孕。【附记】引自《中国医学大辞典》。屡用效佳。

45. 合 欢 丸

【组成】当归 90 克,熟地黄 90 克,茯苓 45 克,白芍 45 克,酸枣仁(炒)30 克,远志肉(制)30 克,香附(酒炒,一作 3 克)30 克,炙甘草 3 克。【制法】蜜丸。上药共研细末,和匀,炼蜜为丸,如梧桐子大。贮瓶备用。【用法】口服。每次 6 克,每日 2 次,温开水送服。【功能】养血调经、解郁安神。【主治】妇女气郁不孕。【加减】气虚者,加人参 30 克。【附记】引自清代《叶氏女科》。屡用效佳。

46. 郁金舒和散

【组成】白芍 30 克,当归 15 克,郁金 3 克,香附 3 克,神曲 3 克,枳壳 1 克,白术 9 克,川芎 6 克。【制法】散剂。上药共研极细末,和匀,贮瓶备用。【用法】口服。每次 6～9 克,每日 2 次,温开水冲服。或每日 1 剂,水煎服。【功能】柔肝理气、活血调经。【主治】妇女肝气郁结不孕。【附记】引自清代《辨证录》。屡用颇验。

47. 资生顺坤丸

【组成】香附(四制,春秋三日、夏二日、冬七日,晒干为末,筛去头末,取中末 250 克用)500 克,川当归 90 克,白术 90 克,川芎 60 克,白芍 60 克,熟地黄 60 克,生地黄 60 克,白茯苓 60 克,牡丹皮 60 克,黄芩 60 克,益母草 60 克,柴胡 60 克,椿白皮 60 克。【制法】糊丸。上药共研细末,和匀,醋煮面糊为丸,如梧桐子大。贮瓶备用。【用法】口服。每次 30 丸,每日 2 次,空腹淡醋汤送服。【功能】和气调经、养血清热。【主治】妇女寒少热多、不孕。【附记】引自清代《古今医统大全》。屡用颇验。

48. 白 薇 丸

【组成】白薇 30 克,附子(炒)30 克,桂心 30 克,吴茱萸(醋炮)30 克,熟地黄 90 克,当归 60 克,紫石英(醋煅)60 克,槟榔 30 克,白芍 5 克,人参 5 克。【制法】蜜丸。上药共研细末,和匀,炼蜜为丸,如梧桐子大。贮瓶备用。【用法】口服。每次 6 克,每日 2 次,温酒送服。【功能】补肾助阳、清热调经。【主治】寒热气道、经迟无子、脉沉紧涩。【附记】引自清代《医略六书》。屡用神效。

49. 白芷暖宫丸

【组成】禹余粮(制)30 克,白姜(炮)15 克,白芍 15 克,白芷 15 克,川椒(制)15 克,阿胶(粉炒)15 克,艾叶(制)15 克,川芎 15 克。【制法】蜜丸。上药共研细末,和匀,炼蜜为丸,如梧桐子大。贮瓶备用。【用法】口服。每次 40 丸,每日 2 次,米汤送服,或温酒、醋汤亦可。【功能】暖血海、安冲任、温补胞室、和养血气。【主治】子宫虚弱、风寒客滞,因而断续不成孕者。【附记】引自《妇人良方》。屡用效佳。

50. 苍术导痰丸

【组成】苍术 60 克,香附(四制)60 克,陈皮 33 克,白茯苓 33 克,枳壳 30 克,半夏 30 克,天南星 30 克,炙甘草 30 克。【制法】糊丸。上药共研细末,和匀,加姜汁、醋煮面糊为丸,如梧桐子大,阴干,贮瓶备用。【用法】口服。每次 6 克,每日 2 次,温开水送服。【功能】燥湿化痰、理气通经。【主治】肥胖妇女、禀赋厚、恣于酒食、躯脂溢满、闭塞子宫、经水不调、不能成胎。【附记】引自清代《医方一盘珠》。屡用颇验。

51. 秘制太和丸

【组成】制香附 120 克,制苍术 120 克,广藿香 120 克,净防风 120 克,嫩前胡 120 克,紫苏叶 120 克,薄荷叶 120 克,川厚朴 120 克,草果仁 120 克,姜半夏 120 克,台乌药 120 克,广陈皮 120 克,焦麦芽 120 克,砂仁壳 120 克,炒枳壳 120 克,焦山楂 120 克,白豆蔻 90 克,广木香 90 克,茯苓 90 克,川芎 90 克,羌活 90 克,白芷 90 克,粉甘草 90 克。【制法】糊丸。上药共研细末,和匀,面糊为丸,如弹子大。分装备用。【用法】口服。每次 1 丸(6~9 克重),每日 2~3 次,温开水化服。【功能】健脾消积、化痰行气。【主治】妇女信水不准、经行腹痛、骨节疼痛、胸闷食少、停经化胀、脾虚泄泻、气血两亏、积年不孕。【附记】引自《萧山竹林寺妇科秘方考》。屡用神效。

52. 涤痰丸

【组成】白术 60 克,半夏曲 30 克,川芎 30 克,香附(制)30 克,神曲 15 克,茯苓 15 克,橘红 12 克,甘草 6 克。【制法】粥丸。上药共研细末,和匀,米粥为丸,如梧桐子大,阴干,贮瓶备用。【用法】口服。每次 80 丸,每日 2 次,温开水送服。【功能】和气血、涤痰湿、通经脉。【主治】妇女形肥不孕、以身中有脂膜闭塞子宫。【加减】有热者,加黄连 30 克,枳实 30 克。【附记】引自清代吴谦《医宗金鉴》。屡用颇效。

53. 通输卵管丸

【组成】大黄 10 克,桃仁 30 克,陈皮 3 克,细辛 3 克,斑蝥 3 克,红花 3 克。【制法】醋丸。上药共研细末,和匀,以食醋为丸,如梧桐子大。贮瓶备用。【用法】口服。于每次月经第 1 天开始服用,上药 2 天分 4 次将药服完。每个月经周期为 1 个疗程。【功能】舒通冲任。【主治】输卵管不通不孕(痰湿阻闭型)。【附记】引自李文亮、齐强《千家妙方》。林泽田方。屡用皆效。一般连服 3 个疗程,多可受孕。服药后患者有时呕吐和腹泻,一般无须处理。

54. 通 管 膏

【组成】①虎杖 60 克,菖蒲 60 克,王不留行 60 克,当归 30 克,山慈菇 30 克,穿山甲(代)30 克,肉苁蓉 30 克,生半夏 15 克,细辛 15 克,生附子 15 克。②乳香 30 克,没药 30 克,琥珀 30 克,肉桂 15 克,蟾酥 15 克。【制法】药膏。先将①组药物加水煎煮 3 次,滤汁去渣,合并滤液,加热浓缩,再将②组药物共研为细末,与浓缩液和匀,烘干后研末。贮瓶备用。【用法】外用。用时每取药末 5 克,加白酒、蜂蜜适量,麝香少许,再加风油精三四滴调匀即膏。脐眼先用肥皂水洗净,乙醇消毒后,将药膏纳入脐眼内,外覆盖纱布,固定。最后用红外线灯(250A)照射 20 分钟(灯距 30～40cm)。每日用热水袋热敷脐眼 1～2 小时。无红外线灯可用 100W 灯泡代替,适当调整灯距及照射时间。每日换药 1 次。【功能】温阳化瘀、活血通闭。【主治】输卵管阻塞不孕。【附记】引自程爵棠、程功文《名医百家集验高效良方》陈武斌方。治疗 115 例,治愈 85 例,有效 18 例,无效 12 例。总有效率为 89.57%。

55. 螽 斯 丸

【组成】附子 9 克,白茯苓 9 克,白薇 9 克,半夏 9 克,杜仲 9 克,桂心 9 克,秦艽 9 克,厚朴 9 克,防风 6 克,干姜 6 克,牛膝 6 克,沙参 6 克,细辛 15 克,人参 12 克。【制法】蜜丸。上药共研细末,和匀,炼蜜为丸,如小豆大。贮瓶备用。【用法】口服。每次 50 丸,晨起空腹以温开水送服。【功能】补肾助阳、祛风散寒、清热化痰。【主治】妇女不孕。【附记】引自清代《产乳备要》。屡用有效。

56. 仙 通 丸

【组成】仙茅 10 克,淫羊藿 15 克,全当归 10 克,路路通 10 克,杭白芍 10 克,川芎 10 克,益母草 30 克,细辛 3 克,小茴香 10 克,台乌药 10 克,炙甘草 6 克,炙黄芪 10 克,熟地黄 10 克,穿山甲(代)6 克,橘核 10 克,荔枝核 10 克。【制法】蜜丸。上药共研细末。和匀,炼蜜为丸,如梧桐子大,阴干,贮瓶备用。【用法】口服。每次 9 克,每日 2 次,温开水送服。【功能】温肾通络、养血理冲。【主治】输卵管不通不孕(下焦虚寒、湿凝胞络型)。【附记】引自《名医治验良方》。杨斌民方。多年应用,疗效满意。同时,根据患者情况略做化裁,治疗闭经效果也非常可靠。另外,在原方加减化裁的基础上,再加入红牡丹根(盐炒)15 克,官桂 10 克,治疗子宫发育不良,也能收到相当满意的疗效。

57. 通 管 丸

【组成】柞木枝 30 克,熟地黄 30 克,炮山甲(代)9 克,当归 9 克,大蟅虫 10 只,泽兰叶 12 克,肉桂 6 克,生香附 12 克,砂仁 6 克,焦白术 9 克,杭白芍 15 克,贡阿胶 15 克,海螵蛸 12 克,甘草 9 克。【制法】膏丸。上药共研细末,和匀,与益母草膏 180 克(不足时加蜜)做丸如吉豆大。贮瓶备用。【用法】口服。每次 6 克,每日 1 次,空腹白开水送服。并同时配服汤剂。【功能】益肾健胃、活血通经。【主治】输卵管不能不孕。【附记】引自《名医治验良方》。马龙伯方。屡用效佳。

58. 苁 菟 丸

【组成】肉苁蓉 60 克,菟丝子 60 克,覆盆子 60 克,枸杞子 60 克,熟地黄 60 克,桑寄生 60 克,当归 30 克,蕲艾 30 克,补骨脂 60 克,怀山药 60 克,香附 60 克,胡桃肉 100 克,鸡血藤 60 克,紫河车 60 克,鹿茸 30 克,龟甲 60 克,益母草 30 克。【制法】蜜丸。上药共研细末,炼蜜为丸,每丸重 10 克。分装备用。【用法】口服。每次 1 丸,每日早、晚各 1 次,米汤送服。【功能】通奇脉、实冲任、填精补髓。【主治】妇女子宫发育不良、幼稚型子宫或女性发育不良、发育迟缓引起的不孕症。【加减】有痛经者,加煅猪牙皂 10～15克、炮甲珠(代)10～30 克;小腹冷痛者,加制附片 30 克,肉桂 10～20 克;腰痛者,加杜仲 60 克,川续断 60 克;气虚者,加红参 10～20克。【附记】引自《中国当代中医名人志》。尤德修方。屡用效佳。

59. 育 宫 片

【组成】党参 9 克,当归 6 克,白芍 9 克,川芎 6 克,熟地黄 15克,白术 9 克,云茯苓 9 克,炙甘草 6 克,杜仲 12 克,菟丝子 15 克,丹参 12 克,香附 9 克,紫河车 15 克,川椒 4.5 克,鹿角胶 12 克,龟甲胶 12 克。【制法】片剂。将上药 100 剂(紫河车单放)加水浓煎2 次,滤液喷雾,烤干研末,另将紫河车放于 60℃ 恒温箱中,烤干研末,然后将两种药末,混合压片,每片重 0.5 克。贮瓶备用。【用法】口服。每次 6～8 片,每日 2 次,温开水送服。2～3 个月为 1个疗程。【功能】益气活血。【主治】子宫发育不全。【附记】引自曹春林《中药制剂汇编》。湖北中医学大学附属医院方,共观察 24例,已孕 13 例,未孕 11 例,仍在继续追踪观察中,受孕率为 54.17%。

60. 养精助孕丸

【组成】当归 60 克,白芍(炒)60 克,党参 100 克,生地黄 100克,何首乌 80 克,女贞子(蒸)80 克,墨旱莲 80 克,川续断 80 克,枸杞子 60 克,菟丝子 100 克,桑寄生 60 克,北沙参 60 克,山药 80克,丹参 80 克,川芎 40 克,甘草 20 克。【制法】水丸。将上药粉碎成细粉,过筛,混匀,水泛成小丸(每克干品重 10 粒),干燥即得。贮瓶备用。或将生地黄、何首乌、女贞子、墨旱莲、桑寄生、丹参按煎煮法水煎并浓缩成稀膏,与药细粉混匀制成颗粒,压制成片亦可

（另计算服用量）。【用法】口服。每次 30～50 丸（片剂按此量计算），每日 2 次，温开水送服。于月经前 5 天开始服用。每月服用 20 天，3 个月为 1 个疗程。可停药 1 个月，再服第 2 个疗程。男子按月服用，余同。【功能】调气养血、补肾养精。【主治】妇女子宫发育不全、卵巢功能不全、内分泌失调、月经周期不定、性功能减退，或男子精子数量少、活动力差等引起的不孕症。【附记】引自山东烟台《中草药制剂验方选编》。屡用效佳。

61. 消水口服液

【组成】生黄芪 15 克，茯苓 15 克，猪苓 15 克，泽泻 15 克，路路通 15 克，延胡索 10 克，怀牛膝 10 克，牡丹皮 10 克，木通 10 克，藏红花 10 克，砂仁 10 克，生甘草 8 克。【制法】浓缩液。上药加水煎煮 3 次，滤汁去渣，合并滤液，加热浓缩成口服液。每毫升内含生药 2 克。贮瓶备用。【用法】口服。每次 20 毫升，每日 3 次。10 天为 1 个疗程。间隔 2～3 天，再服第 2 个疗程。【功能】益气通经、利水消积。【主治】输卵管积水致不孕。【附记】引自《集验百病良方》。屡用效佳。一般服药 1～4 个疗程即愈。治愈率可达 94％以上。

62. 龟 贞 散

【组成】龟甲 15 克，女贞子 15 克，山药 15 克，紫河车 13 克，熟地黄 12 克，墨旱莲 12 克，茯苓 12 克，山茱萸 9 克，泽泻 9 克，牡丹皮 9 克，五味子 9 克，鹿角胶 9 克。【制法】散剂。上药共研极细末，和匀，贮瓶备用。【用法】口服。每次 9 克，每日 2 次，温开水冲服。半个月为 1 个疗程。【功能】滋阴补肾、助阳通经。【主治】排卵障碍致不孕。【加减】阳虚甚者，加淫羊藿 12 克，巴戟天 9 克。【附记】引自《集验中成药》。屡用效佳。治愈率可达 70％以上。

63. 通地消障丸

【组成】党参 20 克，菟丝子 20 克，红藤 20 克，牡丹皮 15 克，全当归 15 克，穿山甲（代）15 克，白芍 10 克，熟地黄 10 克，红花 10 克，桃仁 10 克，土鳖虫 10 克，皂角刺 10 克，路路通 10 克，生甘草 6 克。【制法】水丸。上药共研细末，和匀，水泛为丸，如梧桐子大，晒干，贮瓶备用。【用法】口服。每次 9 克，每日 2～3 次，温开水送下。【功能】益肾活血、通络消障。【主治】排卵障碍致不孕症。【加减】若腰膝酸软、头目眩晕者，去牡丹皮、红花、桃仁，加天麻 10 克，杜仲 10 克，川续断 10 克；若耳鸣、失眠、多梦者，去菟丝子，加枸杞子 10 克，女贞子 10 克，五味子 10 克，炒酸枣仁 15 克；若小便短赤、大便秘结者，加生大黄 6 克，川黄连 10 克，连翘 10 克。【附记】引自《集验中成药》。屡用效佳。治愈率可达 76% 以上。

64. 红皂通管散

【组成】当归 9 克，熟地黄 9 克，川芎 9 克，红花 9 克，生茜草 9 克，石菖蒲 9 克，路路通 9 克，皂角刺 9 克，赤芍 9 克，白芍 9 克，生薏苡仁 20 克，桃仁 9 克，海螵蛸 12 克，制香附 12 克，败酱草 15 克，红藤 15 克。【制法】散剂。上药共研极细末，和匀，贮瓶备用。【用法】口服。每次 9 克，每日 2～3 次，温开水冲服。【功能】清血热、消瘀积。【主治】因盆腔炎症引起的输卵管阻塞性不孕症。【附记】引自《名医治验良方》。庞泮池方。坚持服用，疗效甚佳。

65. 透骨桂附散

【组成】透骨草 30 克，王不留行 30 克，肉桂心 10 克，制附子 10 克，川牛膝 15 克，小茴香 15 克，京三棱 15 克，莪术 15 克，辽细辛 3 克。【制法】散剂。将上药研成粗末，炒热袋装，备用。【用法】外用。用时取药袋趁热敷小腹、腰骶部，每晚 1 次。另外，用妇科万应膏贴在子宫、中极、八髎穴上。每日更换 1 次。【功能】祛风散寒、破瘀通闭。【主治】输卵管闭塞、附件炎。症见月经先后不定期、经血量少、色淡红、血中有块不多、经期腹痛、平素腰酸乏力、胸闷叹息、纳呆神疲、舌淡苔少、脉细略滑。【加减】同时应配服汤剂方：制何首乌、菟丝子、全当归、益母草、台党参、炒枳壳、怀牛膝各 15 克，赤芍、白芍、淫羊藿、王不留行各 10 克，炙黄芪、紫石英各 30 克，广郁金 12 克。水煎服，每日 1 剂。【附记】引自《名医治验良方》。张淑亭方。此等内外兼施，调经与补精并重，目的以求其通，故用之效佳。

（六）子宫脱垂（阴挺）

1. 提宫散（一）

【组成】制川乌 30 克，制草乌 30 克，白及 60 克。【制法】散剂。上药共研极细末，过筛，和匀，贮瓶备用。【用法】外用。用时取药末 1.2 克，盛入绢制小袋内（袋约拇指头大小），做成烟荷包式样，袋口用衣线绕一圈，留一段 5 寸长的线头，可使袋口收放，然后放入阴道后穹隆处。每日 1 袋，留药时间依感应情况而定，最短 3 小时，最长 12 小时。一般 6～8 小时即可取出。【功能】升提固脱。【主治】子宫不同程度的脱垂，以及阴道壁膨出、膀胱膨出、直肠膨出及宫颈糜烂等症。【附记】引自胡熙民《中国中医秘方大全》。郭应昌方。治疗 139 例，痊愈 110 例，绝对痊愈率为 79.10%。在用药期间，患者感到腹部发热，抽提达于顶点时，即可将药取出。防止由兴奋转为麻痹，反而减低治疗作用。在治疗期间，以及在治疗后一个较长时期内，必须注意适当休息，避免长时间的蹲位操作，避免过重和过度的劳动，以更好地提高疗效巩固率。

2. 提宫散(二)

【组成】升麻 6 克,牡蛎 12 克。【制法】散剂。上药共研极细末,和匀,贮瓶备用。【用法】口服。每次 6～9 克,每日 2～3 次,于空腹时用温开水冲服。连服 1～3 个月为 1 个疗程。【功能】升提固脱。【主治】子宫脱垂。【附记】引自程爵棠《百病中医膏散疗法》。治疗 723 例,痊愈 529 例,好转 156 例,无效 38 例。总有效率为 94.7%。

3. 提宫散(三)

【组成】升麻 25 克,柴胡 9 克,黄芪 15 克,白术 15 克,茯苓 15 克,煅牡蛎 30 克,五倍子 30 克。【制法】散剂。上药共研极细末,过筛,和匀,贮瓶备用。【用法】口服。每日 20 克,分 2～3 次空腹时用温开水冲服。连服 1 个月为 1 个疗程。【功能】益气健脾、升降阳气、收敛固脱。【主治】子宫脱垂(Ⅰ～Ⅲ度)。【附记】引自程爵棠《百病中医膏散疗法》。笔者经验方。用本方治疗 250 例,痊愈 227 例,显效 18 例,有效 5 例。总有效率达 100%。本病多因气虚下陷,或肾虚不固致胞络损伤、不能提摄子宫,多见于难产、产程过长,或临产用力太过,或产后劳动过早、过重,或持续用一种体位劳动,或长期咳嗽、房劳过度、多产时,尤易发生。因方药切中病机,故用之收效甚佳。病非一日,如能坚持服用,则治愈率明显提高。服药至治愈为度,不可间断服药,不能从事重体力劳动和攀高及长期站立劳动。

4. 收 宫 散

【组成】白胡椒 20 克,附片 20 克,元桂 20 克,白芍 20 克,党参 20 克。【制法】散剂。以上五味药共研极细末,和匀,加红糖 60 克,混匀,分作 30 包,收贮备用。【用法】口服。每次 1 包,每日早、晚各 1 次,白开水送服。服药前先饮少量黄酒或 1 小杯白酒。15

天为 1 个疗程。病情较重者,加用五倍子、椿根白皮各 100 克,煎水趁热先熏后洗患部数次。【功能】温补脾肾、升提固脱。【主治】子宫脱垂(阴挺)。【附记】引自程爵棠《百病中医膏散疗法》田世庆方。治疗 63 例,治疗 1 个疗程痊愈者 35 例(其中Ⅰ度 9 例,Ⅱ度 21 例,Ⅲ度 5 例);2 个疗程痊愈者 21 例(其中Ⅰ度 2 例,Ⅱ度 13 例,Ⅲ度 6 例),治疗 3 个疗程者 7 例(其中显效 4 例,无效 3 例)。总有效率为 95.8%。服药期间忌食生冷,避免重体力劳动。

5. 柴升固脱散

【组成】柴胡 15 克,升麻 15 克,知母 15 克,黄芪 60 克,党参 60 克,桔梗 20 克。【制法】散剂。上药共研极细末,和匀,贮瓶备用。【用法】口服。每次 9 克,每日 2～3 次,温开水冲服。10 天为 1 个疗程。【功能】益气升提。【主治】子宫脱垂(Ⅰ～Ⅲ度)。【加减】症重者,再加红参 15 克。【附记】引自《集验中成药》。屡用效佳。据观察:有效率达 100%。

6. 大补元丸

【组成】人参(别直参)9 克,熟地黄 12 克,金樱子 12 克,山药 12 克,白芍 9 克,牡蛎 15 克,白芷 4.5 克,五味子 4.5 克,白术 9 克,柴胡 4.5 克,山茱萸 9 克,大枣 9 克,升麻 6 克,海螵蛸 12 克。【制法】水丸。上药共研细末,和匀,水泛为丸,如梧桐子大,晒干,贮瓶备用。【用法】口服。每次 100 丸,每日 2 次,空腹时温开水送下。【功能】补脾益肾、平肝升提。【主治】子宫脱垂、伴有白带、夜尿频数、腰酸、易落发等症。【附记】引自胡熙明《中国中医秘方大全》。陈筱宝方。治疗 147 例,痊愈 72 例(占 48.9%),总有效率为 78.9%。本方特点是在补脾之外,重在益肾。益肾之药多为偏温,故在临床观察中可见到心肝火旺症状,因此又采用养血为主,以调之柔之,甘酸化阴以收之,介类潜藏以安之。本方选用金樱子、山茱萸、五味子较温平诸药,益肾固精收脱。

7. 更位口服液

【组成】黄芪 60 克,当归 15 克,党参 30 克,川续断 30 克,土鳖虫 9 克,接骨丹(焙干,研细末)1 条,老松香(炒,去油,研细末)9 克,炒白术 9 克,柴胡 4.5 克,升麻 3 克,山茱萸 15 克,鹿角胶 9 克,诃子 9 克,炙甘草 30 克,枯白矾 3 克,肉苁蓉 12 克,三七(研细末)2.5 克。【制法】浓缩液。上药除接骨丹、老松香、三七外,余药加水煎煮 3 次,滤汁去渣,合并滤液,加热浓缩成口服液。再将接骨丹、老松香、三七细末兑入和匀即可。每毫升内含生药 2 克。贮瓶备用。【用法】口服。每次 20 毫升,每日 2 次。10 天为 1 个疗程。【功能】补中益气。【主治】阴挺(子宫脱垂)。症见腰痛,小腹坠痛,宫颈由阴道脱出、不能回升而复归原位。伸腰困难、行动不便。【加减】可同时配用外治:①用五倍子 50 克煎汤外洗。继则仰身屈起二腿静卧、毛巾浸热水,或用暖水袋在小腹上托之。②此外,可用毫针针百会穴,以助药力,并时时用手扶持子宫上升。取此 3 天即见子宫上升,复归原位。【附记】引自《名医治验良方》。柯与参方。屡用效佳。经治疗后应继续休息服药,以免复发。

8. 阴 挺 膏

【组成】龙胆草 90 克,柴胡 90 克,泽泻 90 克,车前子 90 克,生地黄 90 克,栀子 90 克,红藤 240 克,蒲公英 240 克,金银花 90 克,败酱草 240 克,桔梗 90 克,生牛蒡子 240 克,藿香 50 克,生谷芽 600 克,琥珀末(包煎)60 克,炒升麻 240 克。【制法】膏滋。上药加水煎煮 3 次,滤汁去渣,合并滤液,加热浓缩成清膏,再加蜂蜜 300 克,收膏即成。贮瓶备用。【用法】口服。每次 15～30 克,每日 2 次,开水调服。每 1 料为 1 个疗程。【功能】疏肝胆、清湿热。【主治】阴挺(湿热型)。症见脱处肿痛、面色垢腻、心烦内热或身热自汗、口苦胸闷、胃呆、夜寐不安、大便秘结、小便短赤、脉滑数、舌质红绛、苔黄燥。【附记】引自《名医治验良方》。王渭川方。多年应用,效果甚佳。

9. 十味阴挺丸

【组成】党参 30 克,升麻 15 克,枳壳 15 克,柴胡 6 克,乌梅 9 克,白矾 9 克,白芷 9 克,酸石榴皮 9 克,五倍子 12 克,苦参 12 克。【制法】蜜丸。上药共研细末,过筛和匀,炼蜜为丸,每丸重 10 克。分装备用。【用法】外用。用时,先用 2%淡盐水冲洗阴道,并将子宫复位,取药丸 1 粒送入阴道后穹隆部,用丁字带固定,每 24～30 小时取出。每周为 1 个疗程,每个疗程用 6 丸。【功能】升提益气、收敛固脱。【主治】阴挺(子宫脱垂)。【附记】引自程爵棠《百病中医诸窍疗法》。笔者经验方。治疗 150 例,用药 1～2 个疗程,痊愈 120 例,显效 19 例,有效 9 例,无效 2 例。总有效率为 98.67%。

10. 阴 提 丸

【组成】枯矾 180 克,雄黄(一半作丸衣用)15 克,铜绿 12 克,桃仁 30 克,五味子 15 克,蜂蜜 60 克。【制法】蜜丸。上药分别研成细末,称量混合和匀待用。先将蜂蜜在文火上熬至滴入水中成珠状为度,再加入上述药末调和搓成丸剂(每丸重 12 克),雄黄为衣。分装备用。【用法】外用。用时每取药丸 1 粒塞入阴道穹隆处,或露出最厉害部分处,症重者塞 2 丸。药后需卧床休息 2～3 天。【功能】活血解毒、收敛固脱。【主治】子宫脱垂。【附记】引自江西《中医药文摘汇编》(1968 年)。屡用效佳。用药后第 6 天面部浮肿、分泌物增多、阴道黏膜腐蚀脱落,第 14 天后药液溶化,吸收,反应消失。其病向愈。

11. 子宫脱垂散

【组成】五味子 25 克,铜绿 40 克,雄黄 40 克,桃仁 50 克,枯矾 300 克。【制法】散剂。上药共研极细末,和匀,贮瓶备用。【用法】外用。用时取药末适量,阴道局部上药。每日 1 次。【功能】活血解毒、收敛固脱。【主治】子宫脱垂。【附记】引自天津市中心妇产科医院《中西医结合治疗常见妇科疾病》。屡用效佳。

12. 垂 脱 丸

【组成】冰片 2.5 克,轻粉 5 克,龟头 5 克,藜芦 5 克,铜绿 5 克,五味子 10 克,枯矾 50 克,桃仁 50 克,五倍子 5 克。【制法】蜜丸。上药共研细末,和匀,炼蜜为丸,每丸重 15 克,以雄黄为衣。贮存备用。【用法】外用。用时取药丸 1 粒,放入阴道后穹隆处,然后用带线棉球堵塞,翌日抽出棉球。每 2～4 天用药 1 次。若有掉出,可再上 1 丸。【功能】解毒活血、收敛固脱。【主治】子宫脱垂。【附记】引自天津市中心妇产科医院《中西医结合治疗常见妇科疾病》。屡用效佳。上药后有时可引起阴道黏膜上皮脱落。在数次上药后阴道上端紧张度可增强。

13. 五 枯 丸

【组成】五倍子 60 克,枯矾 60 克,菊花 30 克,蛇床子 30 克。【制法】蜜丸。上药共研细末,和匀,炼蜜为丸,每丸重 10 克。分装备用。【用法】外用。用时先冲洗,后上药。取药丸 1 粒塞入阴道后穹隆处,堵塞带线棉球,次日取出。2～3 天换药 1 次。【功能】收敛固脱。【主治】子宫脱垂。【附记】引自胡熙明《中国中医秘方大全》。蒋大经方。治疗 107 例,痊愈 86 例,治愈率为 80.37%。本方药源易找,治疗方便,用药后无不良反应,值得推广使用。

14. 内 脂 散

【组成】鸡内金 4.5 克,赤石脂 9 克,五倍子 6 克,冰片 1 克。【制法】散剂。上药共研极细末,和匀。贮瓶备用,勿令泄气。【用法】外用。用时取药粉适量,外敷宫体,后将宫体纳入阴道。【功能】益肾消炎、收敛固脱。【主治】子宫脱垂。【加减】Ⅱ度、Ⅲ度阴提,应配合服用补益提宫汤:黄芪 15 克,党参 15 克,生甘草 6 克,苍白术 9 克,粉草薢 9 克,椿根皮 9 克,陈皮 9 克,全当归 12 克,升麻 15 克,柴胡 9 克,大枣 5 枚。每日 1 剂,水煎服。【附记】引自李文亮、齐强《千家妙方》。屡用效佳。凡轻度子宫脱垂,仅用内脂散外治即可获愈,疗效满意。重则内外并治,其效始著。

15. 升 提 丸

【组成】生龙骨 15 克,生牡蛎 15 克,升麻 8 克,枳壳 6 克。【制法】蜜丸。上药共研细末,和匀,炼蜜为丸,如梧桐子大。贮瓶备用。【用法】口服。每次 9 克,每日 3 次,温开水送服。【功能】升提固脱。【主治】阴挺(子宫脱垂)。【附记】引自《集验中成药》。屡用效佳。治愈率可达 97%以上。服药期间不能从事重体力劳动。

16. 阴 挺 丹

【组成】黄柏(微炒)150 克,雄黄 75 克,五味子(炒)75 克,枯矾 300 克,煅龙骨 300 克。【制法】蜜丸。上药共轧为细粉,和匀,过 80～100 目筛,取炼蜜[每药粉 300 克,约用炼蜜(125℃)180 克,和药时蜜温 100℃]与上药粉搅拌均匀,成滋润团块,分坨,搓条,制丸,每丸重 4.5 克。分装备用。【用法】外用。用时取药丸 1 粒,用丝棉包好,丝线扎紧,留一长些绳头,纳入阴道,绳头留在口外,每 3 天 1 次,8 次为 1 个疗程。【功能】收敛、固涩。【主治】子宫下垂。【附记】引自《江苏省中药成药标准暂行规定汇编》。屡用效佳。

17. 提 宫 丸

【组成】山柰 50 克,炒面碱 75 克,制北寒水石 75 克,诃子 25 克,青木香 25 克,方海 25 克,大黄 25 克,硇砂 25 克,制乌梢蛇 25 克,五味子 25 克,怀牛膝 25 克。【制法】蜜丸。上药共研细末,和匀,炼蜜为丸,每丸重 6.5 克。分装备用。【用法】口服。每次 1 丸,每日 2 次,温开水送服。【功能】暖宫益气。【主治】下焦虚寒、少腹坠痛、子宫脱垂、大便秘结。【附记】引自《集验中成药》。屡用效佳。孕妇忌服。

18. 乌贼鱼骨丸

【组成】白芷 9 克,当归 15 克,龙骨 9 克,牡蛎 9 克,熟地黄 30 克,山茱萸 15 克,柴胡 3 克,升麻 3 克,黄芪 9 克,白芍 15 克,川芎 15 克,杜仲 15 克,五味子 9 克。【制法】水丸。用海螵蛸(炙)60 克与上药同研细末,和匀,水泛为丸,如梧桐子大,晒干,贮瓶备用。【用法】口服。每次 9 克,每日 3 次,空腹时用白汤入醋少许送下。不应,再合一服,服尽自愈。【功能】养血固肾、涩敛固脱。【主治】产后子宫脱垂(阴脱、阴挺)。凡举重、房劳或登高上楼皆能发作,平时断续自下,夏季甚则红肿溃烂。【附记】引自宋代陈素庵《陈素庵妇科补解》。屡用神效。大忌举重、房劳。久服十全大补丸,无复发之患。

19. 当归益荣散

【组成】当归、黄芩、牡蛎、赤芍、防风、龙骨、陈皮、蛇床子、白芷、黄芪、川芎、生地黄、升麻、甘草各等份。【制法】散剂。上药共研极细末,和匀,贮瓶备用。【用法】口服。每次 9 克,每日 3 次,空腹时温开水冲服。【功能】益气养血、升提固脱。【主治】产后玉门不闭,兼治阴脱阴挺。【附记】引自宋代陈素庵《陈素庵妇科补解》。屡用神效。

20. 收 阴 散

【组成】当归 9 克,白芍 9 克,川芎 9 克,熟地黄 9 克,人参 9 克,白术 9 克,枳壳 9 克,升麻 9 克,陈皮 9 克,沉香 3 克,肉桂(另研)3 克,吴茱萸 3 克,甘草 3 克。【制法】散剂。上药共研为末,和匀,分作 4 包,备用。【用法】口服。用时每取 1 包,加生姜 3 片,水煎服,每日 2 次。【功能】补气养血、温中升阳。【主治】产后劳伤过度,兼举重物,致伤脏腑之血,气弱血冷,子宫脱垂不收。【附记】引自清代《郑氏家传女科万金方》。屡用颇验。

21. 加减磁石散

【组成】磁石 6 克,当归尾 3 克,白芷 3 克,蛇床子 3 克,赤芍 3 克,牡丹皮 3 克,血余炭 1.5 克,川芎 1.8 克,生地黄 4.5 克,陈皮 3 克,甘草 3 克。【制法】散剂。上药共研为末,和匀,分作 2 包,备用。【用法】口服。每次药 1 包,每日 2 次,水煎去渣,空腹时服。【功能】养血祛风、行气止痛。【主治】子宫脱垂、痛不可忍。【加减】7 天后,去白芷、赤芍、当归尾,酌加熟地黄、当归、白芍、人参、黄芪。【附记】引自清代《古今医鉴》。屡用效佳。

22. 子宫下垂膏

【组成】全当归 130 克,生黄芪 250 克,土炒白术 130 克,大党参 100 克,怀山药 130 克,云茯苓 100 克,柴胡 50 克,升麻 80 克,鹿角胶 100 克,生甘草 60 克,大枣 50 枚。【制法】膏滋。上药除鹿角胶外,余药加水煎煮 3 次,滤汁去渣,合并滤液,加热浓缩为清膏,再将鹿角胶加适量黄酒浸泡后,冲入清膏和匀,然后加蜂蜜 200 克,红糖 100 克,收膏即成。贮瓶备用。【用法】口服。每次 15～30 克,每日 2 次。开水调服。【功能】健补脾胃、益气升阳。【主治】子宫下垂(中气下陷型)。症见子宫脱出阴门外一二寸,不痛不痒,少腹结胀常感下坠、行动不便等。舌淡、苔灰薄、脉滑虚或沉弱。【加减】精神倦怠、口淡无味、手足不温、气虚甚者,加高丽参(研末兑入)30 克,嫩桂枝 50 克;完谷不化、口唾清涎者,加煨干姜 6 克;腹胀甚,不思饮食,偏于气滞者,加广陈皮 80 克,炒青皮 80 克;小腹频数者,加益智仁 160 克。【附记】引自《名医治验良方》。卢国治方。屡用效佳。

23. 三萸丸

【组成】食茱萸 30 克,吴茱萸(汤浸,微炒)30 克,山茱萸(取

肉,微炒)30 克,炒桔梗 30 克,沙苑子 30 克,青皮 30 克,小茴香
(焙干)30 克,五味子 45 克,海藻 45 克,大腹皮(酒洗,晒干)45 克,
川楝子(去核)45 克,延胡索 45 克。【制法】糊丸。上药共研细末,
和匀,酒煮面糊为丸,如梧桐子大。贮瓶备用。【用法】口服。每次
30～50 丸,每日 1～2 次,空腹时木通煎汤送服。【功能】行气暖
肝、消肿止痛。【主治】妇女平素嗜食热汤及煎炸食物,或房事不节
致阴挺。【加减】下虚者,加川芎、炮姜(去皮)、肉桂各 30 克;腰痛
甚者,加桃仁(去皮尖,麸炒,另研)适量;肝郁者,加青皮、枳实各
30 克,南木香 22.5 克。【附记】引自宋代《普济方》。屡用神效。

24. 升 提 散

【组成】黄芪 30 克,党参 12 克,金樱子 20 克,五味子 10 克,煅
牡蛎 20 克,升麻 12 克,当归 12 克,炒白芍 15 克,炙甘草 5 克。
【制法】散剂。上药共研极细末,和匀,贮瓶备用。【用法】口服。每
次 9 克,每日 2 次,温开水冲服。【功能】益气升提、固涩收敛。【主
治】子宫脱垂。【附记】引自《名医治验良方》。宋世焱方。屡用
效佳。

五、产后病

（一）产后缺乳

1. 哈氏通乳丹

【组成】炙黄芪12克,野党参12克,秦当归12克,天花粉12克,原麦冬9克,炒白术9克,生麦芽15克,王不留行12克,钟乳石12克,净漏芦9克,穿山甲(代)6克,方通草3克。【制法】浓缩液。另用猪蹄1对,加水煮至熟烂,取汤汁2000毫升,分3次代水煎药,过滤,合并3次滤液,加热浓缩成口服液。每毫升内含生药2克。贮瓶备用。【用法】口服。每次20～35毫升,每日2次。【功能】补益气血、疏郁通乳。【主治】虚症乳汁不足。【附记】引自胡熙明《中国中医秘方大全》。哈荔田方。屡用屡验,效果满意。在服药后3小时以湿热毛巾热敷两乳,并轻轻按揉,以助乳腺之通畅,对疗效有很大作用。

2. 通 乳 丹

【组成】黄芪30克,当归12克,麦冬15克,木通10克,桔梗10克。【制法】浓缩液。另取猪蹄(去毛爪)2只,加水1500毫升,煮炖至熟烂,取汁去蹄,分3次煎药,取汁去渣,合并3次滤液,加热浓缩成口服液。每毫升内含生药2克。贮瓶备用。【用法】口服。每次20毫升,每日2次。【功能】益气补血、佐以通乳。【主治】乳房发育不良或乳头凹陷、乳房柔软、无胀满感、乳汁甚少或全无、或量少而清稀。体质虚弱、面色无华、头晕目眩、短气、心悸怔忡、倦怠无力、饮食量少、大便溏薄或不畅。舌淡红、少苔或薄白苔,脉细弱。【加减】头晕目眩、心悸怔忡较甚者,加川芎10克,熟地黄20克,桂圆肉12克;饮食量少、大便溏泻者,加茯苓25克,陈皮25克,鸡内金10克,怀山药20克;胸胁胀满、嗳气不舒者,加佛手10克,橘皮6克,白芍15克;腰脊酸痛、膝冷乏力者,加巴戟天15克,杜仲15克,川续断15克,桑寄生20克;恶露过期不绝者,加益母草30克,鹿角胶12克;口干渴者,加天花粉15克,玉竹15克。【附记】引自《名医治验良方》。罗元恺方。多年应用,疗效满意。

3. 资 生 散

　　【组成】人参100克,鹿茸50克,熟地黄100克,黄精200克,山茱萸75克,当归100克,淡菜100克,巴戟天100克,鲍鱼75克,附子50克,菟丝子100克,五味子75克,淫羊藿100克,石菖蒲100克,甘草50克,紫河车1具。【制法】散剂。上药共研极细末,和匀,贮瓶备用。【用法】口服。每次5克,每日3次,温开水送服。【功能】温肾填精、资生促乳。【主治】肾亏阳虚、精血不足所致乳汁全无、伴见畏寒肢冷、毛发脱落、羸瘦、闭经。【加减】服药期间出现发热口干者,可用麦冬15克,枸杞子30克,开水浸泡代茶饮,并继续服前散药。【附记】引自《名医治验良方》。王耀廷方。屡用效佳。

4. 加味通乳丹

　　【组成】生黄芪30克,当归12克,麦冬10克,桔梗10克,丝瓜络15克,穿山甲(代)10克,木通10克,漏芦10克,王不留行10克,黑芝麻15克,葱胡5个,甘草3克。【制法】散剂。上药共研极细末,和匀,贮瓶备用。【用法】口服。每次9克,每日3次,温开水冲服,黄酒为引。【功能】补气生血、通乳下乳。【主治】产后气血两亏所致的乳汁缺少。【加减】肝郁气滞者,去黄芪,加柴胡 10 克,青皮 10 克;气虚者,加党参 30 克;便秘者,加瓜蒌 20 克;纳呆者,加鸡内金 10 克,生三仙各 9 克;夹痰湿者,加瓜蒌 15 克,半夏 10 克,陈皮 10 克,川贝母 10 克。【附记】引自《名医治验良方》。梁伯学方。屡用效佳。

5. 通 乳 丸

【组成】防风 4.5 克,海桐皮 12 克,豨莶草 9 克,威灵仙 9 克,川续断 12 克,秦当归 12 克,杭白芍 9 克,东白薇 9 克,刘寄奴 12 克,王不留行 12 克,净漏芦 12 克,穿山甲(代)4.5 克,炒青皮 4.5 克,北细辛 1.5 克。【制法】水丸。上药共研细末,和匀,水泛为丸,如梧桐子大。晒干,贮瓶备用。【用法】口服。每次 9 克,每日 3 次,温开水送服。黄酒少许为引。【功能】疏风养血、活络化瘀。【主治】感受风寒而致乳汁不行(实证)。【附记】引自《名医治验良方》。哈荔田方。屡用效佳。服药后 3 小时左右以湿热毛巾热敷两乳,并轻轻按揉,以助乳通畅对疗效有很大作用。

6. 通 乳 灵

【组成】黄芪 40 克,党参 30 克,当归 15 克,生地黄 15 克,麦冬 15 克,桔梗 10 克,木通 10 克,炒王不留行 10 克,炮山甲(代)6 克,通草 6 克,皂角刺 6 克,漏芦 6 克,天花粉 6 克。【制法】散剂。上药共研极细末,和匀,贮瓶备用。【用法】口服。每次 30 克,每日 2 次,加红糖适量,以猪蹄汤冲服最佳。若两乳,同时以热碗罩之以透汗更佳。【功能】益气养阴通乳。【主治】各种原因引起的产后缺乳。【加减】气血两虚者,倍用炮参芪;血虚肝郁者,倍用山甲、通草。【附记】引自《集验中成药》。李学声方。治疗 175 例,服药 2～4 料后,治愈 170 例,无效 5 例。治愈率为 97%。

7. 归芪通行膏

【组成】全当归 200 克,生黄芪 200 克,路路通 150 克,漏芦 150 克,王不留行 150 克,通草 150 克,穿山甲(代)150 克,川芎 150 克,金银花 150 克,柴胡 100 克,生甘草 100 克。【制法】膏滋。上药加水煎煮 3 次,滤汁去渣,合并滤液,加热浓缩成清膏,再加红糖 300 克,收膏即成。贮瓶备用。【用法】口服。每次 15～30 克,每日 2 次,开水调服。5 天为 1 个疗程。【功能】补益气血、化瘀通乳。【主治】产后缺乳。【附记】引自《程氏医学笔记》。多年应用,疗效尚属满意。一般服药 1～4 个疗程后乳汁即可畅行。

8. 通 行 散

【组成】党参 15 克,云茯苓 10 克,白术 10 克,当归 12 克,桔梗 10 克,木通 6 克,通草 5 克,穿山甲(代)10 克,王不留行 10 克,路路通 10 克。【制法】散剂。上药共研极细末,和匀,贮瓶备用。【用法】口服。每次 15 克,每日 3 次,温开水加红糖冲服。【功能】补气养血、化瘀通乳。【主治】产后缺乳(气血虚型)。症见产后乳少,甚或全无、乳汁清稀、乳房柔软、无胀感、面色少华、神疲食少、舌淡少苔、脉虚细。【附记】引自《集验中成药》。茹颖莲方。屡用效佳。

9. 疏肝通乳丸

【组成】柴胡 6 克,青皮 6 克,白芍 10 克,漏芦 10 克,路路通 10 克,通草 10 克,天花粉 10 克,黑芝麻 30 克,王不留行 30 克,炮甲珠(代)20 克。【制法】水丸。上药共研细末,和匀,水泛为丸,如梧桐子大,晒干,贮瓶备用。【用法】口服。每次 9 克,每日 3 次,温开水送服。【功能】疏肝理气通乳。【主治】产后缺乳(肝郁气滞型)。症见乳汁分泌少或全无、胸胁胀闷、情志抑郁不乐或有微热、食欲减退、舌质正常、苔薄黄、脉弦细或数。【附记】引自《集验中成药》。张友陇方,屡用效佳。

10. 涌泉散(一)

【组成】当归(酒炙)192 克,穿山甲(炒珠,代)192 克,王不留行(炒)192 克,川芎 114 克。【制法】散剂。上药共轧为细粉,和匀,过 80~100 目筛。贮瓶备用。【用法】口服。每次 3 克,每日 3 次,温黄酒送服。【功能】养血、活血、催乳。【主治】妇女产后乳汁不通或量少。【附记】引自《北京市中药成方选集》。屡用效佳。本品不宜常服,气血虚弱者慎用。

11. 生 乳 糖 浆

【组成】穿山甲(酸炙,代)2880 克,北沙参(去芦)960 克,天花粉 4800 克,丝瓜络 4800 克,白马悬蹄 5760 克,鹿角 960 克。【制法】糖浆。将天花粉、穿山甲、鹿角分别轧为粗末。再将天花粉粗末用 7 倍量 25%乙醇按渗漉法提取;穿山甲粗末与北沙参,用煮提法提取 2~3 次;将鹿角用水浸泡 7 天,和白马悬蹄装入布袋,与丝瓜络同煎煮取汁。第 1 次加水 20 倍量,煮沸 8 小时,第 2 次加水 15 倍量,煮沸 6 小时,第 3 次去掉丝瓜络,加水 8 倍量,煮沸 6 小时,第 4 次与第 3 次相同,直至鹿角轻敲即碎。合并数次滤液,与穿山甲等滤液一起浓缩至 5500 毫升,再与天花粉渗漉液合并,搅匀,加入 85%单糖浆 118 000 毫升(按应出液数 77%),苯甲酸钠 768 克(按应出液数 0.5%),以热水溶化兑入,搅匀,滤除沉淀,测量比重为 1.2~1.24(25℃),调整应出液至足数 153 600 毫升,静置 7 天。分装备用。【用法】口服。每次 40 毫升(约 4 汤匙),每日 3 次,温热后服用。【功能】通经络、下乳汁。【主治】由气血不足引起的经络不通、乳汁稀薄、乳色灰黄等。【附记】引自中医研究院(现中国中医科学院)中药研究所《中药制剂手册》。屡用效佳。

12. 涌泉散(二)

【组成】穿山甲(炒,代)12 克,僵蚕(炒)12 克,肉豆蔻(面色煨热)12克,皂角15克,胡桃仁(去皮)120克,芝麻250克。【制法】散剂。上药共研极细末,和匀,贮瓶备用。【用法】口服。每服不拘多少,温酒调下,任意食之。【功能】通络散结、滋润催乳。【主治】乳汁不通、不问虚盛、先用木梳频刮乳房,后服药。【附记】引自明代龚廷贤《万病回春》。屡用神效。

13. 通乳散(一)

【组成】王不留行9克,天花粉9克,甘草9克,当归15克,穿山甲(代)15克。【制法】散剂。上药共研极细末,和匀,贮瓶备用。【用法】口服。每次9克,每日3次,猪蹄汤或热酒调服。【功能】活血通乳。【主治】产后乳汁不通。【附记】引自明代龚廷贤《万病回春》。服药后,其乳即通。

14. 催 乳 丸

【组成】当归400克,生地黄400克,白芍400克,漏芦400克,黄芪400克,鹿角霜400克,麦芽800克,川芎200克,王不留行200克,木香200克,穿山甲(代)200克,通草100克。【制法】蜜丸。上药共研极细末,和匀,炼蜜为丸,每丸重9克。分装备用。【用法】口服。每次1丸,每日2次,温开水化服。【功能】益气养血、通经下乳。【主治】产后气血两亏、乳少、乳汁不通、舌淡苔白、脉细涩。【附记】引自《集验中成药》。屡用屡验,效佳。忌气恼,忌食醋。

15. 增 乳 膏

【组成】黄芪80克,当归30克,漏芦20克,穿山甲(代)26克。【制法】药膏。上药共研细末,和匀,用白酒适量调和成软膏状,备用。【用法】外用。用时取此膏30克,外敷于双手心劳宫穴和肚脐上,外加包扎固定。每日换药1次,10次为1个疗程。另服猪蹄汤。或同时取药散内服,每次6g,每日2次,黄酒送服。【功能】补气益血、通络增乳。【主治】产后缺乳（虚证）。【附记】引自程爵棠、程功文《手部疗法治百病》。笔者经验方。屡用效佳。本方系由补血汤加漏芦、穿山甲而成。故可配制散剂内服，亦可制成膏滋内服。内外并治，效果尤佳。

16. 催 乳 膏

【组成】黄芪 200 克，生地黄 200 克，熟地黄 200 克，白芍 300 克，当归 100 克，党参 150 克，川芎 60 克，王不留行 150 克，路路通 150 克，通草 50 克，柴胡 60 克，炙甘草 50 克，阿胶 150 克。【制法】膏滋。上药除阿胶外，余药加水煎煮 3 次，滤汁去渣，合并滤液，加热浓缩为清膏，再将阿胶加适量黄酒浸泡后，隔水炖烊，冲入清膏和匀，然后加蜂蜜 300 克，收膏即成。贮瓶备用。【用法】口服。每次 15～30 克，每日 2 次，开水调服。【功能】补益气血。【主治】产后乳少或全无（气血两亏型）。【加减】如有胃纳不佳者，加茯苓 150 克，白术 100 克，陈皮 60 克；如乳房胀感明显者，加橘核 60 克，穿山甲（代）100 克。【附记】引自汪文娟、庄燕鸿、陈保华《中医膏方指南》。屡用效佳。

17. 下乳涌泉散

【组成】当归 50 克，川芎 50 克，天花粉 50 克，白芍 50 克，生地黄 50 克，柴胡 50 克，漏芦 15 克，桔梗 15 克，木通 15 克，白芷 15 克，通草 15 克，穿山甲（代）75 克，王不留行 150 克，生甘草 10 克。【制法】散剂。上药共研极细末，和匀，贮瓶备用。【用法】口服。每次 6～9 克，每日 1 次，临卧时用黄酒调服。同时配服猪蹄、鲫鱼等物。或食芝麻、核桃仁之类。早晚用木梳刮乳房 20～30 遍。效果更好。【功能】补益气血、通经催乳。【主治】产后乳汁缺乏。【附记】引自程爵棠《百病中医膏散疗法》。清太医院方。屡用神效。本方立意巧妙、兼治表里、有补有通、服后乳汁自通如泉水之涌。戒气恼、忌食辛辣椒姜之物。忌食米醋。

18. 通乳散(二)

【组成】当归 12 克,鹿角霜 9 克,穿山甲(代)12 克,王不留行 9 克,天花粉 9 克,焦通草 1.5 克。【制法】散剂。上药共研极细末,和匀,分作 3 包,备用。【用法】口服。每次 1 包,每日 3 次,水煎连渣服下。【功能】养血生津、通经行乳。【主治】产后乳汁不足、或行而不畅。【附记】引自裘笑梅《裘笑梅妇科临床经验选》。屡用效佳。

19. 代 乳 散

【组成】沙参 12 克,莲米 12 克,生薏苡仁 12 克,怀山药 12 克,扁豆 12 克,芡实 9 克,茯苓 9 克,白大米 360 克。【制法】散剂。上药与大米共研极细末,和匀,贮瓶备用。【用法】口服。用时每取此散 20～30 克,以开水调匀,在锅内隔水蒸熟如稀糊状,喂婴儿食用。【功能】健脾和胃。【主治】产后缺乳、婴儿代乳食用。【附记】引自程爵棠《百病中医膏散疗法》。佚人家传秘方。营养丰富效果很好。实为小儿代乳之妙方。

20. 通乳散(三)

【组成】熟地黄 20 克,白芍 20 克,柴胡 10 克,白术 10 克,当归 12 克,麦冬 15 克,藿香 9 克,通草 9 克,远志 6 克。【制法】散剂。上药共研极细末,和匀,贮瓶备用。【用法】口服。每日 3 次,每次 9 克,温开水送服。或每日 1 剂,水煎服。【功能】疏肝解郁、通络下乳。【主治】产后或在哺乳期间、情志抑郁或愤怒伤肝,以致肝失条达、疏泄不利、乳脉受阻、乳汁壅滞,因而乳汁涩少、甚或不行而全无。临床上可见乳房胀痛、乳汁黄稠稀少、精神忧郁、胸胁胀满、饮食减少、睡眠欠佳或多梦,或有微热、烦躁不宁。舌黯红、或尖边红赤、苔薄黄、脉弦数。【加减】乳房胀甚者,加青皮 6 克,香附 9 克,穿山甲(代)12 克;微发热者,加白薇 15 克,牡丹皮 10 克,王不留行 12 克;大便秘结者,去白术、藿香,加枳实 15 克,大黄 6 克;火麻仁 25 克;口干渴者,去藿香、远志,加天花粉 15 克,丝瓜络 12 克。【附记】引自《名医治验良方》。罗元恺方。屡用效佳。

21. 消肥通乳膏

【组成】①草果 100 克,半夏 150 克,茯苓 300 克,瓜蒌皮 300 克,通草 100 克,王不留行 200 克,路路通 200 克,漏芦 150 克,桔梗 50 克。②山楂 300 克,神曲 200 克,莱菔子 100 克,鸡内金 100 克,茯苓 300 克,白术 100 克,王不留行 200 克,路路通 200 克,漏芦 150 克。③柴胡 150 克,枳壳 100 克,川楝子 100 克,白术 100 克,茯苓 100 克,山楂 350 克,蒲公英 200 克,王不留行 250 克,路路通 200 克。【制法】膏滋。上列三方。各加水煎煮 3 次,滤汁去渣,合并滤液,加热浓缩为清膏,再加蜂蜜 300 克,收膏即成。贮瓶备用。【用法】口服。随症选用,每次 15～30 克,每日 2 次。【功能】①清热利湿、通络下乳。②消食健脾、利湿催乳。③疏肝解郁、清利化瘀。【主治】肥胖体质缺乳(湿盛内阻型用方①,湿盛食滞型用方②,湿盛气郁型用方③)。【附记】引自《集验中成药》。张武方。屡用效佳。

22. 漏芦通乳丸

【组成】漏芦 9 克,炒山甲(代)12 克,炒皂角刺 6 克,路路通 9 克,炒丝瓜络 9 克,当归 12 克,川芎 9 克,木通 9 克,瓜蒌 15 克。【制法】水丸。上药共研细末,和匀,水泛为丸,如梧桐子大,晒干,贮瓶备用。【用法】口服。每次 9 克,每日 2～3 次,温开水送服。【功能】活血通乳。【主治】产后缺乳。症见新产妇人、素体健康、气血两盛而乳汁不通、点滴全无、膨胀难耐。【加减】若气血俱虚、无血生乳者,去皂角刺、穿山甲、木通,加黄芪 30 克,党参 20 克。【附记】引自《名医治验良方》。屡用效佳。

（二）产后恶露不绝

1. 生 化 丸

【组成】当归320克,益母草640克,红花20克,川芎160克,桃仁40克,甘草40克。【制法】蜜丸。上药共研细末,和匀,炼蜜为丸,如梧桐子大或每丸重9克,收贮备用。或益母草水煎3次,浓缩成浸膏,余药研为细末,混合均匀,干燥研末,每500克药粉用老蜜为丸,每丸重9克,备用。【用法】口服。每次9～18克(或1～2丸),每日2～3次,温开水送服。【功能】温经止痛、祛瘀生新。【主治】由瘀血内阻所致之产后恶露不行、小腹疼痛、恶露不尽。【附记】引自《山东省药品标准》(中成药部分)。方为清代傅山《傅青主女科》。屡用效佳。忌食生冷之物。

2. 妇科乌金丸

【组成】香附(醋炒)80克,乌药20克,桃仁20克,大黄80克,没药(醋炒)10克,黑豆480克,五灵脂(醋炒)20克,红花40克,乳香(醋炒)10克,苏木60克,延胡索(醋炒)20克,木香10克,莪术(醋煮)20克,当归60克,蚕茧(炭)40克,益母草40克,肉桂10克。【制法】蜜丸。上药除黑豆、红花、苏木外,余药共研成细粉,过筛,混匀,再将黑豆、苏木用水煮1小时,去渣过滤。红花加黄酒320毫升,煎煮5～10分钟,去渣过滤,将药汁合并浓缩至比重为1.36。每500克药粉用老蜜625克与浓缩膏混匀,制成大蜜丸即得。每丸重6.25克。分装备用。【用法】口服。每次1丸,每日2次,黄酒或温开水送服。【功能】破血祛瘀。【主治】产后恶露不净、腹痛烦躁。【附记】引自《山东省药品标准》(中成药部分)。屡用效佳。孕妇忌服,忌食辛辣油腻之物。

3. 健脾口服液

【组成】桑寄生 30 克,党参 30 克,生龙骨 30 克,生牡蛎 30 克,川黄连 30 克,何首乌 30 克,川续断 24 克,白术 18 克,阿胶(烊化)15 克,血余炭 9 克,炮姜 9 克,艾叶炭 9 克。【制法】浓缩液。上药加水煎煮 3 次,滤汁去渣,合并滤液,加热浓缩成口服液。每毫升内含生药 2 克。贮瓶备用。【用法】口服。每次 30 毫升,每日 2～3 次。【功能】健脾养血、凉血益阴。【主治】恶露不绝(气虚肾亏、统摄无权型)。症见恶露不断、时多时少,常于劳累后量增,伴腰腿酸楚、小溲频数、时有失禁自溺、皮肤不温。【附记】引自《名医治验良方》。郑长松方。屡用效佳。

4. 化瘀口服液(一)

【组成】益母草 30 克,当归 30 克,赤芍 20 克,白芍 20 克,川芎 20 克,炒桃仁 15 克,蒲黄 10 克,五灵脂 10 克,炮姜 6 克,广木香 6 克,肉桂 3 克,甘草 3 克。【制法】浓缩液。上药加水煎煮 3 次,滤汁去渣,合并滤液,加热浓缩成口服液。每毫升内含生药 2 克。贮瓶备用。【用法】口服。每次 20 毫升,每日 2 次。【功能】活血养血、补虚祛瘀。【主治】产后恶露不绝(瘀血内阻型)。症见恶露或多或少、色呈黯紫有块、小腹疼痛拒按、下血块后稍松、舌暗边有瘀点、脉涩或细弦。【附记】引自《名医治验良方》。郑长松方。屡用效佳。

5. 缩 宫 散

【组成】益母草 15 克,贯众 10 克,炒蒲黄 10 克,五味子 6 克。【制法】散剂。上药共研极细末,和匀,贮瓶备用。【用法】口服。每次 9 克,每日 2～3 次,温开水送服。【功能】升提收固。【主治】子宫复旧不全(产后或人流术后)。【附记】引自《名医治验良方》。胡廷溢方。屡用效佳。

6. 银 黄 散

【组成】金银花炭 15 克,益母草 15 克,炒黄芩 10 克,炒牡丹皮 10 克,炒蒲黄 10 克,茜草 10 克,焦山楂 10 克,焦六曲 10 克,党参 12 克,贯众炭 30 克,大黄炭 6 克。【制法】散剂。上药共研极细末,和匀,贮瓶备用。【用法】口服。每次 9 克,每日 2 次,温开水冲服。7 天为 1 个疗程。【功能】益气祛瘀、清热止血。【主治】产后恶露持续 3 周或流产后阴道出血持续 10 天以上不净。【附记】引自《名医治验良方》。田中立方。屡用效佳。治愈率可达 90% 以上。

7. 复 宫 丸

【组成】潞党参 12 克,炒白术 9 克,炙黄芪 12 克,炒怀山药 12 克,炒杜仲 12 克,川续断 12 克,鹿角胶(烊化)9 克,金樱子 12 克,狗脊 12 克。【制法】水丸。上药共研细末,和匀,水泛为丸,如梧桐子大,晒干,贮瓶备用。【用法】口服。每次 9 克,每日 2 次,温开水送服。【功能】健脾益气、固肾止血。【主治】产后子宫复旧不全、恶露不绝,恶露量多或少、色淡,神疲懒言、面色㿠白。苔白舌淡、脉细弱。【附记】引自《名医治验良方》。胡国华方。屡用效佳。

8. 恶 露 膏

【组成】生黄芪 250 克,当归身 200 克,炒白芍 130 克,大熟地黄 130 克,制香附 100 克,白术(土炒)100 克,真阿胶 100 克,大党参 80 克,焦杜仲 160 克,川续断 130 克,荆芥穗炭 80 克,侧柏炭 100 克,生甘草 60 克。【制法】膏滋。上药除阿胶外,余药加水煎煮 3 次,滤汁去渣,合并滤液,加热浓缩为清膏,再将阿胶加适量黄酒浸泡后隔水炖烊,冲入清膏和匀,然后加蜂蜜 300 克,收膏即成。贮瓶备用。【用法】口服。每次 15～30 克,每日 2 次,开水调服。【功能】益气补血、固冲止血。【主治】恶露(气血双虚型)。症见精神倦怠、面色淡白或萎黄、心烦口干、腹部疼痛而喜按、产后恶露不绝、血色鲜红等。舌淡白、苔灰薄、脉沉细弱小。【加减】伴有心悸失眠者,加花龙齿 200 克,熟黄精 160 克,焦酸枣仁 160 克;腰痛者,加川续断 130 克,金毛狗脊 160 克;偏于气虚而气短者,加红人参 50 克;偏于血阴虚而有热者,去大党参、土炒白术,加仙鹤草 160 克,地骨皮 80 克。【附记】引自《名医治验良方》。卢国治方。屡用效佳。

9. 宝 金 膏

【组成】当归 120 克,茯苓 30 克,党参 30 克,香附 30 克,川芎 30 克,延胡索 30 克,苏木 30 克,白术 30 克,蒲黄 30 克,桃仁 30 克,醋大黄 30 克,红花 30 克,熟地黄 30 克,乌药 30 克,川乌 30 克,牛膝 15 克,苍术 15 克,地榆炭 15 克,山茱萸 15 克,金毛狗脊 15 克,何首乌 15 克,酒芍药 15 克,木香 15 克,五灵脂(炒)15 克,醋三棱 15 克,羌活 15 克,橘核 15 克,高良姜 15 克,青皮 15 克,木瓜 15 克,乳香 15 克,没药 15 克,草乌 15 克,大茴香 15 克,血竭 15 克,桔梗 15 克,防风 15 克,天麻 15 克,黑荆芥穗 15 克,香白芷 15 克,细辛 15 克,黑豆 45 克,艾叶 45 克,牛角胶 45 克。【制法】膏药。麻油熬,黄丹收。或加厚朴、枳壳、姜半夏、炮姜炭、吴茱萸各 15 克,生姜、葱白、韭白各 60 克,同入油中熬,同用槐枝搅。多搅有益。离火待温,摊膏。收贮备用。【用法】外用。用时取膏药温热化开,贴于小腹。【功能】活血逐瘀、祛风散寒。【主治】产后诸症(产后宫缩不全、恶露不绝等)。【附记】引自王光清《中国膏药学》。屡用有效。

10. 乌 金 膏

【组成】红花 60 克,蒲黄(炒)30 克,熟地黄 30 克,赤芍 30 克,莪术(煨)30 克,全当归 30 克,陈黑豆 30 克,干姜 30 克,官桂 30 克。【制法】膏药。麻油熬,黄丹收。离火待温,摊膏备用。【用法】

外用。用时取膏药温热化开,贴于小腹。【功能】活血逐瘀、温宫散寒。【主治】产后溢血(子宫流血收缩不全)。【附记】引自王光清《中国膏药学》。屡用效佳。

11. 生 化 膏

【组成】泽兰 30 克,当归 90 克,川芎 30 克,桃仁泥 15 克,益母草 90 克,香附 45 克,红花 30 克,炙甘草 30 克,姜炭 15 克。【制法】膏滋。上药加水煎煮 3 次,滤汁去渣,合并滤液,加热浓缩为清膏,再加蜂蜜、红糖收膏即成。贮瓶备用。【用法】口服。每次 1 匙(10～15 克),每日 2 次,开水调服。【功能】逐瘀生新。【主治】产后血虚、恶露不绝。【附记】引自王光清《中国膏药学》。屡用效佳。

12. 归 蚣 散

【组成】当归 24 克,炮姜 6 克,生地黄 30 克,红藤 30 克,玫瑰花 9 克,蜈蚣 5 条,川芎 6 克,桃仁 9 克,川黄连 6 克,香附 15 克,白芍 15 克。【制法】散剂。上药共研极细末,和匀,贮瓶备用。【用法】口服。每次 9 克,每日 3 次,温开水冲服。【功能】活血化瘀、清热利湿。【主治】产后恶露不尽。【加减】宫内瘀血不化者,加皂角刺 9 克,王不留行 15 克;发热者,加蒲公英 30 克,益母草 15 克。【附记】引自《名医治验良方》。刘福春方。屡用效佳。

13. 血竭大黄散

【组成】血竭 4.5 克,炮姜 4.5 克,艾叶炭 4.5 克,制大黄 4.5 克,炒当归 15 克,赤芍 9 克,白芍 9 克,延胡索(酒炒)9 克,失笑散(中成药)9 克,血余炭 9 克,小蓟炭 9 克,炒川芎 6 克。【制法】散剂。上药共研极细末,和匀,贮瓶备用。【用法】口服。每次 9 克,每日 2 次,温开水冲服。【功能】活血化瘀。【主治】产后恶露不止、有时夹血块而带紫色、腥秽臭浊、小腹隐痛、脉弦涩、舌质紫黯、瘀血不尽之象。【附记】引自《名医治验良方》。何子淮方。屡用效佳。

14. 化瘀口服液(二)

【组成】全当归 20 克,老川芎 10 克,大熟地黄 13 克,赤芍 10 克,生桃仁 6 克,红花 6 克,小黑豆 13 克,益母草 16 克,生甘草 4 克,真阿胶(烊化冲入)10 克。【制法】浓缩液。上药加水煎煮 3 次,滤汁去渣,合并滤液,加热浓缩成口服液。每毫升内含生药 2 克。贮瓶备用。【用法】口服。每次 20 毫升,每日 2 次。【功能】行血化瘀、养血扶正。【主治】产后恶露不绝(瘀血型)。症见头昏目眩、心烦气短、产后恶露淋漓不止、血色紫黯、小腹疼痛而拒按等。舌淡红、有瘀点、苔薄白、脉沉弦,两尺细涩。【加减】若寒邪客于胞室、邪血凝滞者,加炮姜炭 5 克,小茴香 6 克;情志不畅、气滞血瘀者,加制香附 10 克,炒青皮 8 克,广木香 6 克;腹痛剧者,加延胡索、川楝子肉各 10 克;气虚而心慌气喘者,加大党参 8 克,生黄芪 16 克。【附记】引自《名医治验良方》。卢国治方。屡用效佳。

15. 解毒口服液

【组成】金银花 30 克,连翘 30 克,紫花地丁各 24 克,天花粉 15 克,白芷 9 克,牡丹皮 15 克,赤芍 15 克,生薏苡仁 24 克,红藤 15 克,败酱草 24 克,三妙丸(包煎)12 克。【制法】浓缩液。上药加水煎煮 3 次,滤汁去渣,合并滤液,加热浓缩成口服液。每毫升内含生药 2 克。贮瓶备用。【用法】口服。每次 20~30 毫升,每日 3 次。【功能】清除邪毒、祛湿排脓。【主治】高热、腹痛、腹胀、恶露臭秽、苔薄腻、质偏红、脉弦数。【加减】热重恶寒者,加荆芥 9 克,防风 9 克;恶露不下者,加当归 9 克,川芎 6 克,丹参 12 克,益母草 15 克;恶露腥秽异常者,加苦参 12 克,椿根皮 12 克。【附记】引自《名医治验良方》。李国维方。屡用效佳。如患者带有宫内节育器,应立即取出以利邪毒外排,同时避免节育器变成病源地使炎症得不到控制。

16. 固 胞 丸

【组成】滇三七 3 克,贯众 24 克,益母草 15 克,海螵蛸 15 克,荆芥炭 3 克,川续断 15 克,延胡索 9 克,甘草 3 克。【制法】水丸。上药共研细末,和匀,水泛为丸,如梧桐子大,晒干,贮瓶备用。【用法】口服。每次 9 克,每日 2 次,温开水送服,白酒为引。【功能】祛瘀固胞、和血止血。【主治】产后恶露淋漓不绝(瘀血停滞型)。症见小腹疼痛、恶露持续不止、月经不净、量少、色紫暗有块、伴小腹疼痛、按之不舒、心烦郁闷、舌质紫暗、苔薄、脉弦或弦涩。【附记】引自《名医治验良方》。孙朗川方。屡用效佳。

17. 固 冲 散

【组成】党参 15 克,黄芪 15 克,白术 15 克,当归身 10 克,白芍 10 克,艾叶炭 6 克,阿胶 10 克,桑寄生 10 克,炙远志 9 克,炒酸枣仁 9 克,陈皮 6 克,炙升麻 6 克。【制法】散剂。上药共研极细末,和匀,贮瓶备用。【用法】口服。每次 9 克,每日 2~3 次,温开水冲服,血止后再服 7 天。【功能】益气养血、固冲止血。【主治】人流后出血量时多时少或淋漓不净、色淡红或稍暗、小腹胀坠或伴腰痛、神疲乏力、纳食欠佳、头昏心慌、汗出较多、夜寐欠佳、脉细无力、舌质淡红、边有齿痕。妇检:子宫偏大、质软、宫颈口关闭。【加减】食欲甚差者,加炒谷芽、炒麦芽各 15 克,山楂炭 10 克,六曲 9 克;出血多者,加炙海螵蛸 15 克,煅龙骨 20 克,煅牡蛎 20 克,血余炭 10 克。【附记】引自《名医治验良方》。夏桂成方。屡用效佳。

18. 丹 益 丸

【组成】益母草 30 克,丹参 30 克,桃仁 15 克,红花 12 克,当归 15 克,延胡索 12 克,白芍 12 克,五灵脂 12 克,香附 10 克,桂枝 10 克,黄芪 24 克,炙甘草 6 克。【制法】水丸。上药共研细末,和匀,水泛为丸,如梧桐子大,晒干,贮瓶备用。【用法】口服。每次 9 克,每日 2 次,温开水送服。【功能】活血化瘀、通经止痛。【主治】人流后即闭经,伴周期性小腹剧痛、腰膝酸软、经色黯红、舌质黯、脉涩。【附记】引自《集验中成药》。屡用效佳。

19. 益母茴归散

【组成】全当归 9 克,川芎 3 克,桃仁 3 克,红花 3 克,炮姜 3 克,炙甘草 3 克,泽兰 6 克,益母草 6 克,盐炒茴香 6 克,炒荆芥穗 6 克,焦山楂 6 克。【制法】散剂。上药共研极细末,和匀,贮瓶备用。【用法】口服。每次 6～9 克,每日 2 次,黄酒冲服。【功能】活血理气、祛瘀止痛。【主治】人流后腰骶痛(气滞血瘀型)。症见腰骶部呈刺痛或压迫性疼痛、少腹疼痛拒按、常腹痛连腰或腰痛连腹。兼见恶露量少色暗、舌质紫暗、脉弦涩。本证常见于子宫复旧不良,子宫内膜炎、部分胎盘、蜕膜残留等症。【附记】引自《集验中成药》。屡用效佳。

20. 归 七 散

【组成】①三七粉 3 克,当归 15 克,川芎 6 克,蒲黄炭 10 克,五灵脂炭 10 克,荆芥炭 12 克,益母草 30 克,炙甘草 6 克。②三七粉 3 克,当归 15 克,川芎 6 克,阿胶 10 克,仙鹤草 30 克,益母草 20 克,生黄芪 30 克,炙甘草 6 克。【制法】散剂。上列两方。各共研极细末,和匀,贮瓶备用。【用法】口服。每次 9 克,每日 2 次,温开水冲服。先服方①7 天,于药流后第 11 天开始服方②,连服 5 天。【功能】①活血止痛、化瘀止血。②活血化瘀、益气止痛。【主治】药物人工流产后阴道出血不止。【附记】引自《名医治验良方》。尤昭玲方。屡用效佳。实践证明:流产后期用药没有流产后即用效果好。故应以早期治疗为宜。

21. 人流止血丸

【组成】①延胡索 12 克,丹参 30 克,黄芪 30 克,红花 10 克,泽兰 10 克,五灵脂 10 克,益母草 15 克,当归 18 克,川芎 6 克,桃仁 6 克。②禹余粮 24 克,川续断 24 克,牡蛎 30 克,菟丝子 30 克,太子参 30 克,当归 20 克,贯众炭 20 克,参三七 5 克,侧柏炭 12 克,炒白术 12 克,阿胶 15 克,山药 15 克。【制法】水丸。上列两方,各共研细末,和匀,水泛为丸,如梧桐子大,晒干,贮瓶备用。【用法】口服。方①术后出血即止。每次 9 克,每日服 3 次,温开水送服,连服 2～3 天。后服方②,每次 15 克,每日 2 次,温开水送服。至血止为度。【功能】化瘀止血,方②佐以补肾填精。【主治】人流术后出血。【加减】方①加减:若血块多者,加三棱 6 克,桃仁增至 12 克;若少腹胀痛不适者,加芍药 10 克,香附 10 克;少腹寒凉,得温则舒者,加肉桂 10 克,小茴香 10 克;带下有味,小溲短赤者,加生薏苡仁 30 克,黄柏 10 克。【附记】引自《程氏医学笔记》。王忠民方。屡用效佳。

22. 清 宫 散

【组成】金银花 15 克,蒲公英 15 克,马鞭草 15 克,败酱草 15 克,炒当归 10 克,赤芍 10 克,蒲黄 6 克,车前草 15 克,益母草 15 克,焦山楂 10 克,五灵脂 10 克。【制法】散剂。上药共研极细末,和匀,贮瓶备用。【用法】口服。每次 9～15 克,每日 3 次,沸水冲服。【功能】清热解毒、益气化瘀。【主治】人流后出血量时多时少、色黯红、质黏腻、有臭气。小腹作痛、发热头昏、腰酸下坠、纳呆口腻、小便黄少。舌苔黄腻、质红或有紫点、脉细数无力。【加减】小腹胀痛者,加广木香 6 克,制香附 9 克,延胡索 10 克;热重者,加大青叶 12 克,红藤 12 克;出血多者,加大蓟、小蓟各 15 克,侧柏炭 10 克,大黄炭 6 克,或煎水送服散剂;腰痛者,加川续断 10 克,桑寄生 10 克;食欲不振者,加谷芽、麦芽、六曲各 10 克;盆腔有炎性包块者,加三棱 10 克,莪术 10 克,土鳖虫 6 克。【附记】引自《名医治验良方》。夏桂成方。屡用效佳。

（三）产后腹痛

1. 当归益母膏

【组成】当归 30 克,益母草 30 克,川芎 10 克,桃仁 10 克,甘草 10 克,牡丹皮 10 克,炮姜 5 克。【制法】膏滋。上药加水 500 毫升煎至 300 毫升,滤汁,二次加水 400 毫升煎至 200 毫升,滤汁去渣,合并滤液,加热浓缩为清膏(约 300 毫升),再加蜂蜜 50～100 克收膏即成。贮瓶备用。【用法】口服。每次 30 克,每日 3 次,温开水调服。【功能】活血化瘀、散寒止痛。【主治】产后小腹冷痛拒按(血虚受寒型)。【附记】引自程爵棠、程功文《单方验方治百病》。屡用效佳。

2. 化癥回生丹

【组成】人参 180 克,肉桂 60 克,麝香 60 克,姜黄 60 克,丁香 90 克,蜀椒(炒炭)60 克,虻虫 60 克,红花 60 克,三棱(麸炒)60 克,苏木 90 克,桃仁 90 克,蒲黄(炒炭)60 克,降香 60 克,紫苏子霜 60 克,五灵脂(醋炙)60 克,当归尾 120 克,白芍 120 克,干漆(煅)60 克,没药(醋炙)60 克,杏仁(炒)90 克,香附(醋炙)60 克,吴茱萸(甘草水炙)60 克,延胡索(醋炙)60 克,水蛭(砂烫)60 克,阿魏 60 克,小茴香(盐水炒)90 克,川芎 60 克,乳香(醋炙)60 克,高良姜 60 克,艾叶炭 60 克,益母草 480 克,熟地黄 120 克,鳖甲胶 480 克,大黄 240 克,竹节香附 60 克。【制法】蜜丸。先将麝香研为细粉,过筛,待用。再将上药除益母草、鳖甲胶、熟地黄、桃仁、杏仁、紫苏子霜外,余药共研细末,取部分细粉与熟地黄同捣烂,晒干或低温干燥,再共轧为细粉过罗。再将桃仁、杏仁轧碎,陆续掺入细粉及苏子霜轧细,和匀,过 80～100 目筛。然后将麝香置乳钵内,陆续掺入上药细粉研细,和匀过筛。又将鳖甲胶捣碎,加入黄

333

酒 720 毫升烊化。益母草煎成清膏,取适量炼蜜[每药粉 300 克,约用炼蜜(110℃)300 克和药时蜜温 80℃]与益母膏及烊化的鳖甲胶加热混合,趁热与上述药粉搅拌均匀,揉成滋润团块,分坨,搓条,制丸。每丸重 6 克。分装备用。【用法】口服。每次 1 丸,每日 1~2 次,饭前温酒送服,或遵医嘱服用。【功能】消癥瘕、化瘀血。【主治】产后腹痛、瘀血攻心、癥瘕、血痹、干血痨症,以及肝脾大、子宫肌瘤等症。【附记】引自《中华人民共和国药典》1963 年版。屡用效佳。孕妇忌服。

3. 乌 金 片

【组成】当归 5 千克,延胡索 15 千克,白芍 15 克,香附(醋制)30 千克,补骨脂(盐水炒)5 千克,吴茱萸(甘草水制)5 千克,川芎 15 千克,莪术(醋制)5 千克,生蒲黄 5 千克,益母草 80 千克,艾叶炭 5 千克,三棱(醋制)5 千克,小茴香 5 千克,木香 5 千克,百草霜 3.5 千克,熟地黄 5 千克。【制法】片剂。①当归第一次浸用 90% 乙醇,第二次用 60% 乙醇,延胡索、香附、白芍、补骨脂、吴茱萸、川芎、莪术用 60% 乙醇,生蒲黄用 45% 乙醇,以上九味按浸渍法制成浸膏。②益母草、艾叶炭、熟地黄、三棱等四味按水煮法制成浸膏。小茴香、木香按水蒸气蒸馏法提取挥发油,残余液再浓缩成浸膏。③百草霜制成细粉,作赋形剂用。④将浸膏、赋形剂用淀粉混匀,按水制颗粒法制粒。⑤待颗粒冷后,加入木香油、茴香油,混匀压片。贮瓶备用。【用法】口服。每次 4 片,每日 2 次,温开水送服。【功能】调经化瘀。【主治】气郁结滞、胸胁刺痛、产后血瘀、小腹瘀痛、五心烦热、面黄肌瘦。【附记】引自《天津市中成药规范》(附本)。屡用效佳。孕妇需遵医嘱服用。备注:小茴香 3 千克折合茴香油 5 毫升,木香每千克折合木香油 4 毫升。

4. 产 后 散

【组成】红花 200 克,赤芍 100 克,肉桂 100 克,莪术(醋制)100

克,熟地黄 100 克,当归 100 克,蒲黄 100 克,干姜 100 克,雄黑豆 100 克。【制法】散剂。上药共研极细末,和匀,贮瓶备用。【用法】口服。每次 9 克,每日 2 次,温开水冲服。【功能】活血化瘀。【主治】产后血虚有寒、瘀血不定、胸闷腹痛、寒热往来、关节疼痛。【附记】引自《集验中成药》。屡用效佳。

5. 益母四物膏

【组成】干益母草 5000 克,熟地黄 500 克,当归 500 克,川芎 500 克,白芍(醋炒)500 克,延胡索 250 克。【制法】膏滋。上药加水煎煮 3 次,滤汁去渣,合并滤液,加热浓缩为清膏,再加红糖 1000 克,收膏即成。贮瓶备用。【用法】口服。每次 15～30 克,每日 2 次,开水调服。【功能】活血化瘀、调经止痛。【主治】经水不调、产后瘀血腹痛。【附记】引自《程氏医学笔记》。屡用效佳。

6. 琥 珀 散

【组成】琥珀(另研)、没药(另研)、当归(炒)、赤芍、牡丹皮、延胡索、生蒲黄、莪术、桂心各等份。【制法】散剂。上药共研极细末,和匀,贮瓶备用。【用法】口服。每次 3 次,每日 1～2 次,温酒调下。【功能】活血散瘀、止痛安神。【主治】妇人产后血气攻心腹、烦躁闷乱、疼痛不止。【附记】引自明代王肯堂《证治准绳》。屡用皆效。

7. 云 母 散

【组成】党参 15 克,当归 12 克,茯苓 12 克,防风 10 克,云母石 15 克,萆薢 10 克,木瓜 10 克,生薏苡仁 10 克,炒金铃子 10 克,蚕沙 12 克,海桐皮 9 克,制附片 9 克,川芎 76 克,益母草 12 克。【制法】散剂。上药共研为粗末,备用(为 1 剂量)。【用法】口服。每日 1 剂,水煎服,每日 2～3 次。【功能】益气活血、祛风除湿、理气止痛。【主治】产后腹痛。【加减】如少腹疼痛拒按、触之坚硬、小便利为瘀血重,方中活血药剂量应大于利湿药;少腹硬而小便不利或淋漓胀痛,乃积水重,方中利湿药用量应大于活血药;少腹冷痛、拒按、触之有块、得热稍减、面色变白、四肢不湿者,加桂枝心、木香;头晕耳鸣、腰部坠痛、大便燥结、脉虚细者,加熟地黄、阿胶珠、川续断、麦冬。【附记】引自《中国当代中医名人志》。张斯特方。屡用神效。

8. 山 楂 散

【组成】北山楂 50 克,蒲黄 20 克,土鳖虫 15 克,延胡索 30 克,血竭 10 克,制大黄 10 克。【制法】散剂。上药共研极细末,和匀,贮瓶备用。【用法】口服。每次 9 克,每日 2～3 次,空腹温开水冲服(夹寒用红糖水冲服)。【功能】活血化瘀、理气导滞。【主治】产后腹痛(瘀血型)。【附记】引自《临床验方集》。程爵棠家传秘方。多年应用,效果甚佳。

(四)产后血晕

1. 失 笑 散

【组成】五灵脂(酒研澄去砂石,炒)90 克,蒲黄(生、炒各半)60克。【制法】散剂。上药共轧为细粉,和匀,过 80～100 目筛。贮瓶备用。【用法】口服。每次 6～9 克,小煎或用砂糖调服。每日 1～2 次。【功能】化瘀止痛。【主治】产后血晕、恶露不行、经血瘀滞、脘腹作痛。【附记】引自《全国中药成药处方集》。屡用效佳。孕妇忌服。

2. 双 生 膏

【组成】生白芍 1000 克,生地黄 1000 克,当归 1000 克,川芎1000 克,红花 1000 克,鲜益母草 5000 克。【制法】膏滋。上药加水煎煮 3 次,滤汁去渣,合并滤液,加热浓缩为清膏。每 420 克清膏兑红糖 1500 克(先将红糖用清水溶化成稀汁,待沉淀,去尽泥沙,炼去水分后)入清膏溶化收膏即成。贮瓶备用。【用法】口服。每次 30 克,白开水冲服。每日 2 次。【功能】凉血活血、散瘀调经。【主治】产后血晕、经血不调、经闭经少、腰酸腹痛、胞衣不下、血瘀作烧。【附记】引自《全国中药成药处方集》。屡用皆效。孕妇忌服。

3. 桃姜口服液

【组成】桃仁(去皮尖,研)20 粒,干姜(缓则用炮姜)3 克,当归 15 克,川芎 3 克,黑荆芥 15 克,泽兰 3.6 克,炒黑豆 100 粒。【制法】浓缩液。上药加水煎煮 3 次,滤汁去渣,合并滤液,加热浓缩成口服液。加童便一杯,约浓缩至 100 毫升。贮瓶备用。【用法】口服。每次 30 毫升,每日 3 次。【功能】逐瘀生新、清心安神。【主治】产后血晕。此因风冷袭于胞门、恶露不下,而上逆冲心所致。【附记】引自宋代陈素庵《陈素庵妇科补解》。屡用神效。

4. 琥珀保生锭

【组成】琥珀(研极细)90 克,肉桂 60 克,五灵脂(醋炒)90 克,生蒲黄 90 克,丁香 30 克,延胡索 120 克,红花 60 克,香附(醋炒)120 克,大黄(酒蒸 5 次须黑色为度,再入饭上蒸 3 次)120 克。【制法】锭剂。上药研细末,依法加工成锭子。贮瓶备用。【用法】口服。取锭子 1 粒,血晕、虚,用佛手散;热,用荆芥一味散煎汤磨服。如牙关紧闭,先调保生锭,服下即苏。【功能】活血化瘀、理气解郁、温经导滞。【主治】产后血晕。【附记】引自宋代陈素庵《陈素庵妇科补解》。屡用神效。

5. 清　魂　散

【组成】泽兰叶 30 克,人参(去芦)30 克,荆芥穗 120 克,川芎

60克,甘草(炙)24克。【制法】散剂。上药共研极细末,和匀,贮瓶备用。【用法】口服。每次3克,热汤、温酒各小半盏,调匀,急灌之,下咽喉则眼开气定,省人事。不应,再服。【功能】益气活血、散瘀清魂。【主治】产后血晕。【附记】引自宋代严用和《济生方》。屡用神效。

6. 黑 龙 丹

【组成】①五灵脂、当归(酒浸)、生地黄、川芎、高良姜各30克。②百草霜150克,乳香3克,生硫黄3克,琥珀3克,花蕊石3克。【制法】糊丸。上列两组药,先将①组药共轧为细粉,入砂锅内,纸筋盐泥封固济,置炭火上,煅通红,候火灭,冷取出,细研,入后药(②组药),先研细末,与前药(①组药)和匀,米醋煮面糊为丸,如弹子大。贮瓶备用。【用法】口服。要服用火煅药通红,投入生姜汁浸碎之,以无灰酒并合童子小便频服,神效不可尽述。【功能】活血散瘀、清心开窍。【主治】妊娠临产难生或胎衣不下、产后血鼻、不省人事、状如中风、血崩、恶露不止、腹中刺痛、血滞浮肿、血入心经、语言颠倒、如见鬼神、血风相搏,身热头痛,或类疟疾、胎前产后一切危急狼狈垂死,以此药灌三四丸,无不救活者。【附记】引自宋代严用和《济生方》。屡用神效。

7. 养血散瘀液

【组成】党参20克,茯苓20克,丹参20克,菊花10克,钩藤10克,当归60克,川牛膝15克,川红花10克。【制法】浓缩液。上药加水煎煮3次,滤汁去渣,合并滤液,加热浓缩成口服液。每毫升内含生药2克。贮瓶备用。另取1剂,加水1000毫升,水煎至沸30分钟,将药液倒入盆内,盖好备用。【用法】口服。先取口服液。每次30毫升,每日2次。再取药盆外用:趁热先熏头面口鼻,后浸洗双手。每日2~3次,每次30分钟。7次为1个疗程。【功能】养血散瘀、清热明目。【主治】产后血晕。【附记】引自《集验百病良方》。临床屡用,颇具效验。

(五)产 后 发 热

1. 退热灵口服液

【组成】荆芥 30 克,柴胡 15 克,防风 10 克,薄荷 10 克,党参 12 克,黄芪 15 克,当归 10 克,白芍 10 克,陈皮 10 克。【制法】浓缩液。上药加水煎煮 3 次,滤汁去渣,合并滤液,加热浓缩成口服液。每毫升内含生药 2 克。贮瓶备用。【用法】口服。每次 30 毫升,每日 2 次。【功能】益气血、透风热。【主治】产后高热。【加减】瘀血发热,加益母草 15 克,桃仁 10 克,红花 10 克,丹参 10 克;暑湿发热,加生石膏 30 克,知母 12 克,厚朴 10 克,半夏 10 克,黄芩 10 克;热甚持续不退,加黄芩 10 克。【附记】引自《名医治验良方》。王淑波方。用本方治疗 10 例,其中败血症 2 例,产褥感染 8 例。结果痊愈 9 例,无效 1 例。

2. 柴 佛 散

【组成】川芎 12 克,当归 10 克,柴胡 12 克,黄芩 10 克,泡参 18 克,法半夏 10 克,陈皮 10 克,艾叶 6 克,炙甘草 6 克,大枣(去核) 10 克,生姜 10 克。【制法】散剂。上药共研为末,和匀,贮瓶备用。【用法】口服。每次 50 克,每日 2 次,水煎服。【功能】和解表里、固正除邪。【主治】产后外感发热(风寒型)。症见产后恶寒发热、体温偏高、汗出或无汗、头晕目眩,甚则头项强痛、肢体酸痛、口干口苦、胃纳欠佳,或恶心呕吐,或血虚瘀滞、小腹疼痛、恶露不尽、舌苔薄白或白腻、寸口脉浮弱或现革脉、芤脉。【加减】伤风者,加炒荆芥穗 10 克,防风 10 克;伤寒者,加紫苏叶 10 克;恶露不尽者,去大枣,加益母草 25 克,醋炒香附 12 克;纳呆者,加谷芽 30 克。【附记】引自《名医治验良方》。龚志贤方。屡用效佳。

3. 银石口服液

【组成】金银花21克,生石膏(先煎)30克,竹叶6克,荆芥穗6克,天花粉15克,白薇12克,党参9克,鲜石斛12克,当归9克,南红花4.5克,粉甘草6克,粳米1撮。【制法】浓缩液。先煎石膏30分钟,再入诸药加水煎煮2次,滤汁去渣,合并滤液,加热浓缩成口服液。每毫升内含生药2克。贮瓶备用。【用法】口服。每次30毫升,每日2次。【功能】辛凉泻热、沃焚救涸。【主治】产后外感风寒化热(内传气分、成阳明经证)。【附记】引自《名医治验良方》。哈荔田方。屡用效佳。

4. 琥珀参鸡散

【组成】泡参30克,鸡血藤18克,生黄芪60克,黄连8克,广木香6克,赤芍6克,琥珀6克,槟榔6克,葛根9克,桔梗9克,秦皮炭9克,蒲黄炭9克,甘露消毒丹9克,茵陈12克,白头翁12克,炒北五味子12克。【制法】散剂。上药共研极细末,和匀,贮瓶备用。【用法】口服。每次9克,每日2次,温开水冲服。【功能】益气健脾、清热祛湿、行血化瘀。【主治】脾气虚损、湿邪内伏、影响宫缩致产后发热。【附记】引自《名医治验良方》。王渭川方。屡用效佳。

5. 清暑退热散

【组成】丹参9克,紫苏叶4.5克,藿香叶4.5克,葛根9克,薄荷叶3克,青蒿6克,白薇6克,赤芍(炒)9克,桃仁泥9克,益母草15克,玉泉散15克,青竹叶10克。【制法】散剂。上药共研极细末,和匀,贮瓶备用。【用法】口服。每次9～15克,每日2次,温开水冲服。【功能】清暑化湿、疏解时邪。【主治】产后暑湿发热。症见身热不扬、微微汗出、头痛胸闷、纳呆口苦、苔厚腻、脉濡或濡数。【附记】引自《集验中成药》。杨伯藩方。屡用效佳。

6. 银翘解毒丸

【组成】金银花 20 克,连翘 15 克,牛蒡子 15 克,黄连 6 克,黄芩 15 克,黄柏 10 克,当归 10 克,生地黄 15 克,蒲公英 20 克,紫花地丁 20 克。【制法】水丸。上药共研细末,和匀,水泛为丸,如梧桐子大,晒干,贮瓶备用。【用法】口服。每次 9 克,每日 2～3 次,温开水送服。【功能】清热解毒、利湿退热。【主治】产后发热(湿热型)。【加减】兼有外感者,加前胡 10 克,桔梗 10 克;兼有阴虚津伤者,加生石膏 30 克,玄参 15 克,麦冬 10 克;有瘀血者,加丹参 15 克。【附记】引自《名医治验良方》。任瑞仓方。多年应用,疗效满意。中医学有产后"宜温忌用寒凉"之说,但投用本方,很快热退病愈,效果满意。中医治病宜温宜凉,应以辨证施治为准则,有其证则用其药,不必拘泥,贻误病家。

7. 愈 风 散

【组成】荆芥 4.5 克,牡丹皮 6 克,茯苓 9 克,半夏 6 克,山楂肉 9 克,益母草 9 克。【制法】散剂。上药共研极细末,和匀,贮瓶备用。【用法】口服。每次 6～9 克,每日 2 次,温开水冲服。【功能】疏风清热、和胃祛瘀。【主治】产后伤风。凡症见轻微寒热、头痛咽痛、食欲不振、舌质红、苔薄脉浮、伴瘀下不畅者可用之。【加减】如患者素健,表证明显者,去牡丹皮,酌加防风、柴胡、桑叶各 4.5 克,薄荷 3 克,连翘 9 克,豆豉 9 克;伴咳嗽者,加前胡、桔梗各 6 克;咽痛不利者,加牛膝、桔梗各 9 克;胃脘胀闷者,加川厚朴、陈皮各 4.5 克;汗多者,加浮小麦 30 克,麻黄根 9 克;瘀血甚、小腹疼痛者,酌加丹参、泽兰、延胡索各 9 克,台乌药、当归各 6 克。【附记】引自《名医治验良方》。孙朗川方。屡用效佳。

8. 养血祛风膏

【组成】生黄芪 300 克,金银花 300 克,当归 100 克,赤芍 100

克,天花粉 100 克,浙贝母 100 克,桃仁 60 克,牡丹皮 60 克,防风 60 克,乳香 60 克,没药 60 克,皂角刺 60 克,炮山甲（代）60 克,紫苏叶 100 克,丹参 100 克,生甘草 30 克。【制法】膏滋。上药加水煎煮 3 次,滤汁去渣,合并滤液,加热浓缩为清膏,再加红糖 300克,和匀,收膏即成。贮瓶备用。【用法】口服。每次 15～30 克,每日 2 次,开水调服。【功能】养血祛风。【主治】外感型产后恶寒发热、头痛肢体疼痛、无汗或咳嗽流涕、舌苔薄白、脉浮。【附记】引自《临床验方集》。程爵棠师传秘方。临床屡用,效果甚佳。

9. 刘氏清降散

【组成】半夏 9 克,黄连 6 克,黄芩 9 克,枳实 9 克,杏仁 9 克,陈皮 9 克,郁金 9 克,川厚朴 9 克。【制法】散剂。上药共研极细末,和匀,贮瓶备用。【用法】口服。每次 9 克,每日 2～3 次,温开水冲服。【功能】清热除湿、和胃降逆、理气开脾。【主治】产后因湿热痰浊互结中焦而发热、胸脘痞闷、恶心呕吐、脉滑数、舌质红、苔黄厚或浊腻。【加减】①发热恶寒、头痛鼻塞兼外感者,可选加柴胡 9 克,紫苏叶 9 克,荆芥 9 克等,以轻宣解表。②血瘀经络、舌质紫暗、小腹疼痛者,可选加当归 15 克,赤芍 9 克,蒲黄 9 克,五灵脂 9克;腰疼痛,加川牛膝 9 克,以活血止痛。③小腹胀者,可加香附12 克,以行气消胀。④恶露不尽者,可加桃仁 9 克,红花 9 克,益母草 15 克,以活血祛瘀生新。⑤呕吐痰多属热甚者,可加竹茹 9克,芦根 30 克,以清热涤痰止呕。⑥津液受伤、舌干口渴者,可加石斛 15 克,玉竹 9 克,天花粉 9 克,以清热生津止渴。⑦心慌气短、舌淡脉虚者,可加党参 15 克,甘草 6 克,以益气扶正。⑧纳呆食少者,可加山楂炭 12 克,以消食化滞。⑨小便不利者,可加滑石18 克,通草 6 克,以利膀胱、通小便。⑩大便秘结者,可加大黄 9克,以泻热通便。【附记】引自《名医治验良方》。刘云鹏方。屡用效佳。

10. 化　瘀　散

【组成】当归 10 克,川芎 10 克,桃仁 10 克,干姜 10 克,牛膝 12 克,丹参 9 克,红花 9 克,生甘草 3 克。【制法】散剂。上药共研极细末,和匀,贮瓶备用。【用法】口服。每次 9 克,每日 2～3 次,温开水冲服。【功能】活血化瘀。【主治】产后发热(血瘀型)。症见寒热时作、恶露不下或下亦甚少、色紫暗有块、小腹疼痛拒按、口干不欲饮、舌紫暗、脉弦涩。【附记】引自《名医治验良方》。韩百灵方。屡用效佳。

11. 退热口服液

【组成】当归 10 克,白芍 10 克,丹参 10 克,黄柏 10 克,金银花 20 克,连翘 20 克。【制法】浓缩液。上药加水煎煮 3 次,滤汁去渣,合并滤液,加热浓缩成口服液。每毫升内含生药 2 克。贮瓶备用。【用法】口服。每次 20 毫升,每日 3 次。【功能】调气血、和营卫、养血清热、解毒。【主治】产后发热。【加减】气虚者,加党参 10 克,黄芪 15 克;壮热者,加生石膏 30 克;气滞者,加柴胡 10 克,香附 10 克;血瘀甚者,加赤芍 10 克,桃仁 10 克,红花 10 克;阴道出血者,加三七粉(冲服)3 克;腰痛者,加桑寄生 10 克,川续断 10 克;大便秘结者,加大黄(后下)6 克。【附记】引自程爵棠、程功文《名医百家集验高效良方》。孟庆贞方。治疗 82 例,治后 1～2 天,最多 3 天,平均 1.5 天体温即恢复正常而痊愈。治愈率达 100%。

12. 桑芥退热散

【组成】苇根 18 克,桑叶 9 克,黑荆芥穗 9 克,炒豆豉 9 克,炒山栀子 6 克,赤芍 9 克,醋柴胡 5 克,甘草 3 克,酒当归 9 克,酒川芎 6 克,泽兰 9 克,桃仁 9 克。【制法】散剂。上药共研极细末,和匀,贮瓶备用。【用法】口服。每次 9 克,每日 3 次,温开水送服。【功能】解表、清热、活血。【主治】产后感冒发热恶寒者。症见产后发热、恶寒、头痛、流涕、脉浮、苔薄白。【附记】引自《名医治验良方》。孙一民方。屡用效佳。

（六）产后关节痛

1. 舒 筋 散

【组成】鸡血藤 15 克，络石藤 10 克，海风藤 10 克，活血藤 10克，首乌藤 10 克，寻骨风 10 克，伸筋草 10 克，鹿衔草 10 克，当归10 克，赤芍 10 克，白芍 10 克，狗脊 10 克，桑寄生 10 克。【制法】散剂。上药共研极细末，和匀，贮瓶备用。【用法】口服。每次 9克，每日 3 次，温开水冲服。或每日 1 剂，水煎服。【功能】舒筋活血、祛风散湿、通瘀止痛。【主治】产后关节痛。【附记】引自《名医治验良方》。徐志华方。屡用效佳。

2. 虎骨黄芪散

【组成】虎骨（可用狗骨倍量代）15 克，黄芪 400 克，木瓜 15克，千年健 15 克，钻地风 15 克，牛膝 15 克，乳香 15 克，没药 15克，杜仲 20 克，老雄鸡骨 1 具。【制法】散剂。上药共研极细末，和匀，分作 60 包封口。收贮备用。【用法】口服。每次 1 包，每日早、晚各 1 次，黄酒冲服。【功能】益气通络、祛湿散寒、活血止痛。【主治】产后背、腰、腿疼痛，行走不便。【附记】引自《中国当代中医名人志》。苑荫芳方。临床屡用，颇有效验。

3. 琥 珀 散

【组成】琥珀（另研）22.5 克，当归 22.5 克，牛膝（酒浸）22.5克，川大黄 22.5 克，羌活 22.5 克，没药（另研）15 克，血竭（另研）15 克，干漆（炒烟尽）15 克，延胡索 15 克，防风 15 克，羚羊角屑（代）15 克，桂心 30 克。【制法】散剂。上药共研极细末，和匀，贮瓶备用。【用法】口服。每次 6 克,每日 2 次,不拘时温酒调服。【功能】活血散瘀、祛风散寒、通络止痛。【主治】妇人血风、走注疼痛。【附记】引自明代王肯堂《证治准绳》。屡用皆效。

4. 趁 痛 散

【组成】牛膝 15 克,当归 15 克,白术 15 克,黄芪 15 克,独活 15 克,生姜 15 克,炙甘草 7.5 克,薤白 7.5 克。一方用桑寄生。【制法】散剂。上药共研为末,和匀,贮瓶备用。【用法】口服。每次 15 克,每日 2 次,清水三盏,煎至一盏半,食前服。【功能】益气散瘀、散寒祛湿、通络止痛。【主治】产后气弱血滞、遍身疼痛及身热头痛。【附记】引自郑显庭《丸散膏丹集成》。屡用效佳。此方兼治太阳经感风头痛、腰背痛、自汗发热。若因感寒伤食忧恐惊怒而致发热头痛及虚劳诸症者,则非本方所能治疗,宜以五积散醋煎服。

5. 归 脊 丸

【组成】当归 9 克,狗脊 10 克,杜仲 12 克,川续断 12 克,桑寄生 15 克,肉桂 6 克,淡附片 3 克,秦艽 9 克,独活 6 克,甘草 3 克,谷芽 6 克,麦芽 6 克。【制法】水丸。上药共研细末,和匀,水泛为丸,如梧桐子大,晒干,贮瓶备用。【用法】口服。每次 6~9 克,每日 2 次,水、酒各半送服。【功能】补肾强腰、祛风散寒。【主治】素体瘦弱、月经期腰腿痛楚酸困。产后腰脊冷痛更加明显、乏力、足跟痛甚、舌淡红、脉沉细。【附记】引自《名医治验良方》。路志正方。屡用效佳。

6. 蛇 蜕 散

【组成】蛇蜕 1.5 克。【制法】散剂。用烧酒一盅,烧着,把蛇蜕烧成炭,研末,备用。【用法】口服。上为 1 次量,用热黄酒 120 毫升入上药末调和一起饮下。每日 1~2 次。【功能】祛风、发汗、开窍。【主治】产后风、牙关紧闭、两眼流泪、胡言乱语、危在片刻。

【附记】引自程爵棠《百病中医膏散疗法》。雷国庆家传数代秘方。服下发汗,顿时舒适神爽。效佳。

7. 参芍口服液

【组成】党参12克,麦冬9克,生黄芪15克,炒白芍9克,炒白术6克,丹参12克,墨旱莲6克,地龙3克,首乌藤9克,防风3克。【制法】浓缩液。上药加水煎煮3次,滤汁去渣,合并滤液,加热浓缩成口服液。每毫升内含生药2克。贮瓶备用。【用法】口服。每次20毫升,每日2次。【功能】益气养血、柔肝祛风。【主治】素体禀赋不足、脾胃虚弱、产后因大量失血、血海空虚、血虚生风而致遍身疼痛、肢体酸楚麻木。伴头晕目眩、心悸失眠、面色㿠白、舌淡少苔、脉细弱无力等症。【附记】引自《名医治验良方》。路志正方。屡用效佳。

8. 舒 筋 丸

【组成】制香附10克,广木香3克,乌药5克,砂仁3克,当归10克,延胡索10克,川楝子肉10克,路路通10克。【制法】水丸。上药共研细末,和匀,水泛为丸,如梧桐子大,晒干,贮瓶备用。【用法】口服。每次9克,每日2次,温黄酒送服。【功能】行气止痛、活血舒筋。【主治】闪挫扭伤所致的产后身痛。症见产褥期常感头晕心悸、神疲乏力,或伴腰膝酸软。因致项强板滞、肩胛或腰脊疼痛剧烈难忍,亦掣及背臀骶部或下肢,影响活动,甚至不能俯仰转侧,局部压痛明显、舌淡、边有瘀点,或薄白,脉细涩。【附记】引自《名医治验良方》。宋世焱方。屡用效佳。

9. 灵 仙 散

【组成】海桐皮9克,寻骨风9克,防己9克,威灵仙9克,络石藤9克,川羌活6克,北细辛3克,片姜黄9克,怀牛膝9克,桑寄生9克,香附米9克,焦三仙27克,番泻叶6克。【制法】散剂。上药共研极细末,和匀,贮瓶备用。【用法】口服。每次 6～9 克,每日 2 次,温开水冲服,得泻后停用此药。【功能】蠲除风湿、行气活血、舒筋活络。【主治】产后风湿瘀血、痹阻脉络。见产后逾月、肢体窜痛、按抚不减、转侧不利、自感骨节间冷风翕翕、无汗恶风、大便秘结、纳谷呆滞、舌淡苔薄、脉细弦。【附记】引自《名医治验良方》。哈荔田方。屡用效佳。

10. 腰 痛 丸

【组成】桑寄生 30 克,熟地黄 30 克,桑螵蛸 30 克,菟丝子 30 克,巴戟天 30 克,杜仲炭 30 克,金毛狗脊 30 克,猪肾(去白膜)2 对。【制法】蜜丸。上药共研细末,再将猪肾焙焦研面,混匀,炼蜜为丸,每丸重 9 克。分装备用。【用法】口服。每次 1 丸,每日早、晚各 1 次,用淡盐汤或白开水送服。【功能】补肾壮腰止痛。【主治】产后肾虚腰痛。【附记】引自程爵棠《民间秘方治百病》。屡用效佳。

11. 温 肾 丸

【组成】山药 9 克,苍术 9 克,怀牛膝 9 克,茯苓 9 克,薏苡仁 9 克,川续断 9 克,桑寄生 9 克,当归 9 克,白芍 9 克,甘草 6 克。【制法】水丸。上药共研细末,和匀,水泛为丸,如梧桐子大,晒干,贮瓶备用。【用法】口服。每次 9 克,每日 2 次,温开水送服。【功能】温补肾阳、利湿健脾。【主治】产后腰痛(肾阳不足型)。症见产后腰痛、体重、不得转动、恶露稀淡、尿频、四肢不温、面色晦暗、便溏、眼睑浮肿、脉沉弱而缓。【附记】引自《名医治验良方》。韩百灵方。屡用效佳。

12. 归防口服液

【组成】防风 6 克,防己 6 克,当归 12 克,川芎 6 克,细辛 3 克,熟附子 6 克,鲜生姜 3 片,片姜黄 9 克,桂枝 6 克,炙甘草 3 克。

【制法】浓缩液。上药加水煎煮3次,滤汁去渣,合并滤液,加热浓缩成口服液。每毫升内含生药1.5克。贮瓶备用。【用法】口服。每次20毫升,每日2次。【功能】养血祛风、散寒除湿。【主治】产后周身关节疼痛、宛如锥刺、屈伸不利,或痛无定痛、剧烈难忍,或肢体肿胀、麻木重者、步履艰难、遇寒加重、遇热则舒,舌淡、苔薄白、脉细缓。【附记】引自《名医治验良方》。路志正方。屡用效佳。

13. 地 黄 散

【组成】熟地黄9克,白芍9克,牛膝9克,川楝子6克,山茱萸9克,青皮6克,当归9克,茯苓9克,牡丹皮9克。【制法】散剂。上药共研极细末,和匀,贮瓶备用。【用法】口服。每次9克,每日3次,温开水冲服。【功能】补肾养肝。【主治】产后胁痛(肾阳虚型)。症见产后胁痛、腰痛、足跟痛、恶露量少、色淡红、头眩、心悸、健忘、手足心热、面红颧赤、脉细数。【附记】引自《名医治验良方》。韩百灵方。屡用效佳。

(七)产后大小便不通

1. 逐 水 散

【组成】磁石5克,商陆5克,麝香0.1克。【制法】散剂。上药共研极细末,和匀,贮瓶备用。【用法】外用。用时每取上药粉分别摊放于神阙穴和关元穴各半,覆盖于胶布上(应比药粉面积稍大一点)。一般数小时见效,可自行排尿时即去其药,若无效,次日更换敷之。【功能】活血通络、通窍逐水。【主治】产后癃闭。【加减】必要时,可配合针刺治疗,若小腹膨隆胀满、腹部触诊、膀胱上缘,在脐下二指许,遂针刺关元、中极、三阴交,外敷上药3小时后,可自行排尿。【附记】引自《程氏医学笔记》。屡用皆验。本药无毒,无不良反应,方法简便易行。配合针灸,效果更佳。

2. 桂香琥珀散

【组成】琥珀 1.5～3 克,肉桂 0.9～1.8 克,沉香 0.9～1.8 克。【制法】散剂。上药共研极细末,和匀,贮瓶备用。【用法】口服。每次 3.3～6.6 克,每日 1～2 次,温开水冲服。【功能】温阳通经、降气利水、散瘀安神。【主治】产后癃闭。【加减】如有热象者,不用肉桂,另用车前子 12 克,泽泻 12 克煎汤送服。【附记】引自《名医治验良方》。钱伯煊方。屡用效佳。

3. 尿潴留口服液

【组成】海金沙 12 克,泽泻 12 克,猪苓 12 克,赤茯苓 24 克,萆薢 12 克,紫苏梗 6 克,桔梗 6 克,甘草梢 3 克,蒲公英 9 克。【制法】浓缩液。上药加水煎煮 3 次,滤汁去渣,合并 3 次滤液,加热浓缩成口服液。每毫升内含生药 2 克。贮瓶备用。【用法】口服。每次 20 毫升,每日 2 次。【功能】清热、理气、利尿。【主治】产后尿潴留。症见产后发热或因局部肿胀引起小便不通利者。【附记】引自《名医治验良方》。孙一民方。屡用效佳。

4. 利 便 膏

【组成】川玄参 160 克,干麦冬 100 克,细生地黄 130 克,生白芍 130 克,全当归 130 克,生玉竹 130 克,北沙参 130 克,火麻仁 160 克,肉苁蓉片 130 克,焦杜仲 160 克,真阿胶 100 克,生甘草 40 克。【制法】膏滋。上药除阿胶外,余药加水煎煮 3 次,滤汁去渣,合并 3 次滤液,加热浓缩成清膏,再将阿胶加适量黄酒浸泡后隔水炖烊,冲入清膏和匀,然后加蜂蜜 300 克,收膏即成。贮瓶备用。【用法】口服。每次 15～30 克,每日 2 次,开水调服。【功能】养血增液、润肠利便。【主治】产后大便难。症见头昏眼花、口舌咽干、心烦躁、腰酸痛、小便黄或赤、大便不畅,或大便干燥难以排出等。【加减】大便秘结甚者,加郁杏仁 130 克;心烦、胃腹胀满者,加熟大黄 80 克;伴有低热者,加嫩白薇 100 克;小便色黄赤不利者,加建泽泻 80 克;耳鸣者,加肥知母 100 克;目赤者,加炒菊花 100 克。【附记】引自《名医治验良方》。卢国治方。屡用效佳。

5. 益 军 丸

【组成】旋覆梗 15 克,川厚朴 10 克,小青皮 9 克,当归 9 克,赤芍 12 克,川芎 9 克,桃仁 9 克,红花 9 克,益母草 30 克,生大黄 6 克,福泽泻 15 克。【制法】水丸。上药共研细末,和匀,水泛为丸,如梧桐子大,晒干,贮瓶备用。【用法】口服。每次 9～15 克,每日 2 次,温开水送服。服药后 12 小时无效者,次日再服。服药后一律拔除导尿管。【功能】行气活血、通利小便。【主治】产后尿潴留。症见产后即感小便小畅,继则点滴不下,有尿意而登厕,登厕则不能排尿、小腹胀满,甚是痛苦。【加减】若病程过长而气虚者,加黄芪 30 克;胸膈满闷气促者,加桔梗 6 克。【附记】引自《程氏医学笔记》。曹顺朋方。临床屡用,力专效验。

6. 冬 葵 散

【组成】黄芪(炙)30 克,党参(或太子参)15 克,麦冬 15 克,冬葵子 12 克,车前子 10 克,茯苓 12 克,泽泻 10 克,王不留行 10 克,炙升麻 10 克,炒枳壳 10 克,通草 5 克。【制法】散剂。上药共研极细末,和匀,贮瓶备用。【用法】口服。每次 9～15 克,每日 2 次,温开水冲服。【功能】益气升提、利尿通便。【主治】产后癃闭。【加减】本方或加金银花 16 克;瘀血阻滞胞宫者,加琥珀粉 3～5 克。【附记】引自《集验中成药》。汪荫华方。屡用效佳。凡产后 8 小时不能自解小便,或拔除导尿管 8 小时不能自解小便者即服此药。

7. 二虫参芪散

【组成】潞党参 60 克,鸡血藤 18 克,生黄芪 60 克,炒升麻 24 克,当归身 10 克,制香附 10 克,广木香 10 克,槟榔 10 克,九香虫

10 克,土鳖虫 9 克,益母草 24 克,鹿角胶 24 克,鱼鳔胶 24 克。【制法】散剂。上药共研极细末。和匀,贮瓶备用。【用法】口服。每次 9～15 克,每日 2 次,温开水送服。【功能】补养气血、理气通结。【主治】产后气血亏损、气滞便结。症见颜色苍白、头昏心悸、腹部胀痛。脉沉涩、苔薄白。【附记】引自《名医治验良方》。王渭川方。屡用效佳。

8. 八 正 散

【组成】萹蓄 9 克,瞿麦 9 克,木通 6 克,车前子 9 克,滑石 12 克,山栀子 6 克,甘草梢 3 克,川黄柏 9 克。【制法】散剂。上药共研极细末,和匀,贮瓶备用。【用法】口服。每次 9 克,每次 3 次,温开水冲服。【功能】清热泻火、利湿通淋。【主治】产后尿潴留(湿热下注型)。【加减】中气不足者,加党参 9 克,黄芪 9 克,人参 9 克;大便秘结者,加玄明粉 9 克;夜寐欠佳者,加琥珀粉 3 克。【附记】引自《名医治验良方》。李祥云方。屡用效佳。

9. 通 脬 丸

【组成】黄芪 15～30 克,党参 10～20 克,焦白术 10 克,丹参 30～60 克,王不留行 30 克,穿山甲(代)5～10 克,凌霄花 10 克,金钱草 20 克,茯苓 15 克,车前子 20 克,当归 10 克,陈皮 6 克,柴胡 10 克,桔梗 6 克,升麻 6 克,杏仁 10 克,生甘草 6 克。【制法】水丸。上药共研细末,和匀,另取通草 6 克,煎水为丸,如梧桐子大,晒干,贮瓶备用。【用法】口服。每次 9 克,每日 2～3 次,温开水送服。【功能】补中益气、养血通利。【主治】产后尿潴留。【加减】大便不通或便秘者,加肉苁蓉 10 克,火麻仁 10 克;外阴肿痛,侧切或剖宫产者,加生蒲黄 3～6 克,瞿麦 10 克。【附记】引自《集验中成药》。刘振国方。多年应用,疗效满意。

10. 通 调 丸

【组成】柴胡12克,赤芍15克,当归10克,川芎10克,桃仁10克,红花10克,枳壳12克,牛膝10克,北黄芪30克,黄芪30克,车前子15克,泽泻15克,猪苓15克。【制法】水丸。上药共研细末,和匀,水泛为丸,如梧桐子大,晒干,贮瓶备用。【用法】口服。每次9~15克,每日2次,温开水送服。【功能】活血化瘀、通调水调。【主治】产后尿潴留(癃闭)。【附记】引自《名医治验良方》。李家祝方。临床屡用,效果甚佳。

11. 通幽散(一)

【组成】生地黄15克,当归15克,党参15克,火麻仁15克,枳壳10克,桃仁10克,川芎7.5克,柏子仁7.5克,生甘草5克,槟榔片2.5克。【制法】散剂。上药共研极细末,和匀,贮瓶备用。【用法】口服。每次9克,每日2次,温开水送服。【功能】养血润燥、通幽解便。【主治】产后大便难、便干如栗子、秘涩不通。【加减】若因阴虚灼津而致者,重用生地黄,并酌加滋阴之药;便后肛门疼痛者,加生地榆10克,防风7.5克;7天不大便者,加大麦芽25克,肉苁蓉10克;腹痛胸痞者,加木香5克,炮姜2.5克;食后呃逆者,加陈皮10克,砂仁5克;大便带血者,加炒槐花10克,阿胶10克。【附记】引自《集验中成药》。贾锐方。屡用效佳。总有效率达98%以上。

12. 通幽散(二)

【组成】升麻、木通、滑石、冬葵子、火麻仁、紫苏子、陈皮、枳壳、甘草、川芎、赤芍、生地黄、当归、黄芩、葱白、淡竹叶、大黄、槟榔各等份(后二味酌用)。【制法】散剂。上药共研极细末,和匀,贮瓶备用。【用法】口服。每次9克,每日2次,温开水冲服。【功能】升清降浊、润肠养血、通利二便。【主治】产后大小便不通。【加减】大小便三日不通方可用大黄,以荡涤之。【附记】引自宋代陈素庵《陈素庵妇科补解》。屡用均验。

13. 润　通　丸

【组成】当归 15 克,肉苁蓉 12 克,麦冬 12 克,熟地黄 12 克,瓜蒌仁 12 克,生玉竹 30 克,太子参 30 克,火麻仁 9 克,生白芍 9 克,桃仁 5 克。【制法】蜜丸。上药共研细末,和匀,炼蜜为丸,每丸重 9 克。分装备用。【用法】口服。每次 1～2 丸,每日 2 次,开水化服。【功能】养血润便。【主治】产后大便数日不解,或便时干燥疼痛难下,但腹不痛、纳食如常、面色不华、皮肤不润、小便黄赤、脉细,苔薄黄而腻、舌质红绛。【附记】引自《名医治验良方》。何子淮方。屡用效佳。禁忌:产后大便难,最忌峻猛通泻之剂,有损元气。总要注重治"本",以补养气血、添津生液为原则。

14. 养血润肠丸

【组成】当归 15 克,熟地黄 15 克,川芎 8 克,白芍 15 克,肉苁蓉 10 克,柏子仁 8 克,生何首乌 15 克,火麻仁 5 克。【制法】蜜丸。上药共研细末,和匀,炼蜜为丸,如梧桐子大。贮瓶备用。【用法】口服。每次 9 克,每日 2 次,温开水送服。【功能】养血润肠通便。【主治】由血虚而致大便难。症见产后大便难下或多日不通、面色萎黄、皮肤不润、腹部胀痛、头晕乏力、苔薄白,脉细涩。【加减】若小腹胀满、手足心热者,加玄参 10 克,麦冬 15 克,牡丹皮 8 克,炒枳壳 8 克;若口干赤饮者,加天冬 10 克,麦冬 12 克,石斛 10 克,地骨皮 15 克;夜间失眠者,加丹参 30 克,首乌藤 20 克,合欢皮 15 克;兼有盗汗者,加黑豆 20 克,太子参 15 克。【附记】引自《集验中成药》。屡用效佳。

15. 苁蓉口服液

【组成】当归 15 克,白芍 12 克,太子参 15 克,桃仁 9 克,麦冬

12 克,肉苁蓉 15 克,天冬 12 克,红花 6 克,瓜蒌仁 12 克,熟地黄
15 克,甘草 6 克。【制法】浓缩液。上药加水煎煮 3 次,滤汁去渣,
合并滤液,加热浓缩成口服液。每毫升内含生药 2 克。贮瓶备用。
【用法】口服。每次 30 毫升,每日 2 次。中病即止。【功能】养血润
燥通便。【主治】产后便秘。症见产后大便干燥、数日不通或解时
艰涩难下,但无腹胀痛、饮食如常、面色萎黄、皮肤不润、舌淡苔薄、
脉虚弦而涩。【附记】引自《程氏医学笔记》。屡用效佳。

16. 丹参二仁散

【组成】丹参 15 克,肉苁蓉 5 克,郁李仁 5 克,火麻仁 5 克。
【制法】散剂。上药共研极细末,和匀,贮瓶备用。【用法】外用。用
时每取本散 10 克,以蜂蜜水调和成膏状,搓成药饼,贴敷肚脐上。
上盖敷料,胶布固定。每日换药 1 次。【功能】润下通便。【主治】
产后大便难。【附记】引自程爵棠《百病中医鼻脐疗法》。笔者家传
秘方。临床屡用。总有效率达 97% 以上。

(八)其他产后病症

1. 二 白 散

【组成】覆盆子、白薇、白芍各 30 克。【制法】散剂。上药共研
极细末,和匀,贮瓶备用。【用法】口服。每次 6 克,每日 2 次,白开
水冲服。【功能】缩泉止遗。【主治】产后遗尿不止。【附记】引自程
爵棠《百病中医膏散疗法》。贾芹家传秘方。屡用有效。笔者依本
方加益智仁等份。用法同上。验之临床,效果尤佳。

2. 创伤愈合散

【组成】白及、肉桂各等份。【制法】散剂。上药共研极细末,和
匀,贮瓶备用。【用法】口服。每次 3～6 克,每日 3 次,用温开水冲

服。5～7 天为 1 个疗程。【功能】有促使气血运行、生肌止血作用。【主治】产后手术、腹部或外阴伤口愈合不良者。【附记】引自裘笑梅《裘笑梅妇科临床经验选》。临床屡用,疗效卓著。本方药味简单,但力专效宏。方中白及质黏性涩,有收敛止血,消肿生肌之功;肉桂味辛性热,能温通气血,两味合用,有促进气血运行、肌肉再生、去旧生新之妙。

3. 加味归芎散

【组成】当归 15 克,川芎 15 克,荆芥 9 克,防风 9 克,白芷 9 克,细辛 3 克。【制法】散剂。上药共研极细末,和匀,贮瓶备用。【用法】外用。用时取本散适量,以茶叶水调和成软膏搓成药饼状,贴敷脐中。上盖敷料,胶布固定。每日换药 1 次。【功能】和血祛风,或佐平肝息风。【主治】产后惊中风。【加减】抽搐者,加双钩藤 15 克,蜈蚣 3 条。【附记】引自程爵棠《百病中医鼻脐疗法》。程功文方。屡用效佳。若加用本散内服:即每次 9 克,每日 2 次,温开水送服。效果尤佳。

4. 归芡散

【组成】当归 30 克,党参 30 克,芡实 15 克,海螵蛸 15 克,益智仁 15 克。【制法】散剂。上药共研极细末,和匀,贮瓶备用。【用法】外用。用时每取本散适量,以食醋调和成软膏状,敷贴脐中。外加纱布覆盖,胶布固定。每日换药 1 次。【功能】益气养血、固涩缩泉。【主治】产后尿频。【附记】引自程爵棠《百病中医鼻脐疗法》。笔者经验方。通常用药 1～3 次,即可见效,效佳。

5. 黑神散(一)

【组成】当归(酒浸)30 克,芍药 30 克,干姜(炮)30 克,官桂(不见火)30 克,甘草(炙)30 克,生地黄 30 克,黑豆(炒去皮)60 克,炮附子(去皮脐)15 克。【制法】散剂。上药共研极细末,和匀,贮瓶备用。【用法】口服。每次 6 克,温酒调服,每日 1～2 次。【功能】凉血活血、温肾逐寒。【主治】热病胎死腹中。且此方产后无所不治。【附记】引自宋代严用和《济生方》。屡用神效。

6. 调 经 散

【组成】没药(另研)3 克,琥珀(另研)3 克,肉桂 30 克,赤芍 30 克,当归(酒浸)30 克,麝香(另研)1.5 克,细辛 1.5 克,甘草(炙)6 克。【制法】散剂。上为细末,和匀,贮瓶备用,勿令泄气。【用法】口服。每次 1.5 克,以生姜汁、温酒各少许,调匀服。【功能】活血行水、调经安神。【主治】产后面目四肢浮肿(此由取血乘虚所致),或产后乍见鬼神、言语颠倒、非风邪出。【加减】产后乍见鬼神,加生龙齿一捻。【附记】引自宋代严用和《济生方》。屡用皆效。

7. 八 珍 散

【组成】人参 30 克,石菖蒲 30 克,生地黄(酒蒸,焙)30 克,川芎 30 克,朱砂 15 克,防风 15 克,细辛 3 克,甘草(炙)15 克。【制法】散剂。上药共研为极细末,和匀,贮瓶备用。【用法】口服。每次 3 克,薄荷汤调服,不拘时候。【功能】祛风活血、益心开窍。【主治】产后不语(此因产后败血停蓄、上干于心、心气闭塞,则舌强而不语矣)。【加减】若脾胃不快者,去生地黄,加当归 30 克代之。【附记】引自宋代严用和《济生方》。屡用神效。

8. 济危上丹

【组成】太阴玄精石、乳香、五灵脂、硫黄、桑寄生、陈皮、阿胶(蛤粉炒)、焦卷柏各等份。【制法】糊丸。先将前四味药同研匀,置石器内微火炒勿令焦,再研极细,复入余药末,和匀,用生地黄汁煮糊为丸,如梧桐子大。贮瓶备用。【用法】口服。每次 50 丸,食前用温酒吞服,当归酒亦得。【功能】温阳活血、滋阴息风。【主治】产后下血过多、虚极生风、唇青肉冷、汗出、目瞑、神昏、命在须臾。

【附记】引自宋代严用和《济生方》。屡用神验。

9. 黑神散（二）

【组成】棕榈灰 30 克,延胡索 30 克,当归(酒洗)30 克,赤芍 30 克,白芍 30 克,生地黄 30 克,五灵脂 30 克,蒲黄 30 克,熟地黄 30 克,香附米(炒)30 克,干姜(炮)30 克,沉香 15 克,乳香 15 克,大黑豆 15 克,莪术 15 克,红花 15 克。【制法】散剂。上药共研极细末,和匀,贮瓶备用。【用法】口服。每次 6 克,温酒童便调服。【功能】活血化瘀、滋肾养肝、理气止痛。【主治】妇人产后十八症:①胞衣不下、败血攻心、眩晕欲绝,服此即醒。②将产血多、儿食不尽,余血裹胎难下,服此异子救母。③临产用力太早、儿不及转、横生倒出,亦当急救母命。④子死腹中、母必肢体冷痛、口角出沫、指甲青黑,服此药即出。⑤恶寒未尽,乃失而不治,又过食酸咸之物,因而得崩漏。⑥血迷心窍、不能言语。⑦败血为害、口渴舌燥、乍寒乍热似疟。⑧败血停留肢节间、遍身疼痛。⑨肺热鼻孔中黑。⑩败血冲心、喉中气急发喘。⑪血昏眼花、坐起不得。⑫败血乘虚、散流四肢,因而浮肿。⑬败血入心、烦躁发狂、言语错乱、或见鬼神似癫。⑭月中饮冷、败血凝聚、腹痛难忍、或致湿痢。⑮败血结聚、小便闭涩、大便艰难。⑯败血滞脾胃中、心腹胀满、呕吐似翻胃。⑰产后诸般怪症,难以名状者,多是败血所致,服此立效,真仙方也。【附记】引自明代龚廷贤《寿世保元》。临床屡用,其效如神。

10. 产后安神膏

【组成】党参 150 克,茯苓 200 克,当归 100 克,白芍 200 克,黄芪 200 克,首乌藤 300 克,酸枣仁 150 克,生地黄 150 克,远志 100 克,丹参 150 克,生龙骨 200 克,生牡蛎 300 克,大枣 100 克,龟甲胶 100 克,阿胶 100 克。【制法】膏滋。上药除龟甲胶、阿胶外,余药加水煎煮 3 次,滤汁去渣,合并滤液,加热浓缩为清膏。再将龟甲胶、阿胶加适量黄酒浸泡后隔水炖烊,冲入清膏和匀,然后加蜂蜜 300 克,收膏即成。摊膏备用。【用法】口服。每次 15～30 克,每日 2 次,开水调服。【功能】补益气血、收敛健脾、养血安神。【主治】产后失眠。【加减】如有出汗较多者,加糯稻根 300 克,五味子 100 克,浮小麦 300 克;如有急躁紧张者,加香附 100 克,郁金 100 克,山栀子 60 克。【附记】引自汪文娟、庄燕鸿、陈保华《中医膏方指南》。屡用效佳。

11. 芪糯止汗膏

【组成】党参 150 克,黄芪 200 克,白术 150 克,防风 100 克;茯苓 150 克,炙甘草 50 克,五味子 90 克,麦冬 150 克,白芍 300 克,当归 90 克,煅牡蛎 300 克,煅龙骨 300 克,糯稻根 300 克,大枣 100 克。【制法】膏滋。上药加水煎煮 3 次,滤汁去渣,加热浓缩成清膏,再加蜂蜜 300 克,收膏即成。贮瓶备用。【用法】口服。每次 15～30 克,每日 2 次,开水调服。【功能】益气健脾、养阴生津、收敛止汗。【主治】产后多汗。【加减】如有汗出怕风者,加桂枝 60 克,生姜 50 克;如胃口不好者,加陈皮 60 克,焦楂曲 100 克。【附记】引自汪文娟、庄燕鸿、陈保华《中医膏方指南》。屡用效佳。

12. 追 风 膏

【组成】虎骨(代)12 克,制马钱子 1000 克,地龙 250 克,川乌 60 克,草乌 60 克,乳香 60 克,没药 60 克,当归 120 克,肉桂 60 克,天麻 60 克。【制法】膏药。上药用香油 7500 毫升,熬枯去渣,入黄丹搅匀收膏。每 500 克膏油,对麝香 0.6 克,冰片 9 克(均研为细末)和匀,摊膏,备用。【用法】外用。用时取膏药温热化开,贴敷丹田穴。【功能】活血化瘀、温经散寒、祛风通络。【主治】产后风寒、经络作痛、腰腿酸痛、崩漏带下。【附记】引自王光清《中国膏药学》。屡用有效。